山东中医药大学
九大名医经验录系列

迟华基　张安玲　主编

张珍玉

中国健康传媒集团

中国医药科技出版社

内 容 提 要

张珍玉先生，山东中医药大学九大名老中医之一，并为该校中医基础理论的创始人和奠基人。本书总结整理了先生的学术特色、治学方法、临证经验及医论精华等，尤其重点论述先生对中医基础理论涵盖内容的独特见解，旨在让广大读者更好地传承名老中医学术思想，开阔中医视野。

图书在版编目（CIP）数据

山东中医药大学九大名医经验录系列.张珍玉/迟华基，张安玲主编.—北京：中国医药科技出版社，2018.5

ISBN 978-7-5214-0054-0

Ⅰ.①山⋯　Ⅱ.①迟⋯②张⋯　Ⅲ.①中医临床—经验—中国—现代　Ⅳ.①R249.7

中国版本图书馆CIP数据核字（2018）第046657号

美术编辑　陈君杞

版式设计　也　在

出版　**中国健康传媒集团**｜中国医药科技出版社

地址　北京市海淀区文慧园北路甲22号

邮编　100082

电话　发行：010—62227427　邮购：010—62236938

网址　www.cmstp.com

规格　710×1000mm $\frac{1}{16}$

印张　19

字数　254千字

版次　2018年5月第1版

印次　2018年11月第2次印刷

印刷　三河市百盛印装有限公司

经销　全国各地新华书店

书号　ISBN 978-7-5214-0054-0

定价　56.00元

丛书编委会

本书编委会

主　　编　迟华基　张安玲

副 主 编　陈利国　孙广仁　乔明琦

编　　委（按姓氏笔画排序）

　　　　　王小平　乔明琦　孙广仁

　　　　　张安玲　迟华基　陈利国

　　山东是中华文明的重要发祥地之一，在此诞生和发展起来的齐鲁文化是中国传统文化的主干与核心，对中医药理论体系的形成产生了重要影响，对中医药学术发展发挥了重要推动作用。齐鲁大地名医辈出，从古代的扁鹊、淳于意、王叔和、钱乙、成无己、黄元御，到近现代的罗止园、孔伯华、刘惠民等享誉国内外的名医大家，在我国医学发展史上占有重要地位。

　　创建于1958年的山东中医药大学是山东省唯一一所综合性中医药大学，1978年被确定为全国重点建设的中医院校，1981年成为山东省重点高校，是教育部本科教学工作水平评估优秀学校、山东省首批五所应用基础型人才培养特色名校之一，山东省首批高等学校协同创新中心。学校在省属高校中拥有国家级重点学科最多，最早获得硕士、博士学位授权，最早设立博士后科研流动站，最早成为国家"973"项目首席承担单位，现已成为集中医药教学、科研、医疗于一体的，学科优势明显、学术特色鲜明、人才队伍雄厚、平台布局合理的中医药高等学校。

　　20世纪50年代，以首任院长、毛泽东主席保健医生刘惠民先生为代表的一代师长，筚路蓝缕，在齐鲁大地开拓了中医药高等教育事业，奠定了山东中医药大学独特的学术品格。他们长期活跃在教学、医疗与科研一线，或在理论上独树一帜，或在临床上优势特色明显。

他们以高尚的医德、独特的理论、精湛的医术，赢得了中医药学界乃至社会各界的敬重和钦佩，为新中国高等中医药教育事业的发展做出了卓越贡献，为学校建设发展奠定了坚实基础。

六十载栉风沐雨，六十年春华秋实。学校秉承"厚德怀仁，博学笃行"的校训，发挥中医药优势，狠抓内涵建设，逐步形成了"以文化人，厚重基础，注重传承，勇于创新"的办学特色与核心教育理念。

为了更好地继承和发扬前辈的优良传统，2001年学校组织各专家学术继承人编著出版了《山东中医药大学著名专家学术经验辑要丛书》(8册)，系统总结了李克绍、周凤梧、张志远、张珍玉、徐国仟、周次清、张灿玾、刘献琳八位先生的学术经验。这种全面总结老一代专家经验的做法，对继承学术、启迪后学起到了十分重要的作用，形成了传承我校著名中医专家学术经验的珍贵资料，在学术界产生了很大反响。

老一代著名中医专家教学及临证经验不仅具有深厚的学术积淀，更具有浓郁的科学精神，是中医药事业的一笔巨大财富，总结他们的经验，弘扬他们的医德，传承他们的学术，学习他们的治学方法，是历史赋予我们的神圣使命。值此我校六十周年华诞之际，我们决定对该系列丛书进行修订再版，并编纂刘惠民先生分册，集结为《山东中医药大学九大名医经验录系列》。相信在中医药事业发展天时地利人和的大好形势下，此套丛书的发行将对传承创新中医理论、有效指导临床和教学实践、推动中医药学术进步、助力健康中国建设产生积极而深远的影响。

付梓之际，我们谨向先贤致以崇高的敬意！

山东中医药大学校长 武继彪

2018年5月

前言

张珍玉先生是山东中医药大学中医基础理论学科的创始人和奠基人，国内著名中医理论研究专家，首批全国百名老中医学术思想、经验传承研究对象之一，全国首批名老中医药专家传承工作室名中医药专家。20世纪末，山东中医药大学编著了《山东中医药大学著名专家学术经验辑要丛书》，推出一批老一辈中医药专家学术群体，并将他们的学术经验、治学方法总结整理编写成书，《张珍玉学术经验辑要》是其中之一。

2017年7月1日起开始实施的《中华人民共和国中医药法》提出要重视中医学术传承，首次为开展中医药学术传承提供了明确的法律规定。总结整理名老中医药专家的治学方法、学术思想、临证经验，是传承的最好途径和方式。名老中医的学术思想和临证思辨是继承的灵魂所在，而名老中医的学术思想与临证思辨往往是隐含于其著作、医案、医话以及处方用药之中，这些知识非具有一定的领悟性和长期临床经验者是不能表达的，某些内容甚至是只可意会不可言传的经验与学识，往往会随着时间的流逝，因名老中医谢世而失传，这些宝贵的财富面临着流失的风险。

本书编写时，先生尚健在，我们有幸跟随张老临证，在先生的指导下读书学习，先生的耳提面命，让我们获益终生。在此过程中，收集整理了张老部分科研课题、著作、论文、学术观点、心得体会、处方用药经验与典型案例，力图能较为全面、准确地反映先生的学术思想与临证经验，努力使之发扬光大，并借以启迪后学。而今先生虽已仙逝，但音容笑貌仍在眼前。今年恰逢山东中医药大学 60 年校庆，中国医药科技出版社将此书再版，借此表达我们对先生的纪念与缅怀。本书编写过程中，魏凤琴、张庆祥、毛海燕等同志提供有关资料，在此一并致谢。希冀本书的再版能为弘扬中医学术，传承名医经验、培养中医人才做出贡献，为中医药事业的发展尽绵薄之力。

迟华基　张安玲

2018 年 1 月 20 日

中医基础理论现代研究 / 076

医论医话 / 097

医家小传

　　张珍玉，1920 年 11 月出生于山东省平度市中医世家。尊翁设诊所悬壶于青岛，医术精湛，诊务繁忙，活人无算。先生 16 岁中学毕业移居青岛，目睹父业向往不已，即与兄长共谋随父习医事宜。父亲望子成龙，企盼己业后继有人，自然欣喜应允。

　　先生 6 岁入读私塾；9 岁入西关小学读三年级；13 岁高小毕业后考入平度师范讲习所；次年随该讲习所并入平度中学，在师范班继续就读至 16 岁毕业。这为先生后来就职高校，成为优秀教师奠定了坚实基础。

　　先生习医以父为师。尊翁长久业医，对医业掌管的死生关天，荣辱之变体验至深。因此治学严谨，教子习医更是严中求严。先生在见习中学医，即白天随父看病，夜晚念书、背诵。学习的原则是先易后难，学习的内容是由浅显易懂的《医学三字经》《药性赋》《濒湖脉学》《汤头歌诀》学起。学习的方法是一律认真背诵。立论依据是《素问·著至教论》提出的知医必须做到"诵""解""别""明""彰"。

两年五书全背熟，开始迈向第二步：攻读医理深奥的经典著作《黄帝内经素问》（王冰次注本）、《灵枢经》（赵府居敬堂本）、《伤寒论浅注》《金匮要略浅注》。同样是不管懂不懂一律背诵。尊翁的观点是："学习没有捷径可走，必须踏踏实实地学，年轻记忆力好，要多记多背打好基础，熟能生巧，临证时才能得心应手，举一反三。免得少壮不努力，老大徒伤悲。"为此先生兄弟二人经常被父亲大人"偷袭"，突然提出书中一句，他们则必须熟练地接出下面的内容。因而先生兄弟不敢稍有懈怠，而是彼此督促，模拟问答，尽用枕上、路上、厕上功夫，喋喋背诵。第三步：结合临床，讲解经典。经过数年的见习，耳濡目染，已初具诊病常识，对症状亦较熟悉。以此为基础，尊翁常结合病情，提问经文，学过的理论与实践得到有机结合，大大激发了先生兄弟的学习兴趣和热情，坚定了学习信心，学习由被动转向主动。学习也开始向更广更深层次发展，即涉猎历代医家名著：《本草备要》《本草经疏》、金元四家之著述、《景岳全书》《医宗必读》乃至《西溪书屋夜话录》《医林改错》皆有研究，其中的妙文佳句均可脱口而出。

先生经过见习对诊治疾病心中略有底数，经尊翁允许后先生开始在自家诊所独立试诊，相当于见习。每诊一病完毕，一定要认真地向父亲报告病情，陈述病机分析、诊断结果及治疗法则、治疗方法、处方用药等。报告正确，理、法、方、药一致，才能开处方给病人取药，否则要聆听尊翁教诲。

由于先生习医、业医均在自家诊所，所以诊病兑药，乃至药品炮制加工，事事必自力更生，身体力行。这对全面认识药物，灵活运用药物，造就"大医""上工"具有重要意义。先生业医始于20世纪40年代，那时西医已盛，中医倍受当局欺凌，大有欲以法制扼杀之势，大医院绝无中医的立锥之地。中医都是民间作坊式的自家诊所，身无佳技，便无生存之机。先生得严父指教，受益于"干中学，学着干"，医术提高甚快，20世纪50年代已见成就，虽非神医，上工却当之无愧。

1952年青岛市中医学校成立，先生作为优秀青年中医首批被安排进修，主要学习西医课程。有了西医知识先生如虎添翼，释病理更明，治病法更多。1956年山东省中医进修学校成立，先生又作为师资培养对象首批被推荐入学，边学习，边备课，白天上课，晚上编教材。1958年先生作为高水平师资培养对象被选派赴南京参加卫生部主办的中医教学研究班深造。1959年奉命调入山东中医学院（现山东中医药大学）执教，成为该校中医基础理论学科创始人和奠基者，是年加入中国共产党。1960年晋升为讲师，多次主持自编教材，参加全国统编教材的撰写。1978年晋升为副教授，历任山东省第四、五、六届政协委员，经遴选成为硕士研究生导师。1986年经国务院批准为博士研究生导师。1991年获全国优秀教师荣誉称号。1992年享受国务院特殊津贴，荣获山东省人民政府授予的"山东省科技兴鲁先进工作者"荣誉称号。1994年先后荣获"山东省卫生系统先进工作者"、山东省高校工委授予的"文明家庭"、山东省教委授予的"教育世家"、山东中医药大学授予的"终身教授"等荣誉称号。曾赴俄罗斯考察，赴韩国会诊，为学校和山东中医赢得荣誉。出版专著、发表学术论文数十万字，影响海内外。《山东省有重要贡献专家名录》《中国当代名人录》《英国剑桥大学世界名人录》中皆留有先生的英名。

一、习医重理论，经典必背诵

先生对经典内容烂熟于心，每于授课时开口成诵，使攻读博士的学生们面面相觑，目瞪口呆，更不知文出何处。先生笑言出处，而后语重心长地说："医学是关于生命的科学，而生命贵千金，习医、业医岂可儿戏，故孙思邈著《备急千金要方》，知道吗？记住！书不只要读，而且要广读、杂读，《千金方·大医习业》指出：'若能具而学之则于医道无所滞碍，尽善尽美矣！'《灵枢·叙》曰：'夫为医者，在读医书耳，读而不能为医者有矣，未有不读而能为医者也。不读医书，又非世业，杀人尤毒于梃刃。'先父世医，尚迫我兄弟背诵经典、名著，可见其用心良苦，忆往事感先父，令我受益终生。"

理论指导实践，实践升华理论；没有理论指导的实践是盲目的，没有实践验证的理论是空洞的。先生重视理论，要求学生特别严格，至今专业课、专业基础课的考试都是闭卷。因为先生要求该背诵的必须背诵，不能靠查书看病。先生当时已是八旬高龄，其博士的专业课、专业基础课都是亲自指导，临床实践更是如此，病人都为之感动。先生授课时经常出其不意提问关于某问题《内经》怎么说的，《伤寒论》如何讲，《难经》呢？如《内经》原文怎样论述时间和空间的关系？弟子们议论纷纷时，先生说："翻开《天元纪大论》开篇就是'天有五行御五位，以生寒暑燥湿风'，五位就是五方，代表了空间；寒暑燥湿风是时令气候变化，代表时间，五位生五气，空间生时间，多么清楚准确的表述。阴阳五行是中医学的说理工具，对阴阳五行的概念搞不清楚，怎么应用它认识人体的生理病理现象？'名不正言不顺'啊。"先生尤其重视阴阳理论，因为它比五行更难理解，因为它的应用也较五行广泛，因为"人生有形，不离阴阳"，因为"且夫阴阳者，有名而无形"，因为……然后先生提出张介宾的阴阳概念是什么？他对阴阳的关系如何理解？弟子们七嘴八舌，错对难分，先生又熟练地背出："阴阳者一分为二也""以精气分阴阳，则阴阳不可离，以寒热分阴阳，则阴阳不可混，此又阴阳邪正之离合也。"如此情景令弟子们自省，催他们奋发。大约有半年的时间局面就有所改变，问题提得深刻了，知识领域开阔了，回答问题准确了。先生说："就该这样，别忘了你们是博士，要对得起这两个字。青年时期要多读书，书到用时方恨少，那时岂不晚矣。不要排斥背诵，我受益于它，这是半个世纪的体会，历经几十年的验证，也是你们亲眼目睹和体验的，要不然一上午那上百号的病人怎么处理？这就是熟能生巧，临众病、杂病、疑难病思路不乱，对诸病胸有成竹，且诊治后不忘，冰冻三尺非一日之寒。"

二、读书有道，善于比较

有人说过："经书的文字不是智慧，它的语言内容也还不是智慧。要经过心的吸收，再通过意志、思考、默想所得的领悟才是自己的智慧。"一点没错，先生几十年就是如此实践着，体验着。先生说："黑字落在白纸上，念书的人都能看见，看见的都一样，只是每个人领悟不同，反映出来的也不一样，我没有什么发明创造，我说的都是书上有的，是客观存在的，我只是说出来而已。诸花皆升，旋覆独降。红花是花，它活血应治在上的瘀血，而不治下焦瘀血。《伤寒论》中的活血化瘀方治的是下焦瘀血，故不用红花。世人尽知半夏有除湿化痰、降逆气、止烦呕之功效，故燥湿化痰的二陈汤中有之；因为小柴胡汤证中有'心烦喜呕'，小柴胡汤方解中有'若胸中烦而不呕者，去半夏、人参'，就释作半夏降逆止呕，误解了。殊不知半夏辛温，除燥痰外尚可宣通阴阳，助柴胡、黄芩和表里以转枢机。所以太阳伤寒虽"体痛呕逆"，麻黄汤中未用半夏止呕逆；太阳中风虽"鼻鸣干呕"，桂枝汤亦不用半夏止呕。我说的不都是实话吗？条文不都摆在那里吗？只是要善于比较，同中求异，异中求同，这也叫作读无字处。有比较才有鉴别，有鉴别才能揭示真谛。大陆是客观存在的，谁都没看见，哥伦布看见了，就是发现，于是有'哥伦布发现新大陆'之说，这发现对人类就是巨大贡献。"

先生的发现对中医理论研究就是贡献。正如法国的一位雕塑家所说："我不曾发明过什么，我只不过重新发现而已。"我们说，先生的医术已达"上工"，先生诊病可谓神圣工巧。所谓大师，就是他们能独具慧眼，能够在别人司空见惯的东西上发现问题，并予以解决。在学习过程中可以说问题到处都有，所以对于我们来说不是没有问题，而是缺少发现，缺少水平。全部《黄帝内经》几乎都是黄帝岐伯的问答之辞，黄帝真那么笨吗？非！正是他太高明，他提的问题都是关键性问题，非明白不可的问题，他提出来讨论是为启示后学，强化记忆。因此，作为一个好教师应该鼓励学生多提问题，如是方能教学相长，促进学术发展。

三、治学严谨，教法通俗

先生在严谨治学的环境中习医，更在实践中习医。可能正是因为这严谨与实践，以及先生曾受过师范教育，所以造就了先生朴实无华、深入浅出的教学方法，更是深受学生欢迎的教学方法。

如关于发病学原理，《内经》以"正气存内，邪不可干""邪之所凑，其气必虚"和"邪气发病"概括之，既阐明发病有两大因素，又强调正气的主导作用。先生用一个是"物先腐而后生虫"还是"先生虫而后物腐"的生活实事问题证明了发病学原理。

《伤寒论》第 101 条谓："伤寒中风，有柴胡证，但见一证便是，不必悉具。"对为什么"但见一证便是，不必悉具"的道理，先生一言以蔽之曰："叶落知秋。"此本源于《淮南子·说山》："以小明大，见一叶落而知岁之将暮。"又唐人有诗云："山僧不解甲子，一叶落知天下秋。"其中更蕴含由现象或部分推知本质或全体的道理和方法。

一次先生突然提出："四大家形成的历史根源是什么？"学生们又是一阵欲言又止和不自信的表情。先生说："多简单的问题，怕什么？要敢于说错……学派之争自古有之，三世医家、医经和经方、《内经》和《难经》都是不同学派的反映，金元时期也有学术的不同见解和主张。有些事很简单，不要想得太难。李东垣重脾胃，创补土派，为什么善用风药？风药多归肝经，脾病多湿，木能疏土，肝能胜脾，风能胜湿，故也。每位医家都有自己的长处，也各有其偏。其实他的长也就是他的偏，他们各有自己的背景。我们要正确理解、深刻认识，然后博采众家之长，得其偏而成其全。"

当学生请教先生《素问·血气形志》《灵枢·五音五味》《灵枢·九针论》三篇中均论及人身之气血常数，在三阴经中观点稍异，不知应怎样理解时，先生没有正面回答问题，反问道："人体十二经脉首尾相贯，运行气血，为什么会有多少不同？另外，对后文所言'出气恶血''出血气''出血恶气'之'出'和'恶'又怎样理解？一般都认为'出'是泻，'恶'是厌恶泻。我不这样认识，首先经脉中气血多或少并非指经脉中循行的气血量而言，是指该经脉发挥其功能需要或消耗的气血量之多少。照此，下文刺之'出'和'恶'就不是'泻'和'不泻'，而是'产生'和'不产生'，是功能的调整，不就顺理成章了吗？既符合理论，又切合临床实际。'出'不只是相对'进'和'入'，还有'产'和'生长'的含义。'恶'之义是因出而变的。对汉字特别是古汉语中一字多义的选择问题，必须要结合文章的主题、上下文义以及人体生理病理的实际、临床诊治的实际恰当处理。学中医要有较好的文史哲知识，否则难为苍生大医。"

《灵枢》第九篇名"终始"，《素问·调经论》曰："人之所有者，血与气耳"，其中之"终始"为什么不是"始终"？"血与气耳"为什么不说"气与血耳"？似乎有悖常规，有什么特殊意义吗？先生说："凡事皆有始，却未必有终，所以要提示"善始善终"，否则有可能不了了之，言'终始'旨在突出终，有终肯定有始；至于血与气，关键强调血，因为'血为气之母'，血载气，血生气，有血未必有气，但没有血肯定也没有气。诸如此类的现象经典、古籍中不乏其见，寓意颇深。"

凡此种种三言两语，有如生活常识，也值得一论一解？也称得上理论？也算得上科学？是的，科学就源于它，源于我们对自己生活的环境中诸多现象和元素的认真观察，仔细揣摩。这种方法是一切科学发现的起源。这种教学方法看来似乎原始、落后，但它让我们更贴近中医学，更了解中医学，更深刻认识中医学，为研究中医学开拓一条新思路。人是活生生的人，事是实实在在的事，只要善于思索，只要善于"拿来"，在当今先进科技手段日趋多样化、可借用的精密仪器日新月异的条件下，新的科研思路、新的科研成果之诞生皆是指日可待的。

四、业医施仁术倡 "仁义""精诚"

（一）医乃仁术

先生在授课辅导过程中常言："医乃仁术。"侍诊过程中也常见先生的仁术之举。先生有专论《王道与医理》，文中首先指出："中医学虽然奠基于《黄帝内经》，而《内经》的成书受黄老思想影响较大，自汉武帝倡导'罢黜百家，独尊儒术'以来，中医学在漫长的历史发展过程中，受儒家思想影响较深，如'医乃仁术'就是受孔子忠恕思想影响提出的。此外'医易同辙'，孔子作《系辞》，阐发了《易经》的阴阳理论，对中医学的发展起了一定的推动作用，故唐代大医药学家孙思邈强调说：'不知易，不足以言太医。'明代张景岳也曾说：'乃知天地之道，以阴阳二气而造化万物；人生之理，以阴阳二气而长养百骸。医者，易也，具阴阳动静之妙；医者，意也，含阴阳消长之机。虽阴阳已备于《内经》，而变化莫大乎《周易》。'张氏从精气与寒热分析阴阳之理，并指出：'以精气分阴阳，则阴阳不可离，以寒热分阴阳，则阴阳不可混。'他这一分析不但说明了阴阳的含义，同时对临床辨证有积极意义。故他强调说：'是以易之为书，一言一字，皆藏医学之指南。'孙思邈受儒学思想影响较深，他在《备急千金要方》中所提出的'大医精诚'一文，其主要内容为医生一方面在医学方面要'精通医理'，另一方面还要以'仁心'来对待病人。"

先生认为儒学思想对中医的影响主要表现在两个方面：一是"仁义"

与"精诚";二是"中庸"与"平衡"。先生说:"仁义是儒学思想的核心。精诚是中医学家为医之道的总结,也是做医生的准则。儒者与医者皆求'仁义''精诚'。仁者爱人,医者精诚,若能具而备之,则与医道无所滞碍,而尽善尽美矣。"儒学认为"仁"是最高的道德品质,具有这种道德品质的人称为"仁"人。先生特别强调:"作为一个医生更应如此。"

先生指出,孔子关于"仁"的论述颇多,概之分为三类:一是"仁"的基础,即"仁"人必具的素质;二是"仁"的内容,即处事接物,待人待己要达到"忠信";三是"仁"的方法,即"诚朴"。具此三者方能有"为仁"的成就。

孔子认为,人必须具有真情实感,这就是"仁"的基础,"仁"人的素质是"刚毅木讷近仁"。"博施、济众"应该是"仁"的内容,也是为"仁"的方法。要成为这样的医生,先生教诲我们必须有一定的修养和坚实的医学理论及丰富的临床经验,这是作为一个医生必备的条件,以儒学思想衡量也可以说已达到为"仁"的素质。

先生再论,儒之与医影响颇深,为"仁"之术,亦即为"仁"之道,故称"医乃仁术"。为医当精诚,首先要精,精是诚的基础,诚是精的目的。精之诚须博极医源,恒心不倦,勤求古训,博采众方,用心精微,潜心经典医籍,集众家之长,不耻下问,且不可自矜,以至精之求,以仁爱之心,拯救病厄,博施济众,惟有如此始能达到孙思邈所说的"心小、胆大、智圆、行方"的医疗境界,否则只求名利,自逞后快,甚不仁矣。概之,儒倡仁义,医知博济,医之与儒有相得之益,故当以仁爱之心,行精诚之医,为医通儒之精髓,亦是儒与医相结合之必然。当今医虽不言儒,但儒之美德仍存在于医术之中,这种传统美德也可以说是中医学的特点之一。

先生这样论,也这样做:对所有求诊病人不论是乡村贫困农民,还是城镇富人;不管是平民百姓,还是政府官员;也不管是国人抑或外国人都一视同仁。诊察过程不增不减,询问病情根据需要,不多说闲话,认真仔细,一丝不苟。处方用药全据病证,不无故使用贵重药品。药量轻小,药价廉而疗效好,体贴病人不愠不躁,这就是先生病人盈门的主要原因。先生就是这样把育人寓教书、传道之中。

（二）"中庸"与"平衡"

关于"中庸"与"平衡"，先生论述"中庸"是道德行为的最高标准。《礼记》中提出："诚者不勉而中，不思而得，从容中道，圣人也。"将"诚"视为做人的根本。又提出"博学之，审问之，慎思之，明辨之，笃行之"的学习过程和认识方法。

先生指出医学与中庸有不可分割的关系。清·张志聪在《侣山堂类辨》中有"论中庸之道"，文中说："中者不偏，庸者不易。医者以中庸之道，存乎中，则虚者补，实者泻，寒者温，热者凉，自有一定之理，若偏于温补，偏于寒凉，是非中庸矣……溯观古今，多有偏心，偏于温补者，惟用温补；偏于清凉者，惯用清凉。使病人之宜于温补者，遇温补则生，宜于凉泻者，遇清凉则愈。是病者之侥幸以就医，非医之因证以治病也，岂可语于不偏不易之至道哉！"张氏所改之医学"中庸"当以客观之病情为标准，不可有偏，即所谓"不偏不易""执中有权"，权也者，不偏也，不易也。在不偏不易中还要根据病人的具体情况，使药物不伤正气，如《素问·五常政大论》指出："病有新旧，方有大小，有毒无毒，固宜常制矣。大毒治病十去其六，常毒治病十去其七，小毒治病十去其八，无毒治病十去其九。谷肉果菜，食尽养之，无使过之，伤其正也，不尽，行复如法。必先岁气，无伐天和，无盛盛，无虚虚而遗人夭殃。无致邪，无失正，绝人长命。"又说："毒药攻邪，能（耐）毒者以厚药，不胜毒者以薄药。"药之气味有厚薄，能（耐）毒者与不胜毒者当有所区别，其基本原则是"无使过之"，以避免伤及正气。

儒家解中庸，先生尤信朱熹之说明："中者不偏不倚，无过不及之名；庸，平常也。"程子所谓："不偏之谓中，不易之谓庸。中者天下之正道，庸者天地之定理。"先生常以此衡量人体的生理病理，以为"太过不及都是病"。因此，先生治病以求"和"与"平"为标准。可以说这是当前先进的医学思想，且可预见，随着社会进步，科学发展，它将愈加吸引人们的注意力。

（三）医与儒关系密切

先生总结，儒学与中医学有着深远的联系，这是在漫长的历史长河中发展的必然结果。历史上儒士通医、医为儒士，故其著书立论理论上必然有儒学思想对医学的渗透，这是主要方面，但具体学术内容上儒学思想也吸收、利用了不少的医学成果。另外，儒学论述的是人的思想，人与社会、人与人之间的关系；医学论的是人体生理、疾病、诊治等，两者论述的都是人，都论述了人与人、人与自然、人与社会等关系，故历来知医者必儒，儒与医行，"仁"始能精诚。解"中庸"之道方可为医，故医与儒关系密切，岂容疏之。

先生也不忘指出儒学思想对中医学的影响也有消极一面，其保守和伦理思想都阻碍了中医学的发展。这是否也从另一个侧面反映了先生的中庸思想呢？

五、老骥伏枥，志在创新

（一）重视基础研究

科学研究是探讨未知的认识活动，又是科学发展的必由之路，更是科学赖以发展的手段。面对世界科学技术发展的大趋势，中医药学如何发展自己？走什么样的科学研究之路？采用什么样的科研手段和方法？这是世人关注，中医药学界关心的大事。先生老当益壮，特别关心基础研究，他认为："基础研究的关键是增加新知识、发现新领域、创立新原则，为临床奠定理论基础、提高治疗效果。理论不发展、疗效难提高。"

关于中医科研先生有自己的见解和理论。或许是职业关系，先生总喜欢条分缕析，故首先提出"对医学发展的历史回顾"，谈到继承与创新相辅相成的关系，指出继承的内容以及创新的条件，且对继承的方式做出了高度概括，即师承、私塾、讲学。然后对"当前存在的问题与对策"予以准确分析，以"专业思想不稳定，思维方法局限，继承不足，西医理论指导中医临床"为阻碍中医学发展的要害。所以中医学要发展，领导重视是前提，更要中医队伍成员争气，主动、充分继承，提倡多学科研究，引进现代科学技术手段，《内经》时代能做到的事现在更应该能做到。

至于科研思路和方法，先生视野开阔，高屋建瓴，根据继承与创新的辩证关系，先生常言："要搞清概念，站稳立场，用中医的思维方法开拓研究途径。"先生从来不反对西医，因为他学过西医，懂得西医的思维方法。先生希望我们借用西医检测手段和方法，但要求我们必须清醒地知道为什么用西医，用后对中医学有何补益？如何将其纳入中医学的辨证论治体系？总之，中医运用西医学理论和方法，完全是为发展中医学服务，并非用其指挥中医的治疗行为，万万不可本末倒置，否则不仅不能发展中医学，反将中医学引向歧途，前有车后有辙，前车之辙可以借鉴。半个世纪的经验要认真总结，既往的研究不能说没有辉煌，可为何于中医理论几乎无补？对推动中医学的发展成效甚微，这难道不引发我们深思？先生近些年培养的博士生的论文或者他们毕业后的继续研究均足以反映先生的思路。先生的科研成果中有理论著述、有实验探索，也有开发性应用，可谓丰富多彩，争芳斗妍，异彩纷呈，为我们树立了人生的榜样，奠定了成功的基础。在先生的教诲下，我们一直信守"古为今用，洋为中用，百花齐放，百家争鸣，推陈出新"的至理名言。

（二）业余生活充实

先生的业余生活也格外充实，因为先生兴趣广泛，热爱生活。先生虽非书法家但其字极富艺术感和个性化，因而常有朋友向先生求字，先生总是有求必应。为鼓励学生奋发图强，先生有时不求自赠。先生不是画家但提笔作画并不外行，行笔潇洒，画出的牵牛花栩栩如生。先生下得一手好棋……在先生眼里这些并不是娱乐，而是锻炼大脑思维的灵敏度，提高对问题的认识和分析能力的好方法。

先生医海扬帆、讲坛执鞭数十年如一日，呕心沥血，以血汗浇灌齐鲁中医学子的心田，赢得了人民的尊重、学生的爱戴。有位学生与先生萍水相逢，仅凭视觉即撰文赞叹："记得第一次见到张珍玉先生，是在一次研究生毕业论文答辩会上。有些瘦削的面庞，精短的华发，平静而凝炼的目光，如一湾深泓。只那一面便很难忘却了。之后由于常去门诊的缘故，可以多次见到先生，依旧是那略显瘦削的面庞，精短的华发，平静而凝炼的目光，然而每次我都被这种平静震撼着……它是什么呢？翻开心灵的辞典，我找到了答案，这涌动在宁静之中的力量，便是无形的博大！我又一次被震撼了……一位诗人这样说：'太阳不语，自是一种光辉；高山不语，自是一种巍峨；蓝天不语，自是一种高远；大地不语，自是一种广博。这不语的宁静，正是躁动之心所不能企及的真知吧！'"

人说每一个成功的男人背后都有一个好女人。先生的成功之路，除国家培育，先生自己的艰辛付出外，另一半的付出应属于我们的师母——众人尊敬的王月真老人。师母知书达理，给先生营造了一个幸福、温馨的家。

学术特色

第一节　治学背景与理论渊源

　　老骥伏枥，志在千里，耄耋之年，敢为人先。先生幼承家训，熟稔中医经典著作，兼通各家学说，对于西医学亦颇多了解。早在青年时期，即行医于岛城。对于内、外、妇、儿各科疾病，均有建树，善治各种疑难病症。用四逆散治愈厥证病人，可谓有起死回生之效。

　　自 1956 年任教于山东中医进修学校后，先生即开始了其从教生涯。40 多年来，勤勤恳恳，锐意进取，模范地履行各项职责，献身于中医教育事业，在中医教学、科研、临床工作等各个方面都表现出了良好的职业道德，做出了突出的成绩。学验具丰，驰名中外。

一、继承与创新

　　中医理论朴素，指导思想抽象，是大家普遍的印象，是历史形成的事实。但它为何形成今天这样的理论体系？这样的理论体系到底有它怎样的特点和优势？这却是研究不多，不够深入的方面。综观《内经》《难经》《伤寒杂病论》、温病、中西医结合，中医学经历了艰难曲折的发展历程。《内经》时代，中医学既有丰富的临床诊断治疗经验和抽象的思辨理论，也有朴素的解剖学概念，和西医学起源时的认识很接近，只是它早于西医学的形成罢了。

《伤寒杂病论》的写作方法是中医总结临床经验的一个有效途径，因此，成书后为民间广泛传抄，并被奉为经典。从此辨证之风盛行，中医的诊断治疗经验开始与脏腑、八纲、阴阳、五行理论紧密地结合起来，中医学的指导思想基本形成，并逐步被固定下来。明清以来，辨证的理论有了新的突破性进展，即重视卫气营血、三焦，使中医学的辨证论治方法更加丰富多彩，形成了适合不同疾病的辨证体系，这些辨证论治体系被后人继承，直至今天。

在中医基础理论的现代研究中，虽然提出了一些新的指导思想和理论，但还不能改变中医在临床诊断治疗中的现实地位，未能在具体的疾病诊断和治疗过程中发挥应有的作用，甚至有些研究仍停留在研究阶段。从发展的观点看，中医学的指导思想要有宏观的一面，也要有微观的一面。先生在治学方面，全面继承了中医学宏观的一面，在继承的同时，致力于创新，尤其近十几年来，更是致力于创新，积极进行中医学基础理论的现代研究，广泛借助于现代生命科学的理论和方法，在中医藏象理论研究方面，做了大量的工作，特别是在肝藏象研究方面，做出了显著成绩。

二、根源于《内经》

（一）人之所有者，血与气耳

气与血是人体生命活动中两种最基本的物质，在脏腑功能活动中产生，同时又支持了人体生命活动。在生理上，气具有温煦、推动、气化、防御、固摄、营养等六大功能，血则具有濡养、滋润和化神的作用。在病理上，无论病在何脏、何腑，不外乎气血两端。因此，治疗疾病时，或补或泻，亦重在调理气血。然而，脏有坚脆，腑有大小，脏腑高下不同，气血多少各异，或为气血多少，或为阴阳异同。因此，《素问·金匮真言论》曰："阴中有阴，阳中有阳……夫言人之阴阳，则外为阳，内为阴。言人身之阴阳，则背为阳，腹为阴。言人身之脏腑中阴阳，则脏者为阴，腑者为阳。肝、心、脾、肺、肾五脏皆为阴，胆、胃、大肠、小肠、膀胱、三焦六腑皆为阳……故背为阳，阳中之阳，心也；背为阳，阳中之阴，肺也；腹为阴，阴中之阴，肾也；腹为阴，阴中之阳，肝也；腹为阴，阴中之至阴脾也。"《素问·血气形志》曰："夫人之常数，太阳常多血少气，少阳常少血多气，阳明常多气多血，少阴常少血多气，厥阴常多血少气，太阴常多气少血，此天之常数。"以此为理论根据，进行病证分析，指导遣方用药。先生积 60 余年临床经验，对经典理论心领神会，知常达变，应用时得心应手，临床上每获奇效。

曾治一因脊髓损伤（脊髓肿瘤）致截瘫病人。从理论上进行分析，肝主筋，肾主骨，病人瘫痪不能站立，为筋骨无力，属肝肾亏虚。筋骨无力，肝肾亏虚，皆因气血不通。治疗当补肝肾，通气血，方用虎潜丸合黄芪桂枝五物汤加减。

另治一长期尿血病人，查无器质性病变，尿血 2 年余，有时呈肉眼血尿，经多方治疗无效，严重贫血，先生认为，此属气虚不摄而致，治当健脾益气，养血止血。方用补中益气汤加味。治疗 2 个月而愈。

以经典理论为依据，进行中药方剂的分析，先生亦有很多独到之处。例如按《素问·金匮真言论》所说脏腑阴阳多少，能非常有效地解释五脏补泻方药之不同。

（二）阴阳者，有名而无形

《灵枢·阴阳系日月》有"且夫阴阳者，有名而无形"之论，一语道出了阴阳的真谛。《素问·阴阳应象大论》说："阴阳者，天地之道也，万物之纲纪，变化之父母，生杀之本始，神明之府也，治病必求于本。"阴阳为天地之道，是自然界事物发生发展变化的基本规律，它无所指，又无所不指。是一个极为抽象的概念，并不代表哪一个或哪一种具体的事物，主要标明事物的属性特征和说明事物内部及事物之间的关系，其本质是一种关系的说明，必须依附于具体事物而说明问题。因此，辨证论治，处方用药，阴阳理论只是一种说理的工具而已，有着较为普遍的指导意义，只有当疾病损及人体的根本，或出现亡阴亡阳时，才能用阴阳直接命名其病证，称为阴虚或阳虚，称为亡阴或亡阳。而在更多的情况下，则只是一种说理的工具而已。这正是先生提出治疗疾病不外调理气血两端根据所在。

可以看出，先生对于经典理论的学习与领会，不是单纯停留在书本上，而是与临床实践紧密地结合在一起。没有长期的临床实践和在经典理论方面的高深造诣，是难以做到知常达变的。

（三）粗守形，上守神

在《灵枢·九针十二原》中，黄帝与岐伯有一段对话："黄帝问于岐伯曰：余子万民，养百姓，而收其租税。余哀其不给，而属有疾病。余欲勿使被毒药，无用砭石，欲以微针通其经脉，调其血气，营其逆顺出入之会……岐伯答曰：臣请推而次之，令有纲纪，始于一，终于九焉。请言其道！小针之要，易陈而难入，粗守形，上守神，神乎神，客在门。"在《灵枢·小针解》中说："所谓易陈者，易言也。难入者，难著于人也。粗守形者，守刺法也。上守神者，守人之血气有余不足，可补泻也。"这里的粗，指技术低劣的医生而言；守形，是说只能机械地运用针法。上，指技术高明的医生而言；守神，指以调神为主，就是说在针刺时辨明虚实，随其所宜掌握针法。先生在理论研究和临床实践中，恪守"粗守形，上守神"的基本原理，并灵活运用之。

在《素问·痿论》中有"肺为脏之长"这样一个命题。对于这一命题的解答，直接关系着对中医学基本理论的理解和具体运用问题，尤其是关系着对于中医学基本理论的认识问题。李如辉博士在先生的指导下，对于这一命题进行了深入的研究。他认为，当我们从发生学角度进行考察时，答案将变得显而易见。他援引《灵枢·九针论》之"一者，天也；天者，阳也。五脏之应天者肺；肺者，五脏六腑之盖也"和张志聪之"肺属天"、石芾南之"肺固人之天也"的论述，提出肺为人体后天之天，脾为人体后天之地，最终得出了这样的结论："肺为脏之长"理论的发生导源于"天地合气而万物化生"这一关于自然界演化原理的"援物比类"，其意义在于肺为人体后天之"天"。

中医藏象理论的形成始于解剖学，肺为心之盖或肺为脏之盖以及后世医家所称之肺为娇脏等皆是。但肺为脏之长的含义则更为深刻。《素问·宝命全形论》说："人生于地，悬命于天，天地合气，命之曰人。"人与自然天地有着共同的物质基础，与自然界有着共同的运动规律，《素问·至真要大论》所谓"天地之大纪，神之通应也"。《灵枢·九针论》说："九针者，天地之大数也，始于一而终于九。故曰：一以法天，二以法地，三以法人……一者，天也；天者，阳也。五脏之应天者肺，肺者，五脏六腑之盖也；皮者，肺之合也，人之阳也……二者，地也；人之所以应土者，肉也……三者，人也。人之所以成生者，血脉也。"

以上对于中医藏象理论的理解，由形到神，有从发生学角度的解释，但更为重要的是体现了先生由形到神在理论认识上的升华，既能充分反映中医学天人相应、天人一体的整体思想，又能有效地指导临床实践和把中医学理论灵活运用于临床。以下举例是先生在临床实践中对"粗守形，上守神"的具体应用。

在方剂学清热剂中，有清脏腑热的几张代表方，如泻心汤清心火，龙胆泻肝汤、当归龙荟丸清肝胆火，泻黄散清泻脾火等。同为清热方剂，但用药配伍却具有很大差异。在泻心汤里，一派苦寒直折，龙胆泻肝汤与当归龙荟丸中有性温且能养血活血的当归，而在泻黄散中，则应用了具有辛散作用的藿香、防风，以及辛甘大寒的石膏。传统的解释多侧重于药物性味及其配伍，如龙胆泻肝汤中的当归，与生地配伍益阴泻火以和肝，意在泻中有补，疏中有养，使泻火之药不致苦燥伤阴，亦可防止因肝胆火盛而耗伤阴液，以使祛邪而不伤正。在泻黄散中，石膏、栀子泻脾胃之积热，藿香理气调中，甘草和中泻火，调和诸药，方中重用防风者，以其得栀、膏之助，尤擅疏散脾中伏火，此即火郁发之之意。

以上方解皆正确，但只是解释了其中的部分，更为本质的东西并没有作出说明。即为什么同为清脏腑热的方剂，在用药上具有这样的差异性？为什么在清脏腑热的方剂中，有的可以苦寒直折，有的则配用养血活血药物，更有的甚至应用了辛散的药物？这单纯用药物之间的配伍是不能做出有效解释的。但若从脏腑的位置高下和阴阳多少来看，则一目了然。即心为阳中之阳，故其热可苦寒直折。肝为阴中之阳脏，体阴而用阳，虽为实证，在泻火的同时，亦不忘其体阴的一面。而脾为阴中之至阴，虽为火热之证，治疗时，则以散为主，故方中应用了辛散的防风和藿香，以及辛甘大寒并无沉降之能的石膏。

（四）言不可治者，未得其术也

《灵枢·九针十二原》篇有这样的论述："今夫五脏之有疾也，譬犹刺也，犹污也，犹结也，犹闭也。刺虽久犹可拔也，污虽久犹可雪也，结虽久犹可解也，闭虽久犹可决也。或言久疾之不可取者，非其说也。夫善用针者，取其疾也，犹拔刺也，犹雪污也，犹解结也，犹决闭也，疾虽久犹可毕也。言不可治者，未得其术也。"在《内经》的作者看来，任何疾病都是可治的，然不可治者，是未得术，即尚未掌握治疗的方法。这里有理论上的问题，但更为重要的是在理论指导下的临床运用问题。医学理论不与临床实践相结合，就是一种空洞的理论，理论不能指导临床实践，就不能称其为理论，是一种无用的理论。理论之有用与无用，其中还有一个领悟和临床中的具体运用，是否能做到知常达变，举一反三。以下是先生临床实践中对理论的灵活运用。

无汗症是现代临床上的难治病之一，分为先天性和后天性，其成因不明，形成机制较为复杂。中医学认为，心主血，汗为心之液，血汗同源。心血不足可致无汗。肝藏血，主疏泄，能调节气的运动。气为血之帅，血为气之母，肝失疏泄，气机不畅，肝血不能正常贮藏与调节，亦致无汗。对于因心血不足所致者，当滋心阴，养心血。而气机不畅者，当疏肝理气，调畅气机。先生有用补心丹为主治愈无汗症的病例，也有用疏肝理气法治愈无汗症的病例。

脱发也是临床上的常见病，治疗方法多种多样，有内治者，亦有外治者。但多从"肾主骨生髓，其华在发"立论，应用补肾方药进行治疗。先生根据《灵枢·经脉》中"人始生，先成精，精成而脑髓生，骨为干，脉为营，筋为刚，肉为墙，皮肤坚而毛发长"的论述，从肺主宣发，肺主皮毛进行立论，开宣肺治疗脱发之新径，且疗效可靠。

第二节　学术思想

一、精研医理，指导临床

中医学理论博大精深，经典名著浩如烟海，难计其数，欲掌握其精髓，舍勤奋苦读概莫能为。先生从医数十载，自少年随父习医起，即熟读背诵中医经典众家名著，如《内经》《难经》《伤寒论》《金匮要略》等经典名句，精辟之处烂熟于心，至今仍可顺口诵出。当今已成名医上工，疗效已至十全九，对经典名家重要著述依然手不释卷。尤其《内经》《难经》等常置于桌案床头，潜心研读，并将读书心得一一记下，以启后学。先生常言中医药学是一个伟大的宝库，中医学理论体系是无数医家智慧的结晶，是长期临床实践验证升华而成，许多理论又经过现代科学手段和方法证实，确是科学的理论体系。理论源于实践，又指导实践，学习岂可稍松？所以强调理论学习的重要性，是先生的一贯主张。

理论指导实践，实践是检验理论正确与否的标准。因此，理论研究一定要与临床实践相结合，达到互相验证与补充，才能促使中医理论不断发展，得以创新，疗效方能彰著。中医发展、创新，最首要的问题就是摆正理论和实践的关系。现在理论和实践脱节，责任是多方面的：理论研究者没有机会或很少有机会接触临床；临床医生无暇读书，或因某些原因认为中医理论陈旧迂腐对现代临床已无指导价值而不屑一顾，以致忽视理论学习，临证不会运用，以为背过几张方，掌握几味药，以西医诊断为依据，西医理论为指导，开个中药方，美其名曰"中西医结合"，流行又时髦，何乐而不为？逢感冒就清热解毒，所谓"抗病毒"作用的药物尽遣于方，双花、连翘、大青叶、板蓝根等不管是否需要，不管六淫之别、时令地域不同……对此，先生忧心忡忡。如此中医如无土之木，生存犹难，谈何发展，提高疗效只能是奢望而已。

为此，先生执教数十年，一向理论、实践两不误，并对学生要求严格：第一，要求学生背经典、读名著，博览群书，活学活用。每周有一个半天集中提问、答疑、讨论，疑难之处先生结合自己的生活经验、临床实践和学习心得分析阐明，发蒙解惑，生动活泼，时不时地讲个"老头子"的来历之类幽上一默，作为兴奋剂，振奋一下学子们的理解和记忆。第二，要求学生临床。先生八旬高龄时，为带教学生还坚持每周两次门诊，病人之多，病种之广可谓当时之首。充分体现理论和实践的关系，有力地培养学生运用理论指导实践，让实践充实理论的能力。临诊的病人多是历经中西医诊治的复杂疾病、疑难证候。对此先生便抓住关键，详究其理。诊后提示学生如何进行"有者求之，无者求之，盛者责之，虚者责之"，什么是"谨守病机，各司其属"。弟子们对先生纯熟的医理，精湛的医术无不佩服得五体投地。某些貌似简单的疾病，但以常理诊治难以取效，先生往往用其丰富而又扎实的理论另辟蹊径，令弟子们大开眼界。其中治脱发、治前列腺炎、治口疮等皆有别于常规常法。

二、诊治疾病，注重整体

先生首先提出中医基础理论的四大内涵：整体观念为主导思想，阴阳五行是论理工具，脏腑经络、气血津液是理论核心，辨证论治是诊疗特点。并简要地明确了四部分的地位和作用。

整体观念决定了中医学的整体思维方法，强调突出重视人体各组成部分之间不可任意切割的完整统一性，人与生存环境（自然环境、社会环境）的普遍联系性。认为病长在人身上，人生存在自然中，人是社会的人。所以"辨证不但要注意病因、病机和病位，同时还要因时、因地、因人而宜""分析病证要从整体观念着眼"。人体自身是多元素构成的有机整体，它以五脏为中心，通过经络气血津液使人体内外上下、脏腑、官窍、四肢百骸等形体组织彼此连接沟通，维持生命活动正常进行。如心为五脏之主，居胸中，与小肠相表里，主血脉藏神，其华在面，开窍于舌，在液为汗，借阴阳五行与夏季、南方相关。因此，要全面认识心的生理病理，必须结合与其有关的方方面面。心火上炎则口舌生疮；心火下移小肠则尿短色赤而痛。诊治心病不能忽视季节时令。人的社会存在、政治地位、经济条件、人际关系等是分析病情、诊断病证、治疗疾病的依据，也是先生一贯坚持，从不动摇的信念。

对疾病过程中出现的局部与整体的生理病理联系，把局部作为整体的部分进行辨证治疗。他说《内经》明确要求我们："切脉动静而视精明，察五色，观五脏有余不足，六腑强弱，形之盛衰，以此参伍，决死生之分。""圣人之治病也，必知天地阴阳，四时经纪，五脏六腑，雌雄表里，刺灸砭石，毒药所主，从容人事，以明经道，贵贱贫富，各异品里，问年少长，勇怯之理，审于分部，知病本始，八正九候，诊必副矣。"具体应用治法时，亦不能脱离《内经》之"治病求本""阳病治阴，阴病治阳""从阴引阳，从阳引阴""病在上者取之下，病在下者高取之"等整体治疗原则的指导。

三、强调辨证原则，贵在变通方法

辨证论治是中医治疗学的精髓。先生从医治学六十载，对辨证论治进行的精深研究和运用水平可谓已达"工巧神圣"和"上工"。在《内经》"治之要极，无失色脉，用之不惑，治之大则"的指导下，不忘辨证是原则，更懂"用之不惑"的道理，因而大倡原则范围内的灵活变通。先生说：《经》言：'正气存内，邪不可干''邪之所凑，其气必虚''邪气发病'等说明疾病发生主要关系到邪正两大因素，所以治病以扶正祛邪为原则。《经》又言：'谨察阴阳所在而调之，以平为期''圣人陈阴阳''凡阴阳之要，阳密乃固，两者不和，若春无秋，若冬无夏，因而和之，是谓圣度'，可见治病调整阴阳是最佳最高原则。"另外，影响疾病发生的因素无限，但最重要的是时间、地域、人的个体素质。因此《内经》有《寿夭刚柔》《异法方宜》《气交变》诸论。原则毕竟是原则，它只指示方向。

具体病证由于原因不同，发病时间不同，发病地域不同，发病的躯体不同，病名可以相同，表现却千差万别。更何况治病的方药众多，方由药组成，药的功效由其性味、归经、产地、采收季节、药用部位、炮制方法等决定。仅有准确的辨证，合理的治疗方案，未必能获得理想的疗效。医生还必须精通药物，能巧妙地运用药物组方，仲景先师为我们树立了光辉的典范。他的四逆汤和通脉四逆汤药味完全一样，只是后者倍干姜之量而已；诸类之附子汤和真武汤、白通汤和白通加猪胆汁汤也只差一二味药！要达到如此水平，必须系统学习中医理论，不能排斥背诵。在这一方面先生是我们的榜样，不仅经典开口成诵，一些名家精论先生也张口即出，常常"镇"得弟子们目瞪口呆，面面相觑，自惭不已。先生说："熟能生巧，熟读精研常实践才能深刻领会中医辨证论治之真谛，才能体验中医学的博大精深与科学内涵。"

现代临床中西医病名并见，西医为主。中医学病名命名依据多，有病因命名者，病位命名者，病机命名者，还有以症状命名者等标准不统一，为临床诊断带来了一些麻烦。另有现代社会的诸多因素，致使许多中医不得已而"舍中从西"，以西医诊断、西医用药原则指导中医处方用药，难免失去自我，丢弃中医学的精华。见感冒即以"抗病毒"药罗列成方，全不顾六淫之殊、寒热虚实之变，或者开大方、撒大网、用大量，以期获效，何知此举完全违背了中医辨证论治之主旨。先生经常坦然直陈："若说用中药抗病毒、降血压、降血糖、降血脂之类的话，可以说中药永远赶不上西药效果又快又好，这不是中药治病的机制。任何中药的应用都是要加以选择的，红花可以活血，但并非所有瘀血证都可用红花，《伤寒论》活血化瘀方中无红花。都说半夏的功效是降逆止呕，所以小柴胡汤中有半夏。为什么就不问问太阳中风有鼻鸣干呕，太阳伤寒有体痛呕逆，而桂枝汤、麻黄汤中却无半夏？"凡此诸类先生皆胸中了了。因为有了这诸多的比较，才产生出那么多问题，解决了这些问题，理论和实践就会有一个个飞越，智慧自然而生。

对同一疾病，根据证之不同，施治法可变通。咳嗽病常见，有外感、内伤，有轻病、重病，有男女老少，发在一年四季，可谓复杂。先生能循理以求，关键在肺，变通以治，外感宣为先，内伤降为主，肺得宣，咳自平，气得降，嗽自愈。然"五脏六腑皆令人咳，非独肺也"，治又应视病之所来，疾之所累，确定治之先后主次。若肝火灼肺而咳者，咳必两胁下痛，体不可转摇，如是者泻肝火清肺以止咳。先生纵贯古今，旁通诸家，从容人事，且明经道，堪称"圣人之术"，足为万民式。

第三节　学术主张

先生早在 1956 年任教于山东省中医进修学校时，就著有《内经摘要》一书作为教材，于 1959 年出版。20 世纪 60 年代初，又参编了第二版教材《中医诊断学》。以后相继担任全国高等中医院校教材编写委员会委员及全国高等中医院校统编教材第四版《中医基础学》和第五版《中医基础理论》编委，担任全国高等中医院校专科教材《中医基础理论》主编。主编《中医基础学》《实用中医基础学》《中医学基础教学参考资料》《灵枢经语释》《中西医结合临床治疗丛书》等，发表学术论文 50 余篇。其学术主张散见于以上著作及论文之中，现从以下几个方面进行重点介绍。

一、对肝主疏泄理论的发展

（一）理论基础

疏泄是肝的主要生理功能之一。关于疏泄二字，《说文解字》中释为

"疏，通也"；"泄，水。受九江博安洵波。北入氏"。《素问·五常政大论》首次提出"疏泄"这一概念，曰："发生之纪，是谓启陈。土疏泄，苍气达，阳和布化，阴气乃随。"这里的疏泄针对运气而言，木气上达，土体得以疏通。尚未直接与肝的功能联系在一起，但已涉及木性宣达，具有舒荣万物，疏通土体的作用，所谓乘木气发生，而启陈其容质也。第一个提出肝主疏泄者为元代朱丹溪，曰："主闭藏者肾也，司疏泄者肝也。二脏皆有相火而其系上属于心。心君火也，为物所感则易动，心动则相火亦动，动则精自走，相火翕然而起，虽不交会亦暗流而疏泄也。"这里仅指出对精液的疏泄作用，可称作狭义之疏泄。至明清时代，经过诸医家的临床实践，促进了肝主疏泄理论的发展，扩及气、血、津液等更为广泛意义上的疏泄作用。如林佩琴曰："肝体阴用阳，具刚柔曲直之性，能斡旋敷布一身之阴阳气血。"周学海也说："凡脏腑十二经之气化，皆必借肝胆之气化以鼓舞之，始能调畅而不病。凡病之气结血凝痰饮，跗肿臌胀，痉厥……皆肝之不能舒畅所致。"补充了肝失畅达所引起的各种病证。

（二）临床表现

肝失疏泄后，主要表现为气机的失调，其临床表现有疏泄太过和疏泄不及两个方面。

1. 疏泄太过

疏泄太过，为肝气升动太过，与之相对应的潜降与静藏则不及，从而气血上冲，伴有躁动之势，出现头胀头痛，眼花，面红目赤，急躁易怒，失眠多梦等症，或气逆于上而致吐衄。甚至突然昏倒，不省人事。所谓"怒则气上""阳气者，大怒则形气绝，而血菀于上，使人薄厥"。

肝气逆除表现上逆的症状外，还有横逆之势。表现为两胁撑胀窜痛，横逆于胃则泛酸，嘈杂，胃脘胀痛。横逆犯脾，则脾受肝制，运化失常，表现为肠鸣腹痛，大便泄泻，泻后痛不止。

2. 疏泄不及

肝失疏泄表现为抑郁而不通者，谓之肝郁，由肝失条达，气机郁滞所致，所谓凡郁皆肝病也。

（三）研究发展

先生积数十年理论研究与临床实践之经验，提出了肝失疏泄包括肝气逆与肝气郁两证的理论，成功地建立了"肝气逆"与"肝气郁"两证的动物模型，通过大量的实验研究对肝失疏泄的理论进行了科学阐释，于1996年获山东省科技进步二等奖。在此基础上，针对妇科临床中经前期紧张综合征的实际情况，开发了专用于治疗经前期紧张综合征肝气逆与肝气郁两证的新药，使中医学基础理论与临床、应用开发有机地结合在一起，理论、临床、应用开发三位一体，走在了全国中医基础理论研究的前列。

二、对气学理论的认识

对气学理论，先生有其独特的见解。他认为，中医气学理论虽源于哲学之气，但两者是有区别的，哲学中的气作为一种自然观，着重于探讨物质世界的本源，它以无形之气的聚与散等来阐释有形之物与无形虚空的联系，揭示事物的整体性、过程性和统一性。人作为万物之一，当然亦体现自然万物的这一共性。因此哲学气学说在中医学理论中的应用，同阴阳五行学说一样，首先具有方法论意义，成为中医学论理工具之一；同时中医学气学说又有区别于哲学气学说的内涵，气成了人体的组成部分，具有物质与功能的双重身份。气既是构成人体和维持人体生命活动的精微物质之一，又是激发、推动脏腑、器官功能活动的动力。

对中医学涉及之诸气，先生皆有自家之说，特别重视概念，认为"名不正，则言不顺"；又注重源流演变，讲究"来龙去脉"的事物"终始"。对于气学理论的认识，先生主张首先要区分医学之气与哲学之气，然后划分气的层次性，最后确立气的概念。

（一）医学之气与哲学之气

中医学在理论的形成和发展过程中，吸收了诸多古代哲学的概念范畴。中医气学理论即直接来源于古代哲学，并从医学的实际出发，赋予了特有的内容，使中医学的气概念具有了自己特定的内涵，在概念上实现了从哲学之气向医学之气的转化。

1. 精气

精气的概念首见于《管子》。以精气为世界的本原者，主要体现在《管子·内业》等篇的精气思想中。《管子·内业》说："凡物之精，此则为生，下生五谷，上为列星，流于天地之间，谓之鬼神；藏于胸中，谓之圣人，是故名气。""精也者，气之精者也。"精即精气，是精微的气。它是世界万物包括精神现象在内的各种事物及现象的本原。《管子》精气说是中国古代哲学中气学理论的一种形式。精气作为中医气学理论中一个重要概念，其形成受《管子》精气说的影响，但在使用上重点已不再是关于世界本原问题的讨论。其基本内容可概括为以下三个方面：肾精、水谷精微、人体正气。精气的概念在中医学的含义不同，但其间的关系非常密切。无论哪种意义，都是关于人体生命现象的说明，与《管子》中所谈的精气具有不同的思想内涵，一属中医学的特定概念，一属古代哲学范畴，属同一个体的不同认识层次。

2. 血气

血气一词较早的史籍记载见于《国语》。《国语·鲁语上》说："若血气强固，将寿宠得没；虽寿而没，不为无殃。"这是中国哲学气论观念较早的表现形式。孔子把血气作为生命有机体的基础和本质，曰："君子有三戒。少之时，血气未定，戒之在色；及其壮也，血气方刚，戒之在斗；及其老也，戒之在得。"《左传》最早用于医学，把血气看作不同于形肉的生命内在的基础和本质。在哲学里，血气一词都是在气这种意义上使用的，在中医学则不尽相同。如在《内经》里，有时从气这种意义上使用表达一个概念，有时则作为两个概念使用，与现在常用的气血同意。

同为血气，在《左传》中作为医学概念使用，孔子同是上升为哲学范畴，在《内经》里又被分化发展，经历了从早期的气论观念到表示人体生命本质的演变过程。可以看出，气作为中医学和哲学共有的研究内容，有着不同的演化发展过程，在不同的时间里交叉和分离交替进行着，甚至有时很难分清是谁对谁的影响。但在中医学中，分化出来的血气概念又被统一到了精气思想之下，把血与气看作精气概念的一部分，形成了具体说明人体生命本质的中医学概念。

3. 元气

元气与精气、血气一样，都是医学与哲学共同的研究内容，所不同的是，有关元气的提出以及在哲学和医学的演变情况更为复杂。其研究思路是：①元气一词的最早提出者，哲学家认为是在汉代，是"元"与"气"结合起来后出现的。②在医学文献中，元气（原气）一词最早见于《难经》。但关于《难经》一书的成书时代和它与《内经》一书的关系，学术界尚有争议。如果把《难经》的成书时代定于战国或更早，最早提出和使用元气概念的当推《难经》。③比较医学与哲学中元气概念的不同含义，以说明元气概念在医学与哲学中的区别。

气的概念出现很早，元气的概念出现较晚。董仲舒的《春秋繁露》最早使用了元气，而且屡见于汉代著作中，说明元气理论在汉代已经形成。对于元的解释，董仲舒《春秋繁露·重政》曰："元犹原也，其义以随天地终始也……故元者，为万物之本，而人之元在焉，安在乎？乃在乎天地之前。"董仲舒讲了元为万物之本，也讲了人之元的问题。东汉何休在《公羊传·隐公元年解诂》中说："元者，气也。无形以起，有形以分，造起天地，天地之始也。"明确了元即是气。

在中医学文献中，原气一词最早见于《难经》。《难经·三十六难》说："命门者，诸精神之所舍，原气之所系也；男子以藏精，女子以系胞。"按董仲舒对元的解释，《难经》中的原气即元气。哲学上，元或原为世界之本；医学中，元气由肾精所化，是肾之生理效应。前者可聚可散，形成万物，后者则只限于人体，是为医学之气与哲学之气的根本区别。

从以上三种气的分析中可以看出，气是医学与哲学共有的研究内容，是在不同领域不同的演化发展过程。元气的概念出现较晚，但却是中国古代哲学气论的发展和概括，一开始便与人体结合起来，为医学的直接利用奠定了基础。所以它一出现便受到医学界的高度重视，以致在哲学上，在医学里均出现了以元气概括气论的趋势。特别是在医学中，元气的概念出现以后，很快即被专门化，在概念上也实现了从哲学向医学的转化。

（二）人体气的层次划分

"谈气色变"，反映了中医气学理论的复杂性和目前学术界对于气学理论的研究状况。如何从纷繁庞杂的气学理论体系中找出规律，说明各种气之间的关系，界定不同气概念的内涵，较明确地反映气的实质，是气学理论研究中的一项很艰巨的任务。

气的概念在不同领域、不同层次上使用着，非常广泛，仅《内经》一书就论述了80余种。同为一气，由于气名不同和所属研究领域的差别，我们不可能把各种气统一起来。较好的解决办法是按照中医学的实际进行综合分析，找出规律，界定范围，划分层次，说明关系，明确研究对象的隶属关系，从而得出较为客观的结论。

划定医学之气与哲学之气的界限：建立在《易传》"一阴一阳之谓道"和"有天道焉，有人道焉，有地道焉，兼三材而用之"的思想之下的中医气学理论，是一个庞大的体系。一开始它就把气的概念局限到了医学研究的主要对象——人体上，并提出了"人气"这一具有针对性意义的概念。《素问·金匮真言论》说："平旦人气生。"《素问·宝命全形论》说："人生于地，悬命于天，天地合气，命之曰人。"这样，不仅从最一般的意义上指出了人的物质本原，同时也把人气与天气、地气区分开来，使人气这一概念专门化，成为医学科学特有的研究内容。

（三）区分生命物质与生命功能

气是什么？是物质，还是功能？这也是在气学理论研究中争议较多的问题。回答这个问题，首先要回答什么是生理功能，生命物质指的是什么，二者有什么关系，如何区分等等问题。

现代科学认为，生命是由核酸、蛋白质等组成的生命体所呈现出的特殊现象，其基本特征是新陈代谢和自我复制。在生命过程中，既有维持生命活动的基本物质，也有运动着的物质各种不同的功能表现。先生指出，在中医学里，运用了各种不同的气名，表达维持生命活动的基本物质和运动着的物质之各种不同的功能表现，《内经》提出了"以名命气"和"以气命处"的划分方法。

1. 气的分类

物质性属于"以名命气"一类。这类气都有明确的物质来源，在人体生命活动中，其物质性也没有改变。如真气、营气、卫气等，这一类的气来源于自然，是维持人体生命活动的最基本物质。

"以气命处"的一类，皆是在人体生命活动中各组织器官呈现出的不同的功效和作用。如以脏腑为处的心气、肝气、胃气、胆气等；以五体为处的血脉之气、肌肉之气、骨髓之气、筋膜之气以及胸气、腹气、中气、头角之气、耳目之气、口齿之气等。

2. 气的代谢

通过在生命过程中进行比较、分析，可以看出两类不同气的关系。我们把气的代谢过程分为三个阶段：①第一阶段，从饮食物与自然界清气的纳入开始，到经肺脾二脏共同作用形成人体生命活动所需基本物质之一——气。②第二阶段，是气与脏腑相互作用。③第三阶段，是代谢产物的排泄和输出能量信息。第一阶段中物质性的气，经过第二阶段的转化才到了第三阶段以多种不同的功效和作用形式呈现出来。其实，在代谢过程的开始就有功能性气的参与。同样，每一阶段也都离不开物质性的气，每一阶段都存在着气的转化关系。但是，气在人体生命活动中经过一系列的转化，从第一阶段的生成到第三阶段的输出，已经具有了不同的性质。前者属物质性，后者属功能性。

3. 物质性气的层次划分

中医学对物质性的气有不同层次上的认识。精气是"人身之本"，是最高层次；血与气是"人之所有者"，是精气的两个重要组成部分；营气、卫气，是按其清浊和循行部位不同而划分的血气之气的两个概念。从精气到营卫二气，概念不断分化，认识不断深入，形成了不同的概念层次。

以上分析中，哲学之气与医学之气，分属不同的研究领域和认识层次。在人体之气中，功能性的气与物质性的气，其间并无概念上的分化，也不存在层次关系，我们所能确认的仅仅是它们在代谢过程中的密切联系。

（四）对人体气的认识

研究人体气的实质，要区分两类不同性质的气，明确其研究对象是物质性的气。在物质性的气中，从概念层次上划分，精气最高，内容广泛，包括气、血、精（先天之精和后天之精）、津液等，不是进行气实质研究的对象。在其他气中，应当选择最有代表性意义，尤其是经典著作中重视程度最高的气。

《内经》在论述人体生命内在的基础和本质时，除强调"夫精者，身之本也"外，还指出："人之所有者，血与气耳。"这种气就是我们选择的最有代表性意义的气的研究对象。因为按照《内经》的规定，与血同行于脉中的气，或称血气之气，与真气、经气等来源、作用、概念分化都完全一致，名称不同，实为一气。而营气与卫气是血气之气按其清浊和循行部位不同分化出来的两个概念。以此为研究对象，可谓抓住了关键。这是因为：①它比人体气中的任何一种都更具有直观性。它以血为载体，又帅血而行。通过血即可观察气。②它比人体气中的任何一种都更具有整体性。血只限于脉，气则具有更大的渗透性，能够贯通人体一切脏腑组织之实，充躯壳之内一切之虚。③它比人体气中的任何一种都更具有实用性。

为了说明气与血的关系以及气的整体性，《内经》把气分成了"独得行于经隧"之营气和"不能入于脉"之卫气两部分，并用了大量篇幅，从营卫二气的性质、部位、循行以及生理功能、病理变化、治疗方法等进行了论述，概念明确，层次清晰，便于认识，实用性强。

现代物理学发现，自然界不仅有空间上分立的基本粒子、原子、分子以及由它们构成的基本物质形态，而且还有在空间上连续分布的电场、磁场、引力场之类的不是由原子、分子组成的物质形态。前者有一定的几何形体，并且有一定的空间把它们隔断开来，这类物质现代物理学一般称为非连续性或粒子性的物质（实物）；后者存在于整个空间，连续无间，这类物质现代物理学一般称为非粒子性或连续性物质（场）。

气在中医学也被赋予了连续的性质。借助现代科学的研究成果和中医学的传统认识，对于人体气可以这样认识：①气主要来源于水谷精微和自然界清气。②气在人体内化生。③气主要依附于血，能够通贯全身，具有整体性。④气是一种无形的、连续形态的物质存在。⑤气是构成人体和维持人体生命活动的基本物质。

三、重视中医基础理论的科学研究

中医药是中华民族灿烂文化的重要组成部分，数千年来，为中华民族的繁衍昌盛作出巨大的贡献，并以独特的理论体系、浩瀚的文献史料在世界医学之林占有一定地位，成为人类医学宝库的共同财富。

随着现代科学技术的高速发展，中医基础理论要发展必须进行科学研究，特别是进行现代化研究。这是中医学自身发展的需要，也是世界医学发展的需要。先生要求我们重视中医理论研究，特别强调传统研究与现代研究相结合，处理好二者的关系。关于进行中医基础理论的现代化研究，先生通过对几十年来有关研究资料的总结，提出了自己的见解，即在中医基础理论的现代研究中，无论是认同性研究，还是差异性研究，都必须是在中医学理论指导下进行的，即使中药也是如此，否则不能称其为中医基础理论的现代化。因此，先生认为进行中医基础理论现代化研究的基本前提应当是如下几个方面。

（一）理论联系临床，理论指导临床

因为中医学理论的发展多是基于临床经验的升华，进行中医基础理论的现代化研究也必须从临床实际出发。随着时代的变迁和环境的变化，现在的临床问题与过去存在着很大的差异。如外感性疾病，多为风温、风热，即使是感受风寒之邪，也易于化火化热。治疗多以辛凉，而辛温解表剂很少应用。因此，从新的临床问题出发，才能以创新的思路思考这些问题，才能产生新的想法，产生新的临床经验，为产生新的理论提供基本素材。

（二）积极引进和应用现代科学技术

过去直接从临床经验升华来的中医基本理论，由于升华过程中所用方式方法的局限性，出现了许多概念不清、范畴不明的问题，同时也使得这些中医基本理论很难直接用来指导现代的临床实践。因此先生认为，中医学理论的发展，必须引入现代科学基础方法，注入现代科学内容，为中医基础理论走向良性循环提供依据。

（三）密切联系实际，理论与临床共同发展

从中医学的发展来看，其理论的每一次发展与飞跃，都是以临床实践的需要为动力而引发的。另外，理论与实践之间也是辩证统一的。理

论研究必须与临床实践密切结合，否则即成为空洞的理论。这是先生根据几十年来中医基础理论研究之现状所提出的。因为近几十年来，在中医基础理论现代化研究方面，国家投入了大量的经费，亦出现了一批科研成果，提出了一些新的理论，但大多数可能缺少实用价值，自成果鉴定之日起，即被束之高阁。而从临床实际出发，在中医学理论的指导下进行中医基础理论的现代化研究，进而发展形成新的理论方法，则具有更为强大的生命力和更为广阔的应用前景。前面介绍的肝主疏泄理论的研究，即是如此。

（四）从古法今病的矛盾中，看中医基础理论的现代化研究

古代中医学的发展，是在古法与今病的矛盾运动中进行的。在中医学史上，每一个时代都经历着古法与今病的矛盾。时代在前进，社会在变革，人类的生存条件、生存环境在改变，疾病谱在变化，已有的理论方法不能满足治今病的需求，迫切需要在使用传统理论认识今病的同时，进行传统理论的修正和改造，运用新的科学文化知识、技术手段，建立新的理论与方法，突破已过时的古法，用新理论来指导今病的治疗，取得新疗效。

先生站在中医基础理论发展的前沿，极力主张古法新用，大力推行现代科学技术手段在中医学基础理论现代化研究中的应用。从以上介绍的以辛凉为主治疗外感性疾病和所进行的肝气逆与肝气郁两证的现代化研究中，也充分体现了这点。

（五）"证"和"药"是提高临床疗效的关键环节

用药准确、灵活，主张在中医理论指导下用药，是先生所极力倡导的，具有鲜明的特色。中医药的疗效优势是几千年临床经验积累的结果，主要表现在中医的辨证论治上，表现在灵活的遣方用药上。辨证是否准确，遣方用药是否恰当，是能否取得临床疗效的关键所在。中药及其复方，成分极为复杂，即使同一种中药，因产地、采收季节及加工方式的不同，所导致的成分变化亦难控制。因此，临床上要以辨证为前提，在辨证的基础上，恰当应用复方，灵活加减药物，才能获得好的疗效。

（六）寓教于研，教研结合

先生通过几十年的教学与临床实践，深深体会到了进行科学研究对提高教学质量和临床疗效的重要性，并身体力行，勇于探索，锐意进取，不断开拓，特别是在十余年的博士学位研究生培养中，更是注重教学与科研的有机结合。在教学过程中提出问题，通过进行严格的科学设计，使问题得到解决，进一步丰富了教学内容，提高了教学质量。同时又培养了学生教学和科研的能力。教学与科研相得益彰，有机结合，共同提高。

第四节　医术与医德

《内经》与《难经》将医生分为"上工""中工""下工"三个不同层次，如《灵枢·邪气脏腑病形》说："善调尺者，不待于寸，善调脉者，不待于色。能参合而行之者，可以为上工，上工十全九；行二者为中工，中工十全七；行一者为下工，下工十全六。"《灵枢·逆顺》又将上工分为三等："上工，刺其未生者也；其次，刺其未盛者；其次，刺其已衰者。"并明确指出："上工治未病，不治已病。"

先生行医数十载，一直把"上工"作为自己追求的人生目标。他认为疾病有不治自愈者，有非治不愈者，有治而难愈者，"上工"的职责是为病人解除一切可以征服的病魔，获得"十全九"的疗效，而欲达"十全九"，必须"治未病"，因此"治未病"是"上工"的最高境界。治未病，包括未病先防和既病防变。先生认为，无论"防病"还是"防变"，不仅要求医生具有高超的诊治技巧，还需要医生具备高尚的医德水平。医术是治病的手段，而医德是医术的载体，是医术得以正确运用的保障，作为上工，必须医术医德兼备。

一、医术精湛

60 余年的临床磨砺，练就了先生炉火纯青的诊治技巧，面对病人，先生不仅能迅速、准确地辨别证候，还能"见微得过"，通过病人色脉的微小变化，判断出一些潜在的病变因素，及时给予恰当处理，避免了传变。先生教导学生耳提面命："一个好医生必须具有敏锐的观察能力，要善于洞悉各种病理变化以及与病情有关的各种因素，只有这样才能防患于未然。"先生根据《素问·阴阳应象大论》中"善治者治皮毛，其次治肌肤，其次治筋脉，其次治六腑，其次治五脏"的精神，要求学生理解疾病应由浅入深、由轻转重的层次过程，掌握疾病发展变化规律，早期诊治，"早遏其路"，防微杜渐。对于容易反复发作的病变，如胃病、慢性腹泻等，先生总是叮嘱病人："治病容易，保护难，症状虽然消失了，但病根还没清除。要想彻底治愈疾病不能完全依赖药力，应当自己好好保护。"先生经常举例："假如你的手被火烧伤了，你必须将手拿出来，针对情况进行治疗。如果你的手永远在火里，就无论如何也治不好了。"启发病人，调动其主观能动性，积极预防并消除导致疾病复发的因素。

先生对各种药物的性味作用了如指掌，处方用药特别注重药物的配伍，力求以最精的药物、最小的用量、最少的药剂，达到最佳的治疗效果，他在解释这种用药特点时说："药物可以治病，也可致病，犹如水能浮舟，亦能覆舟。任何药物，即使是人参，用之过量，也可致'邪'伤正。中医治病的原理是以中药的协同作用调动人体的自和能力，用药的关键在于药味和药量的合理配伍，用量不当，不但不能愈病，反易造成变症。正如'久而增气，物化之常；气增而久，夭之由也'。因此，用药如用兵，灵活巧妙是工。"先生认为，"防病"与"防变"并不一定非要吃药，积极养生才是治未病的最好方法，因此先生临证时，不需吃药的便不开药，3 剂能愈的不开 6 剂，廉价药能解决的绝不用贵重药，这样既为病人节省了开支，又避免了药材的浪费和药物的副作用。

二、医德高尚

先生的医术名扬四海，医德更是有口皆碑。慕名而来的病人贸然造访，他从不厌烦；经济困难的病人"忘记"挂号，他照看不误；国内外的各种求治信件，他一一回复；为了能让蜂拥而至的病人都能得到就诊机会，他经常从早晨 7 点多一直工作至中午 12 点多。学生们明白，先生的心愿只有一个，就是让每一个病人都得到最及时、最优质的诊疗，让每一个学生多见一个（种）病人，多长一点见识。先生曾说："人没有不恶死而乐生的，作为医生应该想病人之所想，急病人之所急。"他对有些人名为治病，实为敛财的做法深恶痛绝，告诫学生："《内经》要求'恬惔虚无，真气从之'，要'高下不相慕'，做到'内无眷慕之累，外无绅宦之形'，集中精力、踏踏实实去治病，才能取得良好疗效。"

先生特别注意自己的医生形象，多次强调："言谈举止要对病人负责。对待病人，既要严肃认真，又要和蔼可亲。严肃认真才能取得病人的信任和尊敬；和蔼可亲，病人才能无所顾忌地诉说病情，使医生毫无遗漏地掌握临床资料，及时准确地诊断和治疗。"先生的人格魅力为他赢得了人们的尊敬和爱戴，许多身患沉疴，于别处久治不愈，甚或上当受骗的病人，在接受了先生高效而又经济的治疗后，都交口称赞先生"神医也"。

先生坚信只有把精湛医术和高尚医德相结合，才能达到"治未病"之目的，只有做到了"治未病"，才称得上"上工"。先生对"上工"的诠释，展现了一代名医的优秀品质，为后学者树立了楷模。

第五节　药理方规

先生在几十年的临床实践中，以中医理论为指导，取各家之长，融自身体会，处方用药，独具匠心，体现了理论和实践的完美结合。其处方用药特点体现在如下几个方面。

一、量小力宏，配伍严格

先生用药，一般成人剂量在 6~9g，矿石介类质地坚硬者，如生龙骨、生牡蛎等，用至 12g；轻清质松气味淡薄者，如夜交藤、金银花等，也可用 12g 左右，用量最大者黄芪亦不过 25g，儿童用量减 1/2~1/3。先生处方用量虽小，但其疗效既快且好，一般外感 2 剂即愈，内伤杂病 3~9 剂定见疗效，可谓量小力宏。何以能达如此效果？先生回答："中医中药治病，其原理在于利用天然药物的气味、归经、升降浮沉等特性，调动人体自身的调和能力，激发人体固有的愈病机制，从整体上补偏救弊，从而达到扶正祛邪之目的。中药治病原理与西医西药利用一定剂量的化学成分进行拮抗的治疗思路截然不同，中药对人体的调节作用是整体的、全方位的，难以用单一的药用成分加以解释，因此运用中药，首先考虑的不是单味药物的剂量，而是如何通过药物之间的配伍最大限度地发挥其调节人体的作用，所以中药的疗效主要取决于合理的配伍。

中药配伍包括药物的搭配和药量的比例。药物的搭配有相须、相使、相畏、相杀等配伍关系，总以提高疗效、降低毒副作用为目的。先生临证特别讲究药物配伍，每一张处方都是丝丝相扣、条理分明的范例，先生常说："药有个性之长，方有合群之妙，就像火硝与雄黄，单独取出不能燃爆，但混合起来可配成炸药。"先生运用自己理论和实践的优势，摸索出许多疗效卓越的固定搭配，如柴胡与白芍是先生最常用的"药对"之一，主要用于治疗脾胃、肝胆病变，柴胡辛、苦，微寒，入肝、胆经，具有疏肝开郁、和解清热、升发阳气三大作用，但也有易伤肝阴之弊；白芍酸、苦，微寒，能养血敛阴、柔肝抑肝、缓急止痛。两者伍用，互制其短而扬其长，以柴胡辛散顺肝之用，白芍酸敛养肝之体，刚柔相济，既达疏肝理气之效，又防柴胡动伤肝阴。柴芍药对应用广泛，配伍他药可产生不同效用，如配人参、白术可升发补中，合丹皮、栀子可清热平肝，伍当归善入血分，佐香附长于理气等。

关于用药剂量，先生认为中药用量关键在于药物之间的比例，并非药量越大，疗效越好。用量过大，一则造成不必要的浪费，增加病人负担；二则药过病所，易伤正气，不能治病反添病，因此，把握药量的合适比例是保证疗效的重要一环。先生经过长期观察，总结出各组药物疗效最佳的用量比例，如柴胡与白芍为6g、9g，人参与白术为10g、9g，桑叶、薄荷、牛蒡子分别为9g、6g、6g等等。对前人的经验，先生师古而不泥古，将其放至实践中检验和改进，如左金丸，古人沿用黄连与吴茱萸为6:1的比例，而先生发现6:4效果更佳，遂改进使用。此外，先生还善于利用药量比例的变化改变处方的主要作用，如桔梗与枳壳，咳喘必用，若以6g比4g或5g，则重在调节气机升降，以上浮宣肺为主；而6g比6g，则重在调和痰液，使之易出。

二、处方简练，主攻明确

先生处方简洁精练，一般用药在9~12味之间，且主攻目标清晰明确。

先生认为：中医治病的优势，在于辨证论治，治病求本，只有准确辨证，才能抓住疾病的本质。如果辨证不明，理法不清，仅仅对症治疗，用药必然杂乱赘繁。如治内伤头痛，先生极少选用藁本、蔓荆子等对症之品，而是根据肝气"上行至头，横行至胃"的特点，以柴胡疏肝散疏通肝气，治肝而达治头之效。再如，先生治疗崩漏，一般不用止血药，而是根据肾、精、血的关系，以二至丸合生阿胶补肾固精而止血。

先生遣方择药，严格遵循中医理法，反对以西医药理指导用药，必须以四气、五味、归经及升降浮沉之性为依据，针对性地补偏救弊，如干姜与炮姜，按中医理法，干姜色黄入脾温中焦，炮姜色黑入肾温下焦，主攻分明，有的放矢，若依西医药理则无法权衡同异，只能随意堆积，其结果必然是广种薄收。基于这一思想，先生治疗癌症，从不用半枝莲、白花蛇舌草之类，而是抓病人气阴两虚的特点，以西洋参为君，扶助正气以祛毒。

"简练、明确"的特点，不仅得益于先生对中医理法的深刻领悟，还导源于先生对药物理论的熟练掌握和应用，处方时，能用一味解决问题，便不用两味，尽量发挥每味药的多重功效。如汗证用五味子，既能补心敛汗，又能益气养阴；慢性腹泻用沉香，既能行气去滞，又可暖肾温阳。一举两得，标本兼顾。

对于病情复杂，病种繁多，难以兼顾的病人，先生主张：分清标本缓急，决定治疗先后，一般而言，急性病先治标，如体虚外感，宜先解表，表邪去后再行补虚；慢性病当治本，但宜分别主次，各个击破，首先治疗病人感觉明显的病证，如胸痹与腰痛并见，先治胸痹，待胸痹缓和，再治腰痛。至于五脏皆病，难分伯仲者，则应从后天脾胃入手，即"五脏皆病治从中"。

三、善用对药，长于调和

对药，是用两种性质或作用相对的药物构成的组合，如寒与热、燥与润、升与降、收与散、涩与通、补与泻等。对药的作用原理，是根据人体整体相关、阴阳互根的规律，利用机体固有的调和机制，在相反相成中，改变或调整个药原有的功效主治，取得一种新的、更佳的治疗效果。

对药组合是古方中常见的用药方法，如《伤寒论》中的小青龙汤、乌梅丸等均有对药配伍，但因其应用难度较高，今人不敢用之者有，用之不效者亦有。

先生体会，运用对药必须掌握两个原则：第一，药物的选择一定要针对病机，对药主要用于寒热不调、虚实并见、升降失常、开阖失司、燥湿同形等病证中；第二，药量的比例，不能半斤八两，而是有所偏重。应用时，可根据治疗目的，通过调整剂量而达到要求，即偏重一方用量稍大，相对一方用量稍小。如果两药剂量相等，往往不能取效。先生汲取前人经验，结合自己的创新，筛选了一部分行之有效的对药组合，用之临床，治疗满意。特采撷几簇，以供学习和参考。

（1）寒热组合，如黄连与干姜（或炮姜）治疗寒热不调之腹泻；黄连与木香治疗下利腹痛，里急后重。

（2）燥润组合，如陈皮与麦冬治疗咳喘痰多难咯；苍术与玄参治疗消渴皮肤瘙痒。

（3）升降组合，如桔梗与枳壳治疗咳喘；菊花与生龟甲治疗肾虚肝逆之眩晕。

（4）收散组合，如白芍与柴胡治疗肝胆、脾胃病变；五味子与干姜治疗久病咳喘，痰涎稀薄者。

（5）涩通组合，如五味子与木香治疗久泻腹痛；芡实与泽泻治疗久病虚淋。

（6）补泻组合，如白术与枳壳治疗中虚脘痞；黄芪与木防己治疗风湿痹证。

四、顾护脾胃，药偏温补

人体固有的抗病、愈病能力，是脏腑气血功能活动的综合体现，它源于先天，养于后天，脾胃化生的水谷精微是其发挥作用的物质基础；药食入口，依赖脾胃纳化输转，升降斡旋，上至心肺，下达肝肾。一旦脾胃受损，不仅化源不足，抗病、愈病能力低下，而且中土闭塞，药物难达病所，所以古人有"胃气一败，百药难使"之箴言。先生深谙脾胃功能的重要性，无论外感、内伤，临证用药处处注意顾护胃气。

（1）对于外感，先生认为：今人体质偏阳热，外感以风热居多，治宜清宣、清解，但热邪最易伤阴，故热甚可加芦根以清热生津、保护胃阴；若口渴、便干、舌红绛，当合生地、知母清热滋阴以保胃气；热病后期，余热不退，可仿竹叶石膏汤，清补气津，和胃护中。

（2）对于脾胃素弱，反复感邪者，应于表邪已解之际，用人参或白术和中补虚，增强体质。

（3）治疗内伤，先生在辨证论治的基础上，每方必用砂仁、甘草，目的是醒脾和中，温运脾阳，使升降枢机运转自如，达药于病所。先生认为：内伤多不足，其病多见虚证或虚实夹杂之证，无论病在何脏，补虚不可忽视中焦化源，如养心以当归、丹参、远志等合参、苓；益肾用六味地黄配参、术；补肺更是依据土生金而立方；至于肝病，多见木亢乘土或木不疏土，治疗以疏肝理气与健脾和胃并投。先生继承了李东垣、李中梓之说，认为内伤病多损害脾胃之阳，故用药偏于温补，寒凉药物，用之慎之又慎，若确需使用，一般见效即退，或以温药调和药性，使脾胃之阳免受戕害。

五、及时调方，护正避邪

对门诊病人，先生一直保持多观察、勤调方的传统习惯，一般病人每次就诊只开 3 剂（小儿 2 剂），病情较稳定者也不过 6 剂。对于因故未能及时就诊的病人，宁让其暂停服药，也不主张在病情不明的情况下，盲目取药自服。对此，先生有以下观点。

（1）医生应当及时了解病人服药后的反应，对治疗效果及病情变化心中有数，特别是初诊病人尤为如此，一次开出十几剂甚至几十剂药，而对服药效果不管不问，是对病人不负责任。

（2）疾病是复杂多变的，中医辨证论治的真谛，是针对疾病的动态变化而用药。同一病人，由于疾病阶段、药后反应、天气状况以及病人情志、饮食、起居等因素的改变，其证候表现常发生变化，治疗用药必须随之而调整。因此，动态用药才符合中医学的基本思想。

（3）张介宾说："药以治病，因毒为能。所谓毒者，以气味之有偏也……人之为病，病在阴阳偏胜耳。欲纠其偏，则为气味之偏者能之。"

即所谓"是药三分毒"。药物虽以治病，但用之不当亦可致病，犹"水能载舟，亦能覆舟"。因此，对于易伤正气的药物，必须把握好用药时机，见效即止，以防用之太过致邪伤正。如菖蒲、佛手等辛香温燥，易耗气伤阴，不可久用；车前子利尿通淋，久用易伤气津，必须及时调整。

（4）根据中医治疗原理，药物只是治病的手段而已，其疗效的取得，最终还要依赖机体固有的抗病、愈病能力，从用药到病愈，人体功能"自和"这一过程是不可或缺的，所以《素问·五常政大论》要求："大毒治病，十去其六；常毒治病，十去其七；小毒治病，十去其八；无毒治病，十去其九。谷肉果菜，食养尽之。"可见适当地停药休整，调养休息，对病人的功能恢复有益而无害。

先生一贯强调理论与实践的有机结合，常教导学生："中医理法方药一脉相承，中医临床离开了中医理论的指导，就成为无源之水、无本之木，而理论不用于临床便失去了意义。"先生不仅以基础理论深厚而著称，更以临床疗效卓著而闻名，为后学树立了"理论与实践相结合"的典范。

第六节　临证特色

一、精神病变常治心

精神病变在中医学泛指心神异常所致的各种病证，主要表现为精神、意识、思维活动障碍及情志的异常等。

中医学将人的精神活动、意识思维、情绪变化等概之为"神"，归于心所主，又称心神。《内经》谓："所以任物者谓之心。""心藏神"，正因心有这种"神"，所以人类所产生的复杂精神意识思维活动及各种情感表现都被认为是在心的主导下完成的。而当心神失常时，就会导致精神活动的障碍及反常的情绪变化。此即《内经》所谓"心气虚则悲，实则笑不休""神有余则笑不休，不足则悲"。故治疗各种精神病变时，审证施治，尤重调心。先生从事中医理论教学及临床几十载，对精神病变从理论到处方用药形成独到见解，摘要介绍如下。

（一）精神活动主于心

人类的精神活动包括感觉认知、意识思维、情绪、行为等活动，心神是其主宰，故《内经》谓之"心藏神"。

1. 心主"任物"

所谓"任物"就是观察、接受、感知外界事物，并做出相应的对答。中医藏象理论认为，心是接受外界事物信息，反映客观事物的运动变化，并对外界事物作出判断，产生精神意识思维活动的处所。

2. 意识思维主于心

人类的意识思维活动是以客观事物为基础的最高级的精神活动，心作为"任物"者，对其所感知或接受的事物作出适当的反应，而产生思维活动。《内经》对此有详细论述。如《灵枢·本神》所说："心有所忆谓之意，意之所存谓之志，因志而存变谓之思，因思而远慕谓之虑，因虑而处物谓之智。"即是一个判断推理到形成理论并付诸实践的过程。阐明了心是意识思维活动形成的中枢，离开心就谈不上精神和思维。

3. 五志主于心

中医学将人的情绪情感活动称为七情，即喜、怒、忧、思、悲、恐、惊。《内经》又将其分属五脏，称为"五志"，喜、怒、悲、忧、恐。五志虽分属五脏，但因心主神明，为五脏六腑之大主，精神之所舍，故情志活动皆由心发，统于心神。

4. 血是神志活动的物质基础

精神活动为心神所主，而神又赖血之充养，《内经》有"血者，神气也"的说法，当血不足或运行失常，则殃及心神，亦会导致各种精神和情志异常。

（二）精神病变责在心

导致精神活动失常的原因有以下多种，其中以内伤七情最为多见。

1.七情过用首先伤心

心神对人的情志活动有调节控制作用，一般情况下不会伤人致病。若情志过激或持续过久，超过心神的调节能力，则会损伤心神，神伤则出现异常的精神情志改变。不同的情志变化可影响不同的脏腑，但因情志活动总统于心，故任何情志刺激都会伤心，从而致心神失用。

2.邪气犯心，扰乱心神

外感六淫或痰饮、瘀血等病因在致病过程中侵扰于心，或蒙蔽心窍，亦可出现神志异常的改变。如温热邪气逆传心包，或热入营血，扰动心神而致烦躁，甚则神昏谵语。痰浊蒙蔽心窍，可见神志昏蒙或癫狂等。瘀血阻滞，心神失用，可见善忘，发狂。

3.血的异常

血为神之基，血虚不能养神，则精神不振，失眠健忘。热入于血，血热妄行逆乱，上扰心神，可见烦躁不安，甚则发狂。

由上可见，各种不同精神情志病变，虽原因不同，但皆关乎心神，病位主要在心。其临床表现可分为亢奋和抑制两大类型。①亢奋型多由情志过激或邪气扰心，神不内守而妄动所致。症见失眠多梦，烦躁不安，情绪易激动，或喜笑不休，甚则妄言，谵语，发狂。②抑制型多因血虚失养或邪闭心窍等致神明失用，症见神情呆滞，表情淡漠，甚则神昏不语，或发为癫证。前者多属实证，后者有虚亦有实或虚实夹杂。

（三）精神病变治从心

精神病变病位在心，以心神失常为主要病机变化，故治疗当从心论治。但因其病因不同，证有虚实，故临证时又应合理运用补泻原则。同时，藏象理论在阐释精神活动时亦强调整体观，心主神明，亦赖五脏配合协调，所以治疗中亦不可脱离整体调节原则。

1.血虚神失所养，治当补血养心

根据病变脏腑的不同，选择不同的方法。①心脾血虚，当健脾养心，补血安神，方选归脾汤加减。②若肝血不足，血虚生热，上扰心神，方用酸枣仁汤养血安神，清热除烦。③肾藏精，精血互生，肾精不足，精亏血少，虚火内扰心神，治当滋阴清热，养心安神，方用天王补心丹。④思虑过度，耗伤心阴，神不守舍之脏躁病，可用甘麦大枣汤养心安神，和中缓急。

2. 邪气上扰，神明逆乱，治当祛邪调神

①温热病热入营血之神昏谵语，治宜泄热凉血，清心安神，方用牛黄清心丸、安宫牛黄丸等。②痰火上扰，躁扰妄动之狂证，治宜镇心涤痰，清火安神，方用生铁落饮。③火痰者，可配礞石滚痰丸及安宫牛黄丸。④如属阳明热盛大便燥结者，可加承气汤以泄浊清火。⑤瘀热互结，阻塞心窍，其人如狂，治应破血逐瘀，调血即治心，方用桃仁承气汤。

3. 心窍闭阻，神明不用，治当开窍安神

①痰气郁结，痹阻心窍之癫证，当理气化痰，安神定志，顺气导痰汤加远志、菖蒲等。②瘀血阻滞心窍，症见神情呆滞者，可选血府逐瘀汤、癫狂梦醒汤之类活血祛瘀，使瘀去血行，心窍启闭，神复其用。③癫证日久，心血内亏者，当以养心益气安神为主，上方合甘麦大枣汤。

精神病变的治疗，除上述以心为主，随症调治之外，先生还非常重视心理治疗，可借鉴古人情志相胜之法，通过说理开导，心理调节，变易病人精神状态，调动病人积极情绪，顺其志，定其心，从而达到志静神安心和的治疗目的。

二、调营卫治疗风湿痹证

风湿痹证临床极为常见，以肌肉疼痛、麻木不仁，关节屈伸不利为主要表现。《素问·痹论》有"风寒湿三气杂至，合而为痹"的论述，并根据风、寒、湿邪之轻重，以及临床症状的不同，分为行痹、痛痹和着痹，一直为后世医家所沿用，并据此提出治疗风寒湿痹，当以风、寒、湿三气之主次，分别施以祛风、散寒、除湿通络之治法。先生在反复研读《素问·痹论》的基础上，根据论中所述："营卫之气亦令人痹乎？岐伯曰：营者，水谷之精气也，和调于五脏，洒陈于六腑，乃能入于脉也，故循脉上下，贯五脏络六腑也。卫者，水谷之悍气也，其气慓疾滑利，不能入于脉也，故循皮肤之中，分肉之间，熏于盲膜，散于胸腹。逆其气则病，从其气则愈，不与风寒湿气合，故不为痹。"认为风寒湿痹的发生，是风、寒、湿邪侵袭人体，以致营卫运行不利，涩而不行。因而，治疗风寒湿痹，常从调和营卫入手，而不拘于祛风、散寒、除湿之定论。

（一）营卫与风寒湿痹发病的关系

营卫空虚是痹证发生的内在因素。营卫源于水谷，水谷化于脾胃，故曰："脾胃为营卫之化源。"《清代名医医案精华·叶天士医案》曰："中焦为营气之本。"营卫一成，外则循行于肌表，发挥其御邪防病之职能，如《灵枢·本脏》所说："卫气者，所以温分肉，肥腠理，司开阖者也。"内则调和于脏腑组织之间，以温养营润脏腑组织。故脾胃化源充足，营卫之气强，则肌表固密，邪弗能害。

反之，营卫之气不固，肌腠疏松，则风寒湿邪每易侵袭人体。《济生方·诸痹门》曰："皆因体虚，腠理空疏，受风寒湿气而成痹也。"《张氏医通·痿痹门》曰："痹也，由是观之，当是风寒湿痹其营卫筋骨三焦之病。"《医醇賸义·痹》曰："夫六淫之邪，暑燥火为阳，风寒湿为阴，阴气迭乘，营卫不通，经脉阻滞，筋骨肉三部俱病，而三痹之症作矣……营卫闭塞，筋骨拘挛，不通则痛。"基于以上论述，可知营卫空虚，卫外不固，每致风寒湿邪入侵，而风寒湿三气袭人，营卫首当其冲，营卫运行不畅，经脉不通，则筋骨肌肉关节疼痛、麻木、屈伸不利诸症作矣。《清代名医医案精华·马培之医案》说："营卫之气不利，腰腿痛痹。"《张聿青医案》亦说："气血暗衰，风寒湿久伏，乘瑕蹈隙，袭人经络，遂令营卫之气滞而不行，四肢酸麻……营不行则营不足用，有营若无营矣。卫不行则卫不足用，有卫若无卫矣。"徐大椿《杂病证治·痹证》提出："风伤营气，卫阳不能振布，邪得弥漫经中故流走作痛。"可见风寒湿邪伤人，每致营卫失和。

总之，营卫亏虚，卫外不固，风寒湿邪易于侵袭人体；而风寒湿邪由肌表入侵，每每损伤营卫，痹其流行畅达，不郁不遏之机，使之闭而不通，或涩滞不畅，痹证由是而作。所以说，营卫之气与风寒湿痹的发生有着密切的关系，营卫不调是痹证之本。

（二）调营卫以治疗风湿痹证

风寒湿邪痹阻，营卫失调为痹证发生之根本，故治病当求其本，调营卫是治疗痹证的关键所在。痹证之发，由营卫虚而不固，故调营卫者，亦当重补。调营卫之方首推桂枝汤，桂枝汤能发散风寒，解肌发汗，然少补益之效，与痹证之病机尚有一间未达。故先生治风寒湿痹，主张以黄芪桂枝五物汤为主方，认为该方能扶正补虚，益气固表，调营和卫，恰合于风湿痹证之病机。

1. 组成药物

黄芪桂枝五物汤本系《金匮要略》为治疗血痹所设。查血痹一病，系由气虚，卫外不固，风邪侵袭，致营卫不和，气血运行不畅而成。《杂病证治·痹证》曰："营虚卫弱，风袭经中不能统运营气于周身，故身体不仁如风状，谓之血痹焉。"《金匮要略》亦谓："血痹，阴阳俱微……外证身体不仁如风痹状，黄芪桂枝五物汤主之。"其"阴阳俱微"实指"营卫气血皆不足"（《金匮要略语释》），故用黄芪桂枝五物汤益气通阳行痹，调和营卫。风湿痹证之与血痹，其临床表现虽有不同，但其发病之本皆由营卫之气亏虚，复为外邪侵袭所致，故将黄芪桂枝五物汤移治风湿痹证，亦为对证之方，黄芪补中益卫气，白芍敛阴益营血，合而能补营助卫；桂枝辛温而能散血中之风邪；生姜温表以行气于玄府，"俾风散而血痹自除，而身体无不仁之患，安有如风之状不已哉。此调营益卫御邪之剂"（徐大椿语）。

黄芪甘温，内能补中益气以滋营卫化源，外则充实营卫，尤善疗风寒湿邪外袭肌表，营卫失和诸病证。如《金匮要略》治疗风湿，脉浮，身重，汗出恶风，及风水脉浮，身重，汗出恶风之防己黄芪汤；治皮水四肢肿，水气在皮肤中，四肢聂聂动之防己茯苓汤；治历节疼痛不可屈伸之乌头汤诸方中，均重用黄芪，意在补卫气，益中气，和营卫，以协助诸发散药祛除在表之风湿邪气，且使发散祛邪无伤正之偏。邹澍《本经疏证·黄芪》认为：黄芪"直入中土而行三焦，故能内补中气。""黄芪一源而三派，浚三焦之根，利营卫之气，故凡营卫间阻滞，无不尽通，所谓源清流自洁者也。""黄芪专通营卫二气……凡病营卫不通，上下两截者，惟此能使不滞于一偏。""特能行营卫中气，营卫中气行，邪气遂无以干"。凡此皆说明黄芪确有实卫固表，和卫调营之功效，究其实质，则是根于补中益气，健运脾胃之力。

桂枝辛甘性温，能发散在表之风寒湿邪气，其辛而能散，温则能通，能振奋气血，通达营卫，表里内外无处不达。《本草纲目》谓："桂枝透达营卫。"《本经疏证》曰："桂枝能逐营卫中邪，不能益营卫中气；能通营卫之流，不能浚营卫之源。"而黄芪配桂枝则实卫固表而不留邪，辛散祛邪可不伤正，使营卫之虚者得补，营卫之郁者得通，故为治风湿痹阻营卫失和之要药。

芍药苦辛，有益阴和营，通利血脉之功，能行营血之滞，且具开破散结之力，故《本经》曰："芍药'除血痹，破坚积'。"芍药能开阴结，益阴养营，兼以行营血之滞，故可用于风湿外袭，营卫虚而郁滞不畅之证。合桂枝之辛温，疏散风寒之邪而不伤营阴，益阴养营而不滞邪。二药互伍，一收一散，一寒一温，相互制约，而收调和营卫，疏风祛邪之效。桂枝又能温振中阳，配芍药又能内调脾胃之运化功能，进而鼓舞气血生化之源，营卫滋生之本。脾胃健运之机旺盛，则肌肉、四肢风湿邪气消散更速。合生姜辛温宣散，能助桂枝以祛在表之风湿诸邪，配大枣甘温补中益脾。诸药合用，共奏疏风散邪，调和营卫，宣通气血，温养脾胃，扶正达邪之功。

2. 随症加减

黄芪桂枝五物汤调和营卫，扶正顾虚之力较强，但祛风胜湿、活血通络之力尚欠不足，故先生临证应用本方常随症加减化裁。

湿邪偏胜，肢体沉重，或有肿胀，加薏苡仁、白术。薏苡仁甘淡微寒，功能祛湿利水，健脾益胃，乃治湿痹之要药，故仲景于"湿家身烦疼"之时用麻杏薏甘汤，取薏苡仁以除湿痹。《长沙药解·卷一》谓其"最泻经络风湿"。然其力和而缓，非多用不能成其功。白术主"风寒湿痹死肌"（《神农本草经》），能助脾散精，除湿疗痹，故《本经疏证》曰："白术之效于风胜湿胜者最宜。"且白术配黄芪，能助脾运以祛湿邪，走表以实卫，无不与风湿痹证之病机契合。

风湿兼胜，加威灵仙。本品辛咸而温，功能祛风湿，通经络，乃疗痹之常用药。《药品化义》谓之"善走而不守，宣通十二经络，主治风湿痰壅滞经络中，致成痛风走注，骨节疼痛，或肿或麻木……"说明威灵仙性善走窜，具祛风除湿通络之功。凡风湿痹证，疼痛游走不定而肢体关节有沉重感，或麻木，或肿胀者，即可选加本品。

疼痛明显，加元胡。痹证因风寒湿邪痹阻，气血不通，营卫失调，故其疼痛则为邪气壅塞所致。因而治疗痹证疼痛当以疏风散邪为主，若疼痛较重，则提示邪结甚，气血凝滞。先生喜用元胡以活血通络定痛。元胡苦辛温无毒，善行血中气滞，气中血滞，专于活血散瘀，利气止痛，能理通身诸痛，是为"活血化气之神药"（《医宗必读·卷三》），凡风湿痹疼痛明显者，可随症选用。

痹证有风寒湿三气偏盛之异，而其本则在营卫失调，故先生治风湿痹证，强调调营卫以治本，因而与通常所用祛风散寒、除湿通络之法有别，每以黄芪桂枝五物汤加减奏效，其理本《内经》师仲景而又有所创新，理法方药切当，加减之法简明，使学者易于掌握，值得师法。

三、糖尿病从肾论治

中医虽无糖尿病这一病名，但对糖尿病的认识最早。本病属于中医"消渴"病范畴，历代医家多有所论，对其病机、证候所述甚详，治疗亦积累了丰富的经验。先生对糖尿病的治疗，在前人的基础上，进行了系统研究，根据本病的病机变化，查其病根之所在，确定相应的方药。验之临床，多获良效。

（一）糖尿病的病因和病机特点

1. 发病原因

对糖尿病的发病原因，历代医家多有著述，但总以饮食失调、情志失常、房劳过度为常见之病因。如《内经》谓："此人必数食甘美而多肥……转为消渴。"《丹溪心法》亦指出："酒面无节，酷嗜炙煿……于是炎火上熏，腑脏生热燥炽盛，津液干焦，渴饮水浆而不能自禁。"说明饮食不节，嗜肥甘厚味，饮酒无度是引起糖尿病的重要原因。五志过极，化热化火，消耗阴津亦可发为糖尿病。《临证指南医案》说："心境愁郁，内火自燃，乃消证大病。"《备急千金方》在论述此证病因时认为，房事不节，消耗肾中精气，可致消渴。《外台秘要》亦说："房事过度，致令肾气虚耗故也，下焦生热，热则肾燥，肾燥则渴。"说明糖尿病的发生和阴精耗伤有关。

2. 病机认识

对糖尿病病机的认识，《内经》以胃火炽盛或内热结滞而致消谷善饥，形体消瘦为主要病机，其病重在中上二焦。张仲景在此基础上又强调肾虚在本病病机中的重要地位。宋·杨士瀛亦认为："肾水不竭，安有所渴哉？"说明肾虚在本病中的作用。《千金方》《外台秘要》则以虚热为病机所在。宋代对消渴病明确分为上、中、下三消证型，对病变的不同证型进行了脏腑定位。《太平圣惠方》说："三消者，一名消渴，二名消中，三名消肾。"《三因极一病证方论》也有消渴属心，消中属脾，消肾属肾之说。但从总的病机而言，仍以"虚热"为根本，病位分属上、中、下三焦。此后，对消渴病机的认识渐趋统一，阴虚内热的病机为多数医家所共认，证分上、中、下三消，病变脏腑主要与上焦肺、中焦脾胃、下焦肾相关。

先生认为，糖尿病病机以肾虚最为常见。肾为水脏，主津液，受五脏六腑之精而藏之，为一身阴液之根本。糖尿病出现口渴多饮，水精下泄，久则必致肾源枯涸。张仲景在论述消渴一证时，鉴于小便量多为主症，认识到肾在此证病机中的地位，所立治法亦多从肾着手。肾虚不但本脏自病而成肾消，又因肾与其他诸脏腑的密切关系而相互传变。肾与心，水火相济，肾水不足，不能上承于心，心阴不足，心火亢盛，移热于肺；肾与肺，金水相生，肾水亏则不能滋肺，肺金阴虚火旺，金被火刑，水津失布，泄注于下，致饮一溲一。肾者胃之关，津液饮入于胃，精气游溢布散全身，浊者下输膀胱，气化则出矣。肾病则气化不利，开阖失度，或水液不得输泄而为肿满，或水无底止而成消渴。肾与肝，精血同源，而水能涵木。肾水不足，肝阴亏虚，阴不制阳而致肝阳亢盛。阳盛化热化火炽于中焦，胃阴被灼，胃热由生。热则消谷善饥，食入即化，发为中消。由此可见，肾虚是糖尿病病机关键所在。先生以自己多年的临床经验，对消渴的病机作出精辟的剖析：肾为水脏，若真水不竭，则无渴饮之患。五脏之津液皆本于肾，肾阴虚则阳旺，故渴饮不止而消谷善饥；肾为胃之关，关门不利，故渴饮而小便多也。加之肾阴亏虚，无力制火，火旺则煎熬脏腑，火因水竭而益烈，水因火盛而益干，故饮多而不济渴名为消渴。此说确与糖尿病病机相符。

糖尿病肾虚又以肾阴虚为多见。历代医家所述三消之病机，不论其因如何，病变脏腑所在，皆以阴虚燥热为常。如《临证指南医案》说："三消一证，虽有上、中、下之分，其实不越阴亏阳亢，津枯热淫而已。"肾阴为一身阴液的根本，五脏六腑之阴皆根于肾。肾阴不足，上不能滋养肺金，肺热阴伤成上消；中不能润泽脾胃，胃燥火炽成中消；肾居下焦为水火之宅，水不足无以制火则火愈盛，火盛耗津则阴益亏发为下消。

阴虚内热虽为糖尿病的主要病机，但在疾病发展过程中，亦可出现阳虚的病机转化。由于阴阳互根互用，故肾阴虚日久常累及肾阳而致肾阳亦虚；或因小便泄下无度，阳气外耗。阳虚蒸化无力，水津不能上承或不得转输布散而注于下亦会出现口渴、尿多之症。此多见于病久阴虚日甚，渐及阳微，或年老体衰，阳气不足者，多属重证。

（二）糖尿病的治疗以补肾为主

1. 基本方

先生认为，本病以阴虚为本，火热为标，属本虚标实之证。阴虚又以肾阴虚为根本，肾阴虚，阳气偏盛，化热化火，则灼津消谷，故治肾当为救本之计。方以都气丸改汤剂为基本方，随症化裁应用，多获良效。

都气丸为六味地黄丸加五味子而成。六味地黄丸是钱仲阳从《金匮要略》肾气丸减附子、桂枝而成，是滋阴补肾的代表方。主治肾阴不足，虚热内生所致诸症。方中地黄大滋肾阴，填精补髓，壮水之主；辅山萸肉养肝肾而涩精；山药凉补，益脾阴而固精。三药合用，滋化源，生肾水。配茯苓助山药以益脾；阴虚不能制阳，阳亢则生热化火，以泽泻泻肾火，丹皮清肝火。诸药合用，补清并行，是壮水制火之佳剂。五味子虽五味俱备，但以酸为主，酸性收敛。先生此用五味子，其意有二：一是滋肾阴，敛肾气。糖尿病以阴虚为本，阴虚不能涵阳则阳失依附而外散，阳散不能固摄则水精愈泄。故用五味子收敛浮阳，滋阴生水。二是敛肝阴，制肝气。肝肾同源，肾阴虚，水不涵木，故肝阴不足，肝阳偏亢，病及中焦，灼伤胃阴，胃火偏旺，消谷善饥；肝火盛，下竭肾阴，水源枯绝。故加五味子，酸以收敛，使肝气不致太过。此亦合于《内经》"肝欲散……酸以泄之"之意。与六味地黄丸合，借以收少阳之火，滋补肝肾之阴，而津生渴止。

2. 配伍

加黄芪以补气升阳。糖尿病往往病程较长，治疗难取速效。病久阴虚无以生，又易出现阳虚之象，兼之小便多，气随津泄；或老年病人，多有气虚见证。阳虚气衰，蒸化无力，渴饮更甚，故常配黄芪以补气，取其益气之力甚强，补气升阳，促进生发之性，以助气化。

配花粉生津止渴。花粉甘寒，为滋阴生津止渴之要药，故方书中治消渴常用之。《本草经》曰花粉"主消渴，身热……"《本草汇言》谓其"善能治渴，从补药而治虚渴，从凉药而治火渴……乃治渴之要药也"。糖尿病人无论新久，阴虚内热，伤津灼液是常见病机，多有口渴咽燥之苦，故可用之生津止渴。

四、肝胆同治

肝胆的生理功能在五脏六腑中具有重要地位，《内经》称肝为"将军之官，谋虑出焉"，胆为"中正之官，决断出焉"，"凡十一脏取决于胆"，即表明了这一点。而肝胆病变亦多且杂，诚如《知医必辨》所云："五脏之病，肝气具有。"林佩琴谓："诸病多自肝生。"对肝胆病变的治疗，自《内经》以降，多有所论，如王旭高以"肝病最杂而治最广"，拟治肝三十法，可谓详尽。先生在继承前人的基础上，对肝胆的生理病理进行认真探索，对肝胆病变，尤重视其相互之间的联系，强调二者在生理上相互为用；病理上相互影响，肝胆证候常同见；治疗上应肝胆同治，而据其证候表现有主次之分，体现了辨证论治的高度灵活性，兹从三方面介绍如下。

（一）肝胆的生理特点及相互联系

1. 肝

肝在五行属木，秉东方风木之气而生，故谓之风木之脏。木喻其枝叶萌发，欣欣向荣，繁荣向上之生机，说明肝性"喜条达而恶抑郁"的生理特点。

（1）性喜条达

指肝在生理上具有疏通、条达、生发、舒畅之性。因而可促进气机的畅达，血液的运行，饮食物的消化，津液的输布。此外，精神活动、女子月经等皆受肝的影响。若肝不能遂其条达之性，则会抑郁不舒，或亢逆为害。

（2）体阴用阳

肝以血为体，以气为用，故有体阴而用阳之说。血属阴主静，气属阳主动，动静相制，阴阳互用亦是肝的生理特点。肝藏血以养筋，《素问·经脉别论》说："食气入胃，散精于肝，淫气于筋。""爪为筋之余"，故爪甲筋脉为肝之外候，肝之阴阳气血调和，则筋力强健，爪甲红润。而筋脉失养，拘急抽搐又往往是肝病之见证。

（3）为女子先天

古有"女子以肝为先天"的说法，因肝为"血海"，关系冲任；肝肾乙癸同源，精血互生。故女子月经赖肝之调节，月经失调又常与肝相关。

2. 胆

（1）胆附于肝，藏精汁，主决断

胆为"中精之府"，所藏精汁来源于肝，故胆汁盈亏取决于肝。"胆主决断"，说明人之勇敢、果断与胆相关，此外还与维持机体正常生理活动有关。如程杏轩引《医参》语："遇大风不畏则不为风伤。遇大寒不畏则不为寒中，饮餐非出于勉强，则必无留滞之患，气以胆胀，邪不能干。"即言胆气壮则能御邪而减少疾病的发生。

（2）胆气主升

胆气在人体气机升降中有主司升发的作用。李东垣《脾胃论》说："胆者，少阳春生之气，春气升则万化安，故胆气春生，则余脏从之。"意指胆犹如春天少阳生发之气，春气发生，万物生长；胆气升发，各脏腑的功能方能旺盛。

3. 二者生理联系

木气冲和，胆气升发，共主疏泄。肝木冲和，气机条畅，脾胃健运。肝气盛，胆汁盈，泄于小肠以促脾运。胆气升发，推动木气之疏泄。肝胆互济，肝主谋虑，非胆不断，又表明两者彼此互助的密切关系。所以肝的生理功能正常发挥，就需胆的通力协作。如肝之疏泄调畅情志，胆气疏利使人勇敢果断，精神饱满，两者的配合，有维持精神及情志活动稳定的作用，因而在防御和消除某些精神刺激因素致病方面具有重要作用。故肝胆病变时，往往伴有情志活动的异常。

（二）肝胆病变相互影响

病理上，肝病常累及胆，胆病亦常波及肝，所以说肝胆常同病。由于肝胆功能特点各不相同，故病变时有不同的证候表现，但两者可相互影响，肝胆同病。

1. 肝风内动，与胆相关

肝风内动一般以肝之阳气亢逆变动生风为病机，故《内经》谓："诸风掉眩，皆属于肝。"然胆与肝风的形成有一定的内在联系。以胆附于肝，肝为风木之脏，胆主春生少阳之气，"肝木所生之火，藏于胆腑，是谓相火"，风木疏达，相火不亢，木气冲和条达，气血流畅，筋脉柔和。若胆火过亢，是为壮火，扰于肝木，风火相煽，亢逆变动而化风，眩晕、震颤、抽搐动摇之症由生。

2. 肝气郁结，胆失疏泄

肝失条达，气机郁滞，疏泄不及，则影响胆汁分泌和排泄，肝气虚则胆汁少，肠胃水谷不化；或肝气不疏，胆汁郁遏不泄，则见胁肋胀痛，腹胀，厌油腻。若肝气亢逆，又可使胆汁上溢或外溢而见口苦、黄疸等。反之，中焦湿热郁遏，影响胆汁排泄，胆汁郁积，则肝气不舒，疏泄不畅而致肝病。

3. 肝虚胆怯，意无所定

《素问·奇病论》说："夫肝者，中之将也，取决于胆……此人者，数谋虑不决，故胆虚气上溢，而口为之苦。"指出肝胆相互为用，对思维活动的影响。肝病及胆，或胆病及肝，往往有神志的异常变化。如肝虚可见"悒悒不乐""惊悸不安，如人将捕之"之状。肝虚则胆怯，而见畏怯、恐惧、不寐、善叹息或虚烦不眠等。因此，对上述病变的治疗又须从肝胆论治。

（三）肝胆病证的治疗

肝胆常同病，肝胆病必同治。历代医家对肝胆病治法论述颇详。如

《内经》治肝有三法：辛以散之，甘以缓之，酸以收之。甘缓、辛散、酸收三法为后世治疗肝病奠定了基础。《难经》指出："损其肝者缓其中。"《金匮要略》进一步指出："夫肝之病，补用酸，助用焦苦，益用甘味之药调之。"并创四逆散、小柴胡汤、芍药甘草汤等重要方剂。《太平惠民和剂局方》在此基础上制逍遥散，合三法为一方，为后人治肝所常用。清·王旭高认为"肝病最杂而治法最广"，拟治肝三十法，分肝气、肝风、肝火三类，根据主症不同，治法各异，颇为实用。

先生认为，肝胆病证候复杂多变，故有"肝为五脏之贼""肝木如龙"之说，内科杂病中，肝病十居六七。因此，对其治法的探讨，具有重要的临床意义。前贤对肝胆病证的治疗研究颇详，治法繁杂，方药众多，但不出扶正祛邪两途。因此，先生在继承前人经验的基础上，师古不泥，结合自己的临床实践，提出对肝胆病的治疗应注重肝胆同治，此先生治肝胆病之特点。临证处方善以古方为基础，据证化裁是其特色。如逍遥散、柴胡疏肝散、温胆汤等皆为临床常用之方，但随男女老幼不同，病因之异，证之不同而灵活变通。处方用药，味少量轻，则又体现先生用药之特色。通常一方不超过 10 味，剂量亦轻，6~12g 为常，临证化裁，药量多少之变亦属其一，处方组成虽未变，然其用意已迥然不同。

1. 疏泄不及，肝郁不舒，治当疏肝

肝气郁结始在气，继必及血。肝气郁日久化热化火，耗伤阴血，病重在血。治当疏肝解郁，养血健脾，方用逍遥散。逍遥散原方组成为："甘草半两，当归、白茯苓、白芍药、白术、柴胡各 1 两，共 6 味，制成粗末，每服 2 钱，烧生姜 1 块，薄荷少许，水一大盏，同煎到 7 分，去滓热服。"从其用量而言，属"轻剂"，每次仅服 2 钱。而现一般用汤剂，用量较大。先生用药时，多保持古人原意，用量轻，合其轻清宣泄之目的，其效多佳。

同时先生注意随症加减。如肝郁失于疏泄，病及于胆，则疏肝以兼以利胆，加入胆经之郁金，取其利胆之功；且郁金又能入气分行气解郁，入血分凉血破瘀，为血中之气药，又合于肝郁始病气而继及血的病理变化，故为首选药物。肝郁气滞，不通则痛，痛甚者加川楝子行气止痛。肝郁气滞，血行不畅，女子经行腹痛，加香附入肝以疏肝理气，气行则血行，收疏肝解郁，理气止痛之效。乳房胀甚者，加王不留行，取其入肝经走血

分，善利血脉之功，配之可理气行血，消胀止痛。

2. 疏泄太过，肝气亢奋，治当柔肝

肝气亢逆，气机逆乱，气血上涌，或横逆乘脾犯胃，或挟胆火而动致胆汁上逆或外泄，情志表现为急躁易怒等。方用柴胡疏肝散，调理肝用。（方见《景岳全书》）

方中柴胡、陈皮、枳壳、香附四味皆以调气为主，但行气药辛燥升散，为防伤及肝体，复用川芎、白芍。川芎为血中之气药，主和血走散；白芍敛阴，伍甘草可酸甘化阴，且能柔肝，阴柔以制肝用，防止疏散过甚，为治肝气过用之常用方。

运用时亦当随症加减。胆汁上溢，口苦，呕吐黄绿水，加郁金，增强疏利肝胆之功。胸胁、胃脘、少腹胀痛甚者，加川楝子，取其苦寒性降，入肝胃经，泄肝行气止痛，凡疏泄太过，肝气横逆，犯胃克脾致脘腹胁痛，为常用之品。肝气上逆，见头胀痛、眩晕或颠顶痛、耳鸣等，加生牡蛎，取其性寒质重，能清热益阴潜阳，凡肝阳上亢，或化热化火，伤及阴液，皆可选用。

3.《逍遥散》与《柴胡疏肝散》的临证区别

逍遥散和柴胡疏肝散皆是据四逆散之立法化裁而来，为疏肝理气之常用方，但所主病证同中有别。先生认为柴胡疏肝散重在气分，调气为主，主肝用为病，兼顾肝体，故常用于治疗肝气疏泄太过之病证。逍遥散则顾及血分。二方皆有柴胡、白芍，一为气药，一为血药；一主辛散，一主酸收；一主行气，一主养血。

配伍得当，能调肝用，补肝体，使肝之体用俱舒。先生对柴胡、白芍的用量与配伍调剂也颇有讲究。二方虽皆用柴胡、白芍，但用量有变。逍遥散中白芍量少于柴胡，而柴胡疏肝散中白芍量大于柴胡。逍遥散主治病及血分，用白芍酸以收敛，当归甘以温补，敛阴补血，补肝体。但肝郁病起疏泄不及，以柴胡疏其肝用，酸收太过则滞碍肝用，故芍药用量少于柴胡。柴胡疏肝散重在调气，主治肝之疏泄太过，故用柴胡配枳壳、陈皮、香附调气为主，但恐其辛散之性又往往损伤肝体，伤肝之阴血，故需配白芍等补血养阴之药以柔肝。诚如张锡纯所说："肝体木硬，宜用柔肝之法。"是以白芍用量大于柴胡，酸以收之，以防疏散太过。两证两方同用

二药，但病机不尽相同，故可通过调整二药用量比例来应对之，使疏而不散，收而不滞，体用兼顾。方虽寻常，药无大变动，往往以平淡制胜。由此可见先生临证处方之奥妙。

五、妇女带下，治从湿热

带下是指妇女阴道内流出的一种黏性液体，绵绵不断，其状如带故名之。因此，带下首先是一种生理现象，故王孟英说："带下女子生而有之，津津常润，本非病也。"健康妇女，阴道内有少量无味或稍有腥味的黏液，以保持阴道的湿润，起到"自洁"作用，使外来之邪气不得轻易入侵。一般青春期，月经期前后，两次月经的中间以及妊娠初期，白带可相应的增多，均属正常。若终日带下绵绵，甚至发生颜色的改变，以及气味强烈、腥臊、臭秽或恶臭时，即带下发生了量、色、质、气味的改变，或同时伴有全身症状者，是为"带下病"。先生认为，妇女带下病属脾虚湿盛，湿从热化，湿热为病人多，因而治疗以治湿为先。

（一）带下病机主脾虚湿热内盛

生理性带下与脾之运化功能密切相关。带下之状似水而性湿，水湿皆属阴类，人身脏腑之运化水湿者脾也，故脾之健运能化水湿、输津液，则带下正常。此外，"人有带脉，横于腰间，如束带之状，病生于此，故名为带"（《妇人良方大全》）。先生认为带脉有约束之用，而病理性带下，责之带脉为病，带脉不固，带脉失于约束，水湿下流，则为带下。究其病因病机约有以下几个方面。

1. 脾失健运，湿热内蕴

素体湿盛，或饮食肥甘，损伤脾胃，运化失常，生湿蕴热；或洗浴不洁，房事所伤，湿毒内侵或感受外湿，水湿内停，蕴久化热，湿热下注，发生带下病。

2. 肝郁乘脾，湿从热化

肝主疏泄，能助脾运化。妇人尤多情志违和，若情志失和，抑郁恼怒，肝气郁结，横逆乘脾，脾运失健，水湿内停，久则肝郁化火，湿蕴化热，湿郁热蒸，流溢于前阴，则病带下。《先醒斋医学广笔记》云："妇人多忧思郁怒，损伤心脾，肝火时发，血走不归经，此所以多患赤白带也……盖肝气郁则脾受伤，脾伤则湿土之气下陷……"说明肝郁脾伤，水湿下流是发生带下病的机制之一。

约言之，带下总由水湿下走，久蕴不解，又能化热。而运水湿者脾也，主约束者带脉，脾虚则水湿内停，带脉失约则水湿下注，带病作矣。先生认为临床所见带下病以湿热之证尤多，此皆由水湿久郁，从热而化。《丹溪手镜·带三十》曰带"因湿热结于带脉，津液流溢"。《丹溪治法心要·带下赤白》更曰带下"主湿热"。皆说明带下病多主于湿热为患，带脉损伤。

带下病又以其颜色不同，而有五色带下之名，虽皆由湿热流注所致，究其实质又因所涉脏腑有别故尔。如《傅青主女科》说："夫青带乃肝经之湿热""黄带乃任脉之湿热也""黑带者，乃火热之极也"。带下病虽名目繁多，但其本则一，即脾虚湿盛。对此，先生十分推崇江笔花之观点："带证青黄赤白黑之分，亦不必分属五脏，总之不外乎脾虚有湿而已。"故先生论带下病机强调脾虚生湿，湿郁化热，湿浊下流，病涉脾、肝、带脉者多。

总之，带下病究之于邪，大约总不离乎湿，其病机则以脾气虚损，运化失常，不能布散水津，运化水湿，升降失司，清浊混杂。故带下总因脾虚湿盛所致，但亦可是肾虚不固而为，且湿邪有兼寒、兼热之异，因而，临床所见带下病证候脾虚湿盛有主次之分；而湿盛又有寒湿与湿热之别，这便是临床常见带下病证候类型。但总以脾虚湿盛为发病之关键。

（二）健脾化湿为治带下之大法

先生认为，妇女以血为本，以肝为先天，且女子多情志郁结之病，故肝郁易致脾运失健，水湿内生，则病带下之疾。因而，治带下病，治脾为主，健脾以利湿邪；疏肝为辅，疏肝以助脾运，升清以利浊降。

1.治脾当以补为主

运水湿、升津液，全赖脾之阳气，故补脾以补益脾气为主。先生认为气源于肺脾，气能化湿，气能行湿，补脾益气，气旺则水湿自化，清升浊降，水湿各行其道，无泛溢妄行之害，则带下可愈。补脾益气，提倡重用黄芪、人参，此皆健脾益气，鼓舞化源之要药，能大补脾肺之气。诚如《傅青主女科》所说："补益脾土之元，则脾气不湿，何难分消水气？"脾胃敷化有权，湿化气调，带下无不自止。

2. 疏肝以清柔条达为宜

木能疏土，而肝郁易于乘脾，土虚又易为木贼。故健脾利湿当佐以疏肝，使木气和畅，则脾虚无邪乘之患；而肝气条达，又能助脾之健运升清，有利于水湿浊气的消除。疏肝常用柴胡，柴胡辛散轻扬，为疏肝理气之妙品，且在湿浊内盛的病理条件下，绝无伤阴之弊端，有辛散以助祛湿之效。但用量宜轻不宜重，时间宜短不宜长。

3. 利湿以开湿邪之去路

湿为有形之邪，既称之湿邪，为有害人体之物，故必祛之使出。因此，于健脾益气，疏肝解郁之同时，当辅以利湿化浊之品，以开湿邪之去路，是为治标之举。常用药物如茯苓、车前子、苍白术等。苍白术健脾燥湿，标本兼顾，为治湿盛带下之要药；茯苓健脾渗湿；车前子利湿而不伤津液。若兼湿热，又须佐以苦寒清利，药如黄柏之类，苦寒入下焦，尤长于清解下焦之湿热邪气。但湿热蕴结，以湿为重，故不可过用苦寒，以防寒凝碍湿，且有损伤脾阳，更妨健运之虞。

总之，健脾益气、化湿清热为治带下病之大法，健脾益气可以断湿邪之来路，实为求本之治；化湿清热则能开邪气之去路，而为治标之法，二者相辅相成。健脾益气即所以祛湿；而化湿利湿，湿去则脾不受困，健运复苏。标本兼治，其收效也速。根据上述原则，先生治疗带下病时，常用《傅青主女科》完带汤为基本方，随证化裁，每收良效。

六、脾胃病证，辨治不同

（一）脾胃的生理病理

历代医家都非常重视脾胃的生理和病理，把两者共称为"后天之本""气血生化之源"。先生对《内经》中有关脾胃的论述有深刻的研究，并对众多医家如李东垣、张景岳、李中梓等人关于脾胃的理论详细研究，结合自己的临床实践，提出了对脾胃生理功能、病理变化及辨证治疗的独特见解，对后学多有启发。

1. 脾胃同属土，但功能各异

脾胃同居中焦，一脏一腑相为表里，五行皆属土。但两者阴阳属性、生理功能、气机升降各异。脾为阴土，其气宜升，运化水谷，输布精微；胃为阳土，其气主降，受纳水谷，腐熟传化。脾胃虽功能各异，但两者相互配合协调，共同完成饮食水谷的代谢。

2. 脾胃病变各不相同

脾胃功能各异，故病变时具有不同的病理特点。脾为阴土，喜燥恶湿，阳气为用，故脾病则水湿壅盛而阳气易困阻而伤，气机升降失常，清气不升，精微不能上输布散，甚则下陷，而见"清气在下，则生飧泄"之病证；胃为阳土，喜润而恶燥，故胃病则多燥热亢盛之象。胃气主降，以通为用，以降为顺。胃气失于通降，饮食水谷停留积滞，腑气不通，传导不畅，可形成"浊气在上，则生䐜胀"的病证。

（二）脾胃病证，辨治不同

由于脾胃病变有不同的特点，故治各有殊。治疗要点在于针对脾胃阴阳属性不同，燥湿之喜恶，气机之升降分而治之，不可混淆。

1. 治脾当升，治胃宜降

"脾宜升则健"，针对脾病清气不升，甚则下陷的病理特点，治疗当以升为主。由于脾气虚，运化无力，精微不能上输布散，常见纳呆、腹胀、面色苍白、头晕、乏力等；甚则气虚升举无力而陷下，症见腹部坠胀，泄泻脱肛或有脏器下垂。治以益气升提，方用四君子汤、补中益气汤等。胃气以通降为顺，针对胃病气机不降及燥热邪实的病理特点，治以通降为主。如饮食积滞或阳明实热结聚可采取消食导滞或苦寒通降，常用方有枳实导滞丸、承气汤之类。浊气不降，反逆于上，可降逆止呕，用旋覆代赭汤等，都是以恢复胃气通降为目的。

由于脾胃病变常相互影响，互为因果，故治疗上除脾胃分治之外，若脾胃俱病，又当根据其主次，升脾降胃并用。如脾虚不运，易生湿浊，湿浊阻滞，妨碍胃气通降而受纳传导失常，故治疗当健脾利水，助其升为主；降气行滞，以利胃降为辅，方如仲景枳术汤。胃失和降，食积不化，浊气不泄，亦会影响脾之运化，故降胃气亦当佐以升脾，方如枳实消痞丸。有时胃失通降，饮食积滞或阳明实热结聚，虽无明显脾病之征，但因消导、苦寒通降之剂易伤脾气，故用之不可太过，或配以助脾运之白术，则可防伤脾之弊端。

2. 脾胃病用药特点

根据脾胃生理和病理特点的不同，用药也有区别。

（1）补之以甘

甘味属土，入脾胃，能补脾养胃。甘味药有温热寒凉之性，甘温能补气助气，甘寒养阴清热。脾病易为湿困，阳虚气陷，治当甘温以温脾阳，益脾气。胃病易化热生燥，其气易逆，治胃宜甘寒之品，清热润燥，以助通降。

（2）辛升苦降

辛主升，辛甘发散为阳，主升主散，故入脾。苦主降，辛与苦相得，通降为阴，入于胃。辛甘之药性多温燥，有补脾益气、升阳举陷之功，辛甘之味有辛温、甘温之不同。甘温气味皆属阳，甘能补脾，温则益气，具补脾益气之功效，药如人参、黄芪、白术、山药、甘草等；方如四君子汤、参苓白术散、保元汤等。辛温气厚者，有温阳散寒之功，如附子、干姜、肉桂之类。味辛气薄者，有升阳举陷之功，如升麻、柴胡、葛根等。辛苦之品，能通降胃气，胃病燥热用辛苦性寒，如石膏、大黄、枳实等，辛苦性温能燥湿化浊、降气，如苍术、陈皮、半夏、厚朴等。若脾胃俱病则根据先后主次相兼而治，处方用药不多，俱可获得良效。

病案举隅

一、脱发

案 张某，女，42岁。自述头发全脱已5年余，开始梳头则脱，初不介意，至脱发稀疏露头皮始四处求医，治疗无效，渐至全脱。来诊时天气炎热仍戴帽子，帽檐四周装以假发。细询之，素日懒动，动则气短，易汗出，舌脉如常。观前医所处之方，皆以养血补肾为治，汤丸并用，但均无效。先生予自拟黄芪益气汤：生黄芪20g，党参15g，当归9g，炒白芍9g，炒白术9g，桂枝6g，桔梗6g，茯苓9g，炙甘草3g。水煎分2次服。服20剂，头部已见细微黄发生出，知药已中的，效不更方，继服10余剂，开始生黑发且粗壮，嘱病人将原方加倍量配丸剂服之，以图后效。3个月后黑发全生，一如常人。

按：脱发为临床常见病证，多发于中青年，有稀脱和斑脱之分，虽对健康影响不大，但对病人思想上造成一定压力。中医学认为，发为血之余，肝为血海，肝血不足，发易斑白脱落；发又为肾之外荣，《素问·五脏生成》说："肾之合骨也，其荣发也。"发又与肾中精气盛衰有关。肝肾同源，精血互生，故脱发与肝肾关系密切，尤以肾中精气不足为主要病机。但在临床上，一些脱发病人以养血补肾治疗却未能奏效，是未能考虑到气与精血的关系。

《灵枢·经脉》说："皮肤坚而毛发长。"皮肤为肺之合，肺主气外合皮毛。《素问·五脏生成》说："诸气者，皆属于肺。"肺与皮毛的联系又是通过卫气实现。《灵枢·本脏》说："卫气者，所以温分肉，充皮肤，肥腠理，司开阖者也。"诸经之气，归宗于肺，靠肺之宣降作用布散周身，完成与皮毛的联系。病机上不论何种致病因素导致肺气虚衰，则宣发无力，卫气不达，毛发随之而憔悴、枯槁、脱落，故脱发亦应从肺论治。李东垣谓："脉弦气弱，皮毛枯槁，发脱落……"脉弦为肝病，肝藏血，血少始于气弱，肺为诸气之主，由此可知肺气虚衰亦是导致脱发的主要病机。《难经·十四难》说："损其肺者，益其气。"故当补肺气，肺气足则卫气充，而皮肤坚，毛发长。观本例病人兼有周身乏力，易自汗，动则气短之象，皆气不足之征，故服补益肺气为主之黄芪益气汤有良效。方中四君子汤加黄芪补气助卫，白芍、桂枝和营助卫，当归和血养血以载气，桔梗入肺为使。共奏补肺助卫实表之功，气充则精血自能生化，表坚而发自生矣。

二、黑苔

案 左某，女，50岁，1999年3月就诊于山东中医药大学门诊部。初诊舌苔黑厚腻半年。病人素有胃疾，近半年舌苔黑厚腻，胃脘痞闷、嘈杂，泛酸，嗳气，时有恶心，脊背撑胀不舒，饭后加重，目涩，口干、口苦，喜冷饮，下肢轻度浮肿，多梦少寐，平素食凉即大便溏薄，上述诸症于情绪激动或不畅时加重。纳食尚好，舌红，脉弦弱。诊为肝气犯胃，方拟：生白芍9g，柴胡6g，川芎6g，炒枳壳6g，人参10g，炒白术9g，香附9g，川连6g，淡吴萸4g，姜半夏6g，砂仁9g，甘草3g。水煎服，3剂。

二诊：药后胃脘痞闷、嘈杂、背胀、肢肿消失，舌苔变为灰黄色，仍有泛酸，嗳气，口干，目涩。又出现大便不成形，日2~3次。纳、眠可，舌淡红，脉弦弱。上方去枳壳6g、姜半夏6g，加当归9g、云苓9g，水煎服，3剂。

三诊：舌苔转为黄白相兼，微腻。泛酸明显减轻，偶有嗳气，大便已成形。时有胃脘隐痛，舌淡红，脉弦弱。上方加佛手9g，继服3剂。

四诊：诸症皆消，唯偶有嗳气，舌淡红，苔薄白微腻，脉弦弱。上方去川连6g、吴萸4g，加煅瓦楞12g，继服3剂善后。随访1年，舌苔黑厚腻未再复发。

按：黑苔的临床意义有二：一为热盛，见于温热病中，多由黄苔发展而来，黑而干燥；二为湿盛，见于内伤杂病，苔黑润或腻。本案黑苔证属后者，由脾胃功能失调，湿浊内生，上泛而成。

先生认为，脾胃与肝关系密切，脾胃属土，肝属木，《内经》曰："土得木而达。"肝木与中土，生中有克，克中有生。肝主疏泄，调畅气血，可促进脾胃升降，使运化功能正常；若肝失疏泄，必然影响脾胃升降，导致运化失常，倘若脾胃虚弱，更易招致肝木的乘袭。临床所见之脾胃病变，多为肝木与脾胃关系失调而致，根据肝与脾胃的特点及相互影响，可出现如下病机变化：肝疏泄太过为肝逆，疏泄不及为肝郁；脾为阴土主升，胃为阳土主降，脾胃失常，证见上行之势者属胃病，下行之势者属脾病；若肝逆，木亢乘土，则出现肝气犯胃或肝气乘脾；若肝逆与脾胃同病，则为肝胃不和或肝脾不和；肝郁，则木不疏土，并见脾胃虚弱，则为肝郁胃弱或肝郁脾虚，并见脾胃气滞则为肝郁胃滞或肝郁脾滞。总之，其病机关键有二：一为肝郁或肝逆，二为脾胃虚弱或气滞。因此，治疗上以疏肝理气与健脾和胃并投为主，依具体病机有所侧重。一般而言，肝逆者用柴胡疏肝散加减，肝郁者予逍遥散化裁。

本案虽以黑苔为主诉，但其病本在于脾胃运化失常。初诊所见，证属肝气犯胃，拟柴胡疏肝散化裁，方中柴胡疏肝开郁，白芍养血柔肝，两者配伍，以柴胡辛散顺肝之用，白芍酸敛养肝之体，刚柔相济，既达疏肝之效，又防柴胡劫伤肝阴；同时，以人参、炒白术扶助脾胃，巩固中土，防止肝木进一步乘袭；川芎辛温，为血中气药，通上达下，活血行气且入肝；香附辛平，为气中血药，疏理肝气以调肝血；枳壳辛苦下气，一能降浊化滞，二能与白术相伍健脾消痞；吴萸、川连相配，取左金之义，辛开苦降，以热佐寒，清泻肝火，降逆止酸；半夏降逆燥湿，砂仁醒脾化浊，除湿浊而益脾胃；甘草和中益气，调和诸药，全方以疏肝和胃治其本，燥湿化浊治其标。服药3剂，病情大减，黑苔已变灰黄，表明肝胃气逆势缓，湿浊渐退，因仍有口干、目涩，恐半夏温燥伤阴，故去之，又缘病人大便不成形，日 2~3 次，有脾虚气陷之虞，故去枳壳下气，加当归、云苓，改方为逍遥之义，治疗重点转向疏肝健脾，以升清促降浊。继服 3 剂，舌苔灰黑已去，大便成形，因胃隐痛，加佛手行气和胃以止痛。3 剂后，舌淡红，苔薄白微腻，泛酸症消，故去川连、吴萸，改用煅瓦楞燥湿消积，制酸止痛，以祛除余邪，巩固疗效。

综观全程，先生以治病求本为原则，抓住了黑苔的根本病机——脾胃功能失调，借脏腑关系入手，从肝论治，并巧妙地利用脾胃升降相因的辩证关系，最终达到脾健胃和、湿除浊化的目的，体现了中医学整体调节的治病思想，值得后学研究及学习。

三、痛经

案 李某，女，26 岁，于 1999 年 4 月 30 日就诊。病人痛经 7 年，13 岁初潮，7 年前出现痛经，现月经周期正常，量中，色暗红，有血块，每于行经第 1、2 天，少腹疼痛难忍，痛甚则手足汗出、恶心，血块排出后疼痛可暂时缓解，怕冷喜暖，经前乳房胀痛，头晕乏力，纳眠可，二便调。舌淡红，苔薄白，脉弦弱。诊为肝郁气滞，拟方：柴胡 6g、炒白芍 9g，当归 9g，人参 10g，炒白术 9g，云苓 9g，香附 9g，郁金 6g，炒元胡 6g，茺蔚子 6g，砂仁 9g，甘草 3g。水煎服。嘱病人每于经前 3 天开始服药，连服 3 剂，经至停药，随后 2 个月服法如前。病人 3 个月共服 9 剂，痛经消失，未再复发。

按：痛经主要责之于气血运行不畅，不通则痛。女子以肝为先天，肝为血海，主疏泄，调畅气血，故痛经与肝郁气滞关系最为密切。从气血关系而言，气行则血行，气旺则血充，气血调和充沛，方能运行正常；从脏腑关系言，肝属木，脾属土，木能疏土，土能养木；从肝藏本身而言，体阴而用阳，疏泄、藏血互助，功能才能维持。清·罗美《古今名医方论》说："肝木之所以郁者，其说有二：一为土虚不能升木也，一为血少不能养肝也。盖肝为木气，全赖土以滋培，水以灌溉。若中气虚，则九地（脾气）不升，而木因之郁；阴血少，则木无水润，而肝遂以枯。"因此，治疗痛经必须兼顾气与血、肝与脾以及肝的疏泄与藏血的关系，以疏肝理气为主，健脾养血为辅，如此气顺血和，痛经自愈。

基于上述认识，先生治疗痛经，常以逍遥散为主方化裁，如本案所示：方中柴胡疏肝解郁，配白芍养血敛阴，两者一散一收，一刚一柔，抑短扬长，顺肝性而养肝体；当归伍白芍，动静相宜，荣血养肝；人参、白术、云苓健脾益气，以资化源；香附、郁金、元胡均为血中之气药，皆入肝经，香附善于理气，郁金长于活血，元胡止痛效佳，三药共奏行气活血之功；芜蔚子为妇科要药，能活血调经，且辛温升散，于下焦血瘀证中使用可起提壶揭盖之效；砂仁、甘草醒脾和中，调和诸药。本方疏肝健脾，补中有行，行中寓通，是先生治疗痛经的代表方剂，一般病人（无器质性病变）6~9剂即愈，其用药看似平淡无奇，但平淡之中确有良效。

四、胸痹

案 李某，男，67岁，于1999年4月12日初诊于山东中医药大学门诊部。阵发性胸痛、胸闷6年，西医诊断为"冠心病"。近1年来发作频繁，劳累后尤甚，发作时病人胸痛，牵及左肩臂伴胸闷，憋气，汗出，全身无力，持续数分到十几分钟不等。纳食可，睡眠一般，小便淋漓不畅，大便可。舌暗红，苔薄白，脉弦细弱。诊断：心气不足，血络阻滞。处方：当归9g，丹参9g，人参10g，五味子6g，生地9g，远志6g，瓜蒌皮12g，桔梗6g，炒元胡6g，砂仁9g，甘草3g。3剂，水煎服。

二诊：药后胸痛、胸闷发作次数减少，程度明显减轻。舌仍暗红，苔薄白，脉弦细弱。原方加郁金9g，继服。服药12剂后，胸痛、胸闷等基本消失，唯剧烈活动后有轻度胸闷、憋气。半年后病人因前列腺炎就诊时诉，此间自行间断服药，胸痛、胸闷未再复发。

按：本案证属心气不足，血络阻滞。《难经·十四难》曰："损其心者，调其荣卫。"《难经·三十三难》明确指出："血为荣，气为卫，相随上下，谓之荣卫。"调荣卫，即调血气。《难经正义》云："心主血脉，心损者，宜调其荣卫，使血脉有所资也。"心为阳中之阳藏，喜温通，"调血"即养血活血，以通心脉；"调气"即补气行气，以资血行。据此，先生以当归、丹参为治心要药，当归甘辛性温，补血行血，丹参味苦微温，活血祛瘀，两药皆入心经，补中寓通，养心脉而通血行；人参甘温，补元气而助血行，养后天以资荣卫。五味子酸温入心，收敛气阴，以益心气；

生地甘寒，滋阴养血，远志味苦入心，性温行血，且能振奋心阳。两药共用，寒温调和，阴阳兼顾；瓜蒌皮宽胸下气，桔梗升浮上行，一能载药上行，二能配瓜蒌皮升降相因，调节气机以顺上焦之气；元胡辛散温通，活血行气，佐当归、丹参等疏通心脉；砂仁、甘草醒脾和中，砥砺气血生化之源，调和诸药。二诊，察病人舌质仍红，恐生热伤阴，遂加郁金辛寒入血，活血行气，解郁清热。全方补通相得益彰，阴阳兼顾得当，气血阴阳协调，共奏调血气，和阴阳，通心脉之功效。

五、小儿腹泻

案 支某，女，10个月，于1999年11月16日就诊。不明原因腹泻6天，初起2天，伴有发热，经西药抗生素治疗，热退，但腹泻未见减轻。就诊时，患儿大便色黄呈水样，夹有不消化的食物，日行七八次，舌淡苔薄白，双手指纹淡紫至气关，脉数弱。诊为脾胃虚弱。拟方：人参6g，炒白术4g，云苓4g，陈皮4g，姜半夏4g，炒山药5g，炒鸡内金4g，砂仁5g，甘草3g。水煎，每次服2匙，每天3次，2剂愈。

按：小儿脾胃虚弱，调养不慎，易发腹泻。临床常见腹泻患儿，虽经抗生素治疗，仍有病情不减者。究其原因，盖与脾胃受损，正气不复，药力难使有关，此时必须健脾养胃，恢复正气，单以攻伐不能奏效。本案患儿病由脾胃虚弱，痰湿下注，先生以六君子汤加味，效果颇佳。方中人参、白术、云苓、甘草甘温益气，健脾和胃；合陈皮、半夏二陈燥湿化痰，疏涤脾土之湿气；山药甘平，健脾止泻；鸡内金既消食积，又健脾胃；砂仁醒脾化浊，升降斡旋，促使药力四达。全方补中寓通，相得益彰，此盖取效速捷之由。

六、小儿纳呆腹痛

案 张某，男，5岁，于2000年3月14日就诊。纳呆，伴经常腹痛1年，患儿平素偏爱零食及冷饮，1年前出现纳呆食少，时有脘腹疼痛，每天发作数次，无规律，可自行缓解，面色无华，消瘦，大便量多，常有不消化的食物，小便黄，舌尖红，苔白厚，脉数弱。诊为脾胃虚弱。拟方：人参6g，炒白术5g，云苓4g，陈皮4g，炒白芍5g，香附5g，炒麦芽5g，焦楂 5g，砂仁 5g，甘草 3g。水煎服，2 剂。

二诊：腹痛消失，纳食增加，大便仍有未消化食物，舌淡红，苔薄黄，脉数弱，上方加炒鸡内金 5g，继服 2 剂，诸症消。

按：本案证属脾胃虚弱，兼夹积滞。先生认为，此类病例当以健脾和胃为主，同时要考虑肝木与脾胃的关系，因中土虚弱极易招致肝木的乘袭，进而加重脾胃虚衰和气机郁滞。消食化滞药物需借助脾胃的运化，才能发挥作用，必须在补中的基础上加以使用。本案方用异功散加味，人参、白术、云苓、甘草四君益气补中，陈皮理气和中；白芍一味独具匠心，用之既可柔筋缓中止腹痛，又能养血敛肝抑肝木；香附疏理肝胃气机，促使两者调和；麦芽、焦楂消食化滞，与陈皮、香附同伍以去积滞；砂仁醒脾和中，运行诸药。二诊加鸡内金意在加强消食积、健脾胃之功。全方寥寥几味，但脏腑兼顾，攻补兼施，虽简练却不失全面。

七、冬季细菌性痢疾

案　患儿，男，4 岁，1997 年 1 月 10 日因腹痛、便脓血 2 天求治于先生。病史：患儿 2 天前因饮食不洁而致发热，腹痛，腹泻，大便脓血。医院检查，WBC 12×10^9/L，N 0.78，L 0.22；大便呈血样，镜检有大量红细胞、脓细胞；大便培养：痢疾杆菌（+）。诊为急性细菌性痢疾，给予静脉滴注庆大霉素、先锋霉素等抗生素及对症处理，发热稍退，仍痢下不止，前来求治。初诊：患儿腹痛频作，大便脓血，日泻 50 余次，伴里急后重，身热，肛周灼热，小便短赤，面色红赤，舌红，苔黄腻，脉数。脉证合参，证属大肠湿热，气血凝滞。治以清热化湿，行气导滞。予以仲景白头翁汤化裁：白头翁 6g，黄连 4g，木香 5g，生白芍 4g，白术 4g，甘草 3g。水煎服，日 1 剂。

二诊：其父代述，患儿服药 2 剂后，发热退，腹痛里急大减，腹泻次数明显减少，日泻 10 余次，泻下量增多，脓血明显减少，能进少量流质饮食。继服上方，日 1 剂。

三诊：患儿再服 2 剂后，腹痛止，腹泻缓，已能进饮食。大便日 2~3 次，泻下物为黄色稀便，脓血消失。实验室检查：血常规恢复正常，大便培养痢疾杆菌（-）。诊见患儿面黄神倦，气短懒言，纳少乏力，舌淡红，苔薄黄，脉数弱。证为脾胃虚弱，气血不足。治以健脾益气，佐以行气燥湿。药用：大力参6g，炒白术5g，茯苓6g，炒白芍5g，当归4g，炒黄连4g，广木香4g，砂仁5g，甘草3g。水煎服，日1剂。

四诊：上方服2剂后，腹痛、腹泻止，大便正常，无脓血，日1次，饮食转佳，身觉有力。继用2剂，诸症消失，病告痊愈。

按：痢疾，《内经》谓之"肠澼"，《伤寒论》称为"热利下重""热利便脓血"，《诸病源候论》中有"赤白痢""脓血痢"的记载，《丹溪心法》则有"时疫作痢"之说。其病因病机多由"饮食不节、起居不时……闭塞滞下，为飧泄肠澼"（《类证治裁》）。"症由胃腑湿蒸热蕴，致气血凝结，夹糟粕积滞，并入大肠腑，倾刮脂液，化脓血下注"而成（《类证治裁》）。其发病以夏秋季节多见，冬季细菌性痢疾临床罕见。

本病因患儿误食不洁之物，加之素体蕴热，遂致湿热之邪蕴结大肠，热壅湿阻，肠道气滞，故见发热、腹痛、里急后重；热盛肉腐，肉腐为脓，故到下痢脓血。虽时值冬季，因证属大肠湿热，遵"有是证，用是药"之旨，处方仍用仲景"热利下重者，白头翁汤主之"。以白头翁、黄连清热燥湿，凉血治痢。因小儿为稚阴稚阳之体，故去黄柏、秦皮之苦寒，防其克伐脾阳太过。加白术健脾化湿，木香行气导滞，生白芍敛阴治痢，甘草缓和药性。木香与黄连相伍，清热燥湿、行气导滞；芍药与甘草相合，则能酸甘化阴，缓急止痛。诸药合用，清热凉血、行气治痢，即如刘完素所说"调气则后重自除，行血则便脓自愈"，故4剂而获良效。因患儿湿热困阻，加之泻痢频数，耗伤正气，致脾胃虚弱，气血不足，故随后以香砂六君子汤健脾益气，和胃化滞；芍药、当归养血敛阴；脾虚易生湿，湿积易化热，故少佐黄连清热燥湿，以使湿去热清。诸药相伍，益气养血，健脾和胃，清热燥湿，使邪去正复，诸症自除。

八、头胀痛

案1 岳某，女，50岁，1998年2月26日初诊。病人头胀痛反复发作20余年，每年冬天发作频繁，以头颠顶部及双侧太阳穴为甚，伴双目涩，耳胀，时耳鸣，胃脘胀闷，头胀痛，甚则伴恶心，大便偏稀，舌红，苔白厚腻，脉弦弱。证属肝气逆。治以疏肝理气为主，兼以散风燥湿化痰。处方：生白芍9g，柴胡6g，川芎9g，炒枳壳6g，藁本6g，菊花6g，蔓荆子9g，姜半夏6g，陈皮6g，砂仁9g，甘草3g。水煎服3剂。

3月2日复诊：头痛大减，诸症亦明显减轻，上方加人参10g，水煎服3剂。诸症基本已愈，续服6剂，诸症痊愈，随访至今未发。

案2 孙某，男，56岁，1999年3月19日初诊。头胀痛反复发作10余年，时伴头晕，闭目则舒，甚则伴恶心欲呕，纳呆食少，体倦乏力，时烧心，泛酸，睡眠易醒，舌红，苔白厚腻，脉弦细。此为肝逆头痛，治以疏肝理气为主。处方：生白芍9g，柴胡6g，川芎9g，枳壳6g，人参10g，炒白术9g，香附9g，生龙骨12g，生牡蛎12g，姜半夏6g，天麻9g，砂仁9g，甘草3g。水煎服3剂。

3月23日复诊：头胀痛大减，诸症亦有所缓解，上方去姜半夏，加郁金6g，生龟甲12g，水煎服。6剂诸症痊愈。

按：头痛是临床常见病多发病之一，目前临床多从外感、内伤两方面辨证论治。先生从临床实际出发，提出头痛以胀痛为主是病在气分的中医学发病观点。肝主疏泄，调畅一身气机，气分病变从肝论治是先生临床经验的总结。肝失疏泄包括疏泄太过和不及两方面，疏泄不及致肝郁当以逍遥散加减，以疏肝解郁为治；疏泄太过又有上逆与横逆之别，头胀痛是因肝气上逆而致。对肝气上逆之证治，先生结合临床实践体会颇深，强调指出：肝之生理特性是喜条达而恶抑郁，且"肝者将军之官"，体现其刚脏之性，因此肝病用药特别是肝气逆用药不能一味降肝，若一味降肝遏其条达之性，反会激其反动之力，并以"大禹治水在疏而非堵"为喻，以说明肝气逆应以疏肝理气为主的治疗思想；同时还应考虑到肝之"体阴用阳"特性，过度疏散又易于劫伤肝阴更不利于肝复其常。

因此，结合临床实际及肝之生理特性，先生以柴胡疏肝散为主方加减治疗肝气逆所致头胀痛，方用白芍敛肝、收肝、软肝，柴胡疏肝，两药相伍，既敛肝逆之气，不违其刚脏之性，同时，白芍之酸敛、收、软防柴胡之疏散劫肝阴之弊，而柴胡之疏散又防白芍收敛碍肝用之偏；川芎辛温升散，能上行头目，祛风止痛，有"头痛不离川芎"之说，因其"味辛性阳，气善走窜而无阴凝黏滞之态，虽入血分，又能去一切风，调节一切气"（《本草汇言》）；因脾胃是人体气机升降之枢，取枳壳、陈皮均为降胃气下行，泻脾土之壅滞，胃气下行则有助于理肝气之横逆，此亦是土中泻木思想在头胀痛治疗中的具体体现；香附疏肝理气；针对肝气逆之兼症不同，酌情配伍祛风热、散风寒、清肝热、降肝火、平肝潜阳及滋阴等药物，收到明显的临床治疗效果，有效率高达 97.9% 以上。

九、顽固性皮肤瘙痒症

案 庄某，男，61 岁，1999 年 3 月 12 日初诊。病人皮肤瘙痒 1 年余，1 年前病人无明显原因出现周身皮肤瘙痒，经住院治疗无效。现病人周身作痒，呈对称性，时起时消瘙痒难忍，自觉皮肤发胀，局部皮肤干燥，有皮屑，色淡红，搔后局部皮肤色红，高起皮肤，局部皮肤灼热感明显，余无不适，舌淡紫，苔薄白，脉沉数弱。证属血燥生风。治以养血润燥祛风为治。处方：当归 9g，炒白芍 9g，云苓 9g，川芎 9g，薄荷 6g，炒薏仁 9g，桔梗 6g，地肤子 9g，荆芥 6g，淡竹叶 3g，甘草 3g。水煎服 3 剂。

3 月 15 日复诊：周身瘙痒明显减轻，仍皮肤干燥，有皮屑，左臂肿胀，查皮下漫肿，上方去淡竹叶、桔梗，加台参 15g，炒白术 9g，苦参 6g，连翘 9g。水煎服 3 剂。

3 月 19 日三诊：周身瘙痒继续减轻，左臂漫肿渐消，皮肤渐觉柔顺，惟自觉皮肤紧缩感。上方去台参、炒白术、连翘，加桔梗 6g，苍术 9g，柴胡 6g。水煎服 6 剂，诸症大减，守 3 月 19 日方续服 15 剂，诸症痊愈。

按：先生示治疗本病用药着重体现以下几点：第一，本病病位虽在皮肤，但已影响血分生风，风气通于肝，肝主藏血，故以当归、炒白芍、柴胡、川芎养血调肝治其本，"治风先治血，血行风自灭"；第二，"无风不作痒"，止痒必先祛风，虽风为阳邪，但其性温，且"血喜温恶寒"，故用药不宜过于苦寒，而以薄荷、地肤子、荆芥祛风止痒，以治其标；第三，本病病程较长，且燥温同源，治疗中润燥应不忘祛湿，伍以苍术、苦参以祛湿；第四，祛湿药多性燥伤阴，不利于养血，湿气通于脾，健脾药均有祛湿作用，故配以云苓、炒薏仁、炒白术、党参健脾祛湿为治。

十、乳泣

案 某女，53 岁，因左乳头出清水 1 年，时流血水月余，于 1998 年 5 月 8 日初诊。1 年来左侧乳头肿胀疼痛，晨起出清水，伴胸闷热身胀，咽干口糜，胃脘胀痛。B超示：左侧乳腺小叶增生，左乳腺导管局限性扩张。诊其左侧乳房皮色不变，触之外上方有一小结，活动度良好，轻度压痛，舌尖边有瘀点，苔薄白，脉弦细弱。先生脉诊合参，诊为肝郁脾虚湿阻。治以疏肝解郁，健脾利湿。药用当归9g，炒白芍9g，川芎9g，炒枳壳6g，茯苓9g，郁金9g，党参15g，炒白术9g，砂仁9g，姜半夏6g，甘草3g。水煎分两次服，日1剂。

二诊：服药6剂后，左乳胀痛、出水较前明显减轻，惟胸闷背凉，身倦肢软，舌红苔薄白，脉弦细。上方去党参、川芎、枳壳、香附，加人参10g，黄芪25g，柴胡6g，薏苡仁9g，陈皮9g，水煎服。

三诊：续服6剂后，左乳出水基本缓解，胸闷头晕减，身觉有力，惟挤压时左乳可出少量液体，乳头周围皮肤增厚。上方去山药、陈皮，加桔梗6g，夏枯草9g，浙贝6g，水煎服。

四诊：上方再服6剂后，左乳出水停止，乳房肿块消失，余症好转，继服上方以巩固之。随访半年，未见复发。

按：妇女围绝经期后乳头出水，甚至出血，临床较为罕见。本案西医诊为乳腺小叶增生，中医称为乳泣、乳癖，肝郁脾虚是其病机。乳房为足阳明胃经所过之处，乳头则属肝，即如《灵枢·经脉》所言："胃足阳明之脉……其直者，从缺盆下乳内廉""肝足厥阴之脉……属肝，络胆，上贯膈，布胁肋。"清代林佩琴在《类证治裁》中云："乳证多主肝、胃、心、脾，以乳头属肝经，乳房属胃经而心脾郁结，多见乳核、乳岩诸症状。"病人心有不舒，肝气郁结，木不疏土，脾失健运，水湿内阻。水湿循胃经上至于乳，故致出水不已；气机郁滞，闭阻于内，故见胸闷乳胀，脘腹胀痛；肝郁气滞，津停为痰，痰阻于乳，则致乳肿压痛；脾虚失摄，血随外溢，故见乳衄。先生紧扣肝郁脾虚之病机，以当归、白芍、柴胡、香附、郁金、枳壳（即柴胡疏肝散）疏肝行气解郁；以党参、白术、甘草、砂仁、半夏（即六君子汤加减）健脾化痰，理气和胃；辅以山药、薏苡仁健脾化湿，桔梗开肺化痰，夏枯草、浙贝化痰散结。诸药合用，共奏疏肝健脾，化痰散结之效。

十一、纵隔囊肿

案　马某，女，60岁，因胸闷憋气半年于1999年7月10日在某医院 CT 确诊为纵隔囊肿，建议手术治疗，病人不愿手术，于 1999 年 8 月 17 日求治于先生。时病人胸闷憋气，伴肩背不适，睡眠易醒，体倦乏力，有痰色白，舌红绛少苔，脉弦弱。此为肝郁痰结。治以通阳散结，行气祛痰。以栝楼薤白半夏汤加减治疗。处方：瓜蒌皮 12g，薤白 9g，姜半夏 9g，桔梗 6g，炒枳壳 6g，人参 10g，云苓 12g，当归 9g，砂仁 9g，郁金 9g，炒薏仁 6g，甘草 3g。水煎服。服药 6 剂，诸症大减。续服 20 剂。

1999 年 10 月 22 日复诊：病人胸闷憋气已愈，体力明显好转，痰量减少，色白，仍睡眠易醒，舌红绛，脉弦弱。1999 年 10 月 18 日，在当地某医院 B 超结果：囊肿明显缩小。上方去炒枳壳、云苓，加炒白术 9g，煅牡蛎 12g，赤苓 9g。续服 18 剂，诸症痊愈。再拟处方：当归 30g，炒白芍 40g，柴胡 20g，香附 30g，郁金 30g，人参 40g，炒白术 40g，黄芪 90g，瓜蒌皮 50g，姜半夏 30g，砂仁 30g，云苓 30g，川芎 30g，甘草 20g。上药共研细末，炼蜜为丸，每丸 9g，每服 1 丸，早晚各 1 次，开水冲服，以善其后。

按：纵隔囊肿属中医胸痹范畴，系胸阳不振，痰阻气滞所致。方以瓜蒌皮理气宽胸，涤痰散结为君药；薤白温通滑利，通阳散结，两药相伍，一祛痰结，一通阳气，相辅相成，为治胸痹之要药。加半夏以加强化痰散结之力；云苓、炒薏仁以健脾化湿祛痰；桔梗、枳壳相伍，宣降相因，以复肺气之宣降，气行痰行，以助君药化痰散结；当归、郁金活血行气以散肝；人参补气行津，以化湿祛痰浊。共奏通阳散结，祛痰宽胸之效。由此病案提示，中医治病，从调整人体气化入手，不管功能性疾病或器质性病变，辨证得当，即可取效；西医学各种检查手段和方法可以给中医辨证提供参考，但不能取代辨证，处方用药当以辨证为前提，只有遵循中医理、法、方、药之规，才能发挥中医药的优势。

十二、触按腰腹嗳气

案 某女，55 岁，嗳气时作、大便费力月余，于 1997 年 3 月 28 日就诊。病人有便秘病史，近来大便数日一行，便出量少，时干时稀，便后有未尽感，伴脘腹胀满，触按腰腹则嗳气连声，声高气响，痛苦异常。胃肠钡餐透视显示：慢性胃炎，肠功能紊乱。诊其面容痛苦，舌红苔薄黄，脉沉弱，辨证为脾虚气滞，治以健脾益气，理气除胀。药用黄芪25g，党参15g，炒白术9g，陈皮9g，香附9g，炒白芍9g，柴胡6g，肉苁蓉9g，砂仁9g，木香6g，甘草3g，水煎分服，日1剂。服药6剂，腹胀嗳气减少。上方稍作加减，继服9剂，腹胀嗳气消失，大便正常，病告痊愈。随访1年未见复发。

按：此为气虚不足，脾虚不运，气血亏虚，脾虚不运，传导受阻，故见大便秘结，腹脘胀满；"脾宜升则健，胃宜降则和"（《临证指南医案》），脾虚不升，胃失和降，胃气上逆，故嗳气频作，触按益甚。治之以黄芪、党参、白术补益脾气；土虚则木乘，故以柴胡、白芍、香附疏肝理气，木香、砂仁、陈皮理气和胃除胀，肉苁蓉为滋阴助阳之品，用之滋阴润肠，助阳通便。诸药合用共奏益气和胃，理气除胀之功效。

十三、口疮

案1 某女，62岁。口腔溃疡反复发作5~6年，经多方治疗无效求治于先生。处方：煅炉甘石2g，煅人中白1g，青黛2g，冰片0.3g，枯矾0.5g。将上药共研为极细末，放瓶中收贮，盖严勿受潮湿。取药末适量搽于患处，1日1次。用本方3次即愈，10年未复发。

按：本方系先生祖传验方。口腔溃疡为口腔黏膜上皮的损伤，中医称之为口疮。引起口疮的原因很多，如心脾积热，胃火上蒸，阴虚火旺，脾虚湿盛等。无论何种原因引起的口疮，都可用本方外治。方中煅炉甘石有燥湿消肿，收敛生肌之效，据理化分析，其主要成分为氧化锌，有中度的防腐、收敛、保护创面的作用；青黛清热解毒，有抗菌作用，二者配合，能增强防腐生肌的功效；人中白降火，散瘀血，治咽喉、口舌生疮；枯矾清热燥湿，解毒杀虫；冰片化湿消风散郁火，清热止痛。诸药配合，燥湿收敛，化腐生肌，清热止痛，促进溃疡愈合。

案2 马某，男，36岁，口疮反复发作5年余，加重3天。症见：口疮，多位于双颊内及舌体两侧，色中间白周围红，疼痛，余无不适，舌红苔少，脉数。证属湿热蕴结。处方：银花12g，连翘9g，薄荷6g，牛蒡子6g，板蓝根9g，蒲公英9g，炒川连6g，淡竹叶3g，苍术9g，甘草3g。水煎服3剂，日1剂。

二诊：药后口疮疼痛明显减轻，双颊内侧口疮基本已愈，舌体两侧口疮变小，转红，舌尖部有口疮欲起之感，舌红少苔，脉弦数。上方去苍术，加郁金6g，丹皮6g，当归9g。水煎服3剂，日1剂。药后口疮愈。

按：舌为心之苗，口疮位于舌部，舌体两侧为肝胆所主，舌尖为心所主，故方用炒川连、淡竹叶以清泻心肝之火；口疮色白是有湿之象，故用苍术燥湿，其中川连既清热又燥湿，淡竹叶既清心又有渗湿于下之功；"火郁发之"，故用银花、连翘、公英、板蓝根以取清散热邪、透风于外之效。二诊湿邪已去，故去苍术，加郁金、丹皮、当归，以加强清心肝之力。诸药合用，共奏清热祛湿止痛之功，而口疮向愈。

十四、前列腺炎

前列腺炎是困扰成年男性的常见病，急性者表现为尿频、尿急、尿痛，会阴部痛等症；慢性者表现为少腹、会阴、睾丸不适，尿出白浊等。属中医"热淋""劳淋"或"精浊"等范畴。目前西医治疗多采用抗菌消炎法，中医急性期常用利尿通淋法；慢性期则常从肾论治，但效果均不是很理想。先生在中医理论的指导下，结合长期的临床经验，总结出一套从肝论治前列腺炎的经验，验之病人，每获良效。

案1 某男，38岁，1997年8月5日初诊。主诉：会阴部疼痛不适1年余，加重伴尿频、尿急、尿痛1个月。症见小便灼热疼痛，尿频、尿痛，小便黄赤，心烦眠差，舌质红，苔薄黄，脉弦数。前列腺液常规示：卵磷脂小体减少，WBC（++），脓细胞（+）。辨证为肝气不舒，湿热下注，治以疏肝为主，佐以利尿通淋。处方：当归9g，生白芍9g，柴胡6g，云苓9g，郁金9g，台参15g，炒白术9g，通草6g，炒川楝子9g，萹蓄9g，瞿麦9g，琥珀3g（2次冲服），砂仁9g，甘草3g。水煎服3剂，日1剂。

二诊：诸症同上，但悉减，仍心烦，舌尖红赤，苔薄黄，脉弦数。上方去琥珀、通草，加炒山栀9g，丹皮9g，以清心火，水煎服3剂，日1剂。

三诊：尿路刺激症状基本消失，情志渐和，惟觉会阴部、尿道不适及尿后小便余沥，舌稍红，苔薄白，脉弦，于上方去萹蓄、瞿麦等清热利尿之品继服。随症加减1个月后，诸症尽消，前列腺液复查均为正常。

案2 某男，36岁，1997年9月10日初诊。主诉：少腹痛2年，加重伴尿灼热 2 个月，诊为前列腺炎。症见少腹胀痛，小便灼热、浑浊、淋沥不尽，阴部潮湿感，心烦易怒，伴腰背酸痛，盗汗，舌体瘦小，舌质红，苔薄黄，脉沉弦弱。辨证为肾虚肝郁，治以补肾为主，兼以疏肝。处方：生地 9g、炒山药 9g，丹皮 6g，云苓 9g，怀牛膝 6g，泽泻 6g，山萸肉 9g，人参 10g，生白芍 9g，柴胡 6g，砂仁 9g，甘草 3g。水煎服 3 剂，日 1 剂。

二诊：腰背酸痛症消，余症同前，但均减，舌质红，苔薄黄稍腻，脉弦数，证属肝郁湿热，改方为：当归 9g，炒白芍 9g，柴胡 6g，云苓 9g，丹皮 6g，人参 10g，炒白术 9g，炒山栀 6g，泽泻 6g，郁金 6g，砂仁 9g，萹蓄 9g，甘草 3g。水煎服 3 剂，日 1 剂。

三诊：诸症大减，觉小便无力而茎中作胀，阴部潮湿，舌苔薄黄，脉弦。上方去丹皮、炒山栀、萹蓄，改人参为西洋参 6g，加炒川楝子 9g，水煎服 3 剂，日 1 剂。

四诊：小便不适及少腹痛基本消失，久坐及劳累后稍觉不适，仍有外阴部潮湿，舌红苔薄白，脉弦，上方加陈皮 9g，炒山药 9g。至此，先生认为病情已基本得到控制，嘱其可停药观察。随访至今未作。

按：先生认为前列腺炎之病本在肝。肝气不舒，气郁化热，湿热下注，瘀血、痰湿阻滞于前阴是其基本病机变化。证有虚实之分，实者病机为肝郁气滞，在此基础上又可致湿热内生，流注于下焦，亦可进一步发展形成痰浊、瘀血，疏肝理气为常法，案 1 即属是证。虚者因肝病日久，子盗母气而致肾虚，成虚实夹杂之证，治疗可采取肝肾同治之法，根据虚和实之主次，确定补泻之轻重。案 2 属肾虚肝郁，以虚为主，故补肾为重，兼以疏肝。然就其基本病机而言，总以疏肝理气为常法。逍遥散为基本方，在此基础上随症加减，多能取得满意效果。

十五、心悸

案 李某，男，16 岁，1975 年 2 月初诊。1974 年秋期终考试后自觉心悸不安，头昏，时失眠，烦躁，经某医院检查，无器质性病变，心电图正常，血压正常。经多方服药均无效，经友人介绍来诊。面无病容，营养中等，询问病情，言及心悸不安，特别有声音时心悸，即便突然的脚步声或带门声，都能引起心跳。且时有失眠，头昏不清，记忆力减退，饮食、二便正常，小便有时黄，诊其脉沉数而弱，舌红少苔。此为劳心过度，心阴亏虚所致。乃以炙甘草汤去清酒、桂枝、麻仁，加郁金6g，生龙骨12g，生地9g，生阿胶（烊化）6g，麦冬6g，党参12g，大枣6枚，水煎2次，混合分2次服。嘱服6剂后，自觉头目清爽，心悸偶尔发作，诊其脉已无数象但弱耳，以原方加黄芪15g，继服6剂，其症消失。

按：心悸一症，在临床上多强调以心之气血阴阳亏虚为本，可分为心虚胆怯、心血不足、阴虚火旺、心阳不足以及水饮凌心、心血瘀阻等证型。先生认为心之阴阳不调为其病机。心主血脉而藏神志，心阴心阳相互协调，心脏功能正常方能维持常度。若心阴和心阳任何一方不足或亢奋，致心之阴阳不得协调，都会出现心悸或怔忡。心悸、怔忡是心病必有之症，可由许多疾病引起。若因其他病证所致者，当治其主病，主病愈而心悸怔忡自愈；若心病所致心悸怔忡者，当治心之阴阳，阴阳协调，其心悸怔忡即愈。因此，先生指出：治悸不在养心安神，而在燮理阴阳。心悸怔忡虽有轻重之分，但均因心之阴阳偏颇所致。心阴偏虚者，则兼烦躁，且心惊而悸，头目昏晕而胀，或有失眠，体倦乏力，食少便干，脉细数而无力，舌绛少苔等症。心阳偏衰者，自觉心吊悬，终日惊惕不安，胸闷有恐怖感，且自汗畏寒，困倦无力，饮食纳呆，小便清而大便不爽，脉缓弱，舌淡苔薄等症。心悸怔忡兼见结代脉，则是阴阳偏颇不能顺接协调更为明显。治疗本病不在养心安神，而重在调整心之阴阳偏颇，使其阴阳顺接协调则心悸怔忡可除。

仲景之炙甘草汤虽为伤寒而设，但治疗杂病之心动悸，脉结代，加减得法，确有良效。从本方药物组成看，是阴药与阳药相互配伍，从而达到调整心之阴阳偏颇而续顺接。其中阴药有生地、阿胶、麦冬；阳药有桂枝、生姜、清酒。临证之时，可适当加减以调整其阴阳之偏颇。阴偏虚者，可去清酒、麻仁，加郁金9g，以防阴药腻滞，且有入心行瘀之功；加生龙骨15g，以镇阴虚之浮阳；阳偏虚者，生地易熟地，加黄芪20g，助气以配阳，亦可加生龙骨15g，防阳之上浮。配伍得当，必能取效。

十六、胆石症

案 李某，女，46岁，1976年来诊。自述半年前经某医院检查患胆石症，经常右胁部疼痛，不思饮食，腹部胀满，易发脾气，大便时干时稀，苔白厚，脉弦。辨证为肝气逆，治当疏肝理气，利胆和胃。方用柴胡疏肝散加减。处方：生白芍 9g，柴胡 6g，枳壳 6g，香附 9g，郁金 9g，广木香 9g，金钱草 12g，大黄 4g，芒硝 6g。水煎服，日 1 剂。服 15 剂后疼痛消失，饮食正常，后经医院复查结石消失。

按：胆石症系西医学病名，中医学虽无此病名，但它包括在胁痛、腹痛、黄疸等病证中。先生对此病的辨证治疗，有着丰富的经验。认为本病就临床表现可分为肝气逆和肝胆湿热两种情况，但两者之间又相互联系。肝胆湿热亦可出现肝气逆，而肝气逆亦致湿热。本案主症右胁痛，腹胀满，不思饮食，易怒，大便时干时稀，脉弦，属肝气逆乱，横逆犯胃乘脾，气机逆乱，胆汁疏泄不利，故见上症。疏肝理气，利胆和胃恰合其证，故能取效。若有湿热积滞者，症见寒热往来，时有恶心欲吐，小便赤，大便秘或稀黏便，或目黄，苔黄腻，脉弦数。治当清热利湿，和肝利胆。方可选用柴胡 12g，白芍 9g，枳壳 6g，茵陈 12g，山栀 6g，大黄 6g，芒硝 6g，郁金 9g，金银花 15g，连翘 9g，甘草 6g，水煎服。临证时根据病人诸症主次加减变通。

中医基础理论现代研究

山东中医药大学
九大名医经验录系列
张珍玉

中医学科学研究主要由两大部分构成：一是传统研究，二是现代研究。作为一代中医理论造诣深厚，临床疗效卓著的名老中医，张珍玉先生擅长以传统方法研究中医，特别是理论著述颇丰。尽管如此，先生从不保守，在教学诊疗之中时，常耳提面命弟子们不仅要善学，而且要擅研。要求年轻人掌握现代科技理论、手段和方法。早在20世纪80年代初期，全国性的中医基础理论现代研究刚刚起步，先生就从中医药学发展的战略高度，提出开展藏象现代研究的基本思想，远见卓识地提出开展现代科研要"从中医理论出发，研究结果回归中医理论，促进中医学术发展创新"的重要研究原则。以上思想和原则逐步发展为以藏象气血和治则治法研究为重点的整体科研思路，形成中医基础理论发展创新的整体构架。

在先生的指导下，乔明琦博士于1986年从肝疏泄失常始发证入手，率先开展山东肝藏象基础研究；陈利国博士1988年围绕气虚动物模型着手气血实质研究。其后，刘承才教授及其研究生运用乔氏肝气郁证大鼠模型进行肝郁致瘀机制实验；韩成仁教授及其研究生开展情志刺激动物模型实验；迟华基教授、刘昭纯教授带领研究生开拓治则治法实验研究；孙广仁教授、张庆祥博士进行肺通调水道实验；周仕明教授、张启明硕士等分别运用实验、计算机手段开展藏象研究。山东中医药大学中医基础理论现代研究由此蓬勃发展，迄今已发展为以肝藏象研究为突破点的"藏象生理病理"，以血瘀证发生机制为切入点的"气血津液生理病理"，及以《内经》理论为基础的"治则治法"三大研究方向。中医基础理论学科由此成为山东省重点学科，并在国家中医药管理局重点学科初评中名列前茅。

以上研究取得丰硕科研成果，发表一系列研究论文，提出若干颇有影响的新概念、新假说。为中医基础理论注入新观点，补充新资料，提供新的科学依据。中医基础理论发展创新构想逐步展现，并由此展现生机和活力。与全国同类研究相比，山东中医基础现代研究呈现出理论创新突出的特色。这与先生科研指导思想密切相关。深入探讨总结先生的这一重要思想内涵，对促进中医学术发展创新具有极为重要的意义，尤其对当前开展中医药基础现代研究，具有特殊的启迪思路价值。

第一节　指导思想

一、明确概念，着眼关键

"中医基础理论现代研究"是当今使用较为普遍的一个术语。人们只是约定俗成地使用，少有明确的界定。搞清概念内涵是先生的一贯治学作风。要搞现代研究，首先需要搞清这一概念内涵。先生对此提出深刻见解，认为：现代研究是与传统研究相对而言，指遵循科研设计基本原则，借助现代科技检测手段进行的临床和基础的实验研究。传统研究主要靠临床长期实践的积累，总结经验升华为理论。与传统研究相比，科研设计、检测手段及实验方法是构成称之为现代研究的三项要素。因此，要运用这三项要素开展现代研究工作。这一认识为其后的工作指明了方向。

对于中医基础理论现代研究选题，先生总结一生治学业医经验提出：着眼于中医基础理论关键问题应是现代研究的出发点。先生指出，藏象的实质，脾主运化，肝主疏泄，肺主宣发肃降、通调水道，气血实质与血瘀证发生机制，以及情志致病机制，治则治法，作用原理等，是当前制约基础理论发展的关键所在。仅以传统研究方法，难以获得较快发展，难以满足临床应用及中药开发研究的迫切需求。因此，急需运用现代手段展开研究。从中医理论本身发展需求出发，选取其制约发展的关键问题，是开展现代研究的指导思想之一，应是我们牢牢把握的出发点。

在此原则指导下，迟华基教授及刘昭纯教授带领其研究生开展扶正祛邪、滋阴生津法延缓衰老，活血息风法治疗中风机制研究；陈利国教授开展血瘀证发生机制研究；孙广仁教授及张庆祥博士进行肺通调水道机制探索；乔明琦教授对从肝疏泄失常始发证入手，对肝主疏泄生理机制及肝藏象活体结构进行深入探索。以上工作均取得相应的科研成果。

二、发展创新学术，提高临床疗效

中医基础理论现代研究几十年，各种研究成果不断涌现，但中医理论面貌依旧，为何未取得应有的发展创新？深究其中经验教训，先生认为：现代研究的结果未能回归到中医理论之中，变成中医理论的新内容、新见解，可能是其重要原因。由此强调指出：现代研究的目的就是要发展创新中医学术，提高临床防治疾病的能力和水平。要实现这一目的，就要依据研究结果，总结形成新的概念，抽象上升为新的学说！这应是我们开展现代研究的又一指导思想！

为此先生对课题研究结果的理论表述亲自把关。在先生的指导下，对科研工作中取得的新发现进行理论概括，提出若干中医学新概念、新假说，如"活血息风"治法新概念，"肝气逆、肝气郁两证"证候新概念，"气血潜在不畅"病因新概念，"多情交织共同为病首先伤肝"情志致病新假说等。为丰富发展中医基础理论，促进中医理论的创新提供了新的思路。

三、实践先生现代研究指导思想的例证

实践先生中医基础理论现代研究指导思想，取得一批对中医理论发展创新的研究成果。现择要举例如下，以供参考。

（一）提出新概念

1."肝气逆、肝气郁两证"证候新概念

肝气逆、肝气郁两证是我们长期对肝疏泄失常证候系统研究，从通常所称"肝郁证"中分化出的两个新证候。经对两证临床特征、病因与发病机制研究及大量资料统计处理与理论分析，提出两证完整概念及理论认识。

（1）两证概念

肝气逆、肝气郁两证是肝疏泄失常所致始发证，病人以往身体健康，因情志刺激或其他因素伤肝，肝疏泄失常首先导致肝气逆证或肝气郁证。具体到发病个体是发生肝气逆证，还是肝气郁证，与发病因素、个性特征以及发病时机体状态不同有关。个性外向，气质胆汁质，体质偏盛，机体状态偏强者，多易发肝气逆证；个性内向，气质忧郁质，体质偏弱，机体状态偏差者多易发肝气郁证。病人宿有旧疾而发病伤肝，不属此类；其发病遵循"直中潜病之脏"规律而呈现其相应病证。

两证是肝脏其他病证的初始阶段与演发他证的基础。此证不解，因病人体质、病因，及机体状态不同，而发展演变为肝火上炎、肝阳上亢，或肝气犯胃、肝郁脾虚诸证。肝气逆证是疏泄太过，肝气亢逆而产生的以肝气偏盛，功能亢奋为特点的证候。临床表现以情绪亢奋，急躁易怒，工作效率降低，头目胀痛，胁肋撑胀，腹胀或腹泻，急躁为主要特点。肝气郁证则是肝疏泄不及，肝气郁结而产生以肝气偏弱，功能相对低下为特点的证候。临床表现以情绪低落，闷闷不乐，甚则抑郁易悲，遇事畏难，不愿与人交往，工作能力下降；胸闷太息，饮食呆钝，抑郁为主要特点。

证候完整概念应当包括发病学、临床特点及病机证候演变等三大关键要素。缺任一内容，均不能完整表达证候所反映对象的全貌，影响对证候全面清晰的把握。以上首次明确提出两证均为肝疏泄失常始发证，这对分析把握肝疏泄失常病机及某证候两种演变趋向具有重要意义。定位于始发证表明其与肝疏泄功能障碍的密切关系，提示两证是探索肝主疏泄生理功能机制，进而探索肝藏象活体结构的切入点；同时，提示两证病位在肝脏所主、肝经所行部位，病程为肝脏病证初始阶段的临床特点。点明该始

发证为首次发病者，为进一步研究肝疏泄失常始发病证划分出明确的适用范围。

从证候发病学方面明确提出两证发病的体质、个性特征及机体状态特点。证候与体质及个性特征相关，《内经》早有论述，经当今学者大量研究进一步显示其间相关性。但何种体质与个性易发何种证候，何种证候具有何种体质和个性，少有具体报道。肝气逆、肝气郁两证具有较为典型的情志与行为异常，其体质与个性特征明显，故给予明确论述。机体状态指发病时个体情绪和功能状况的描述，如情绪压抑或焦虑，功能相对低下或亢奋。我们前期进行两证队列研究发现：面对情志刺激或其他致病因素的影响，观察对象是否发生两证与其当时的情绪和功能状况呈现较强的相关性，在其后的研究中进一步证实其间联系。因此，以机体状态术语描述个体发病时情绪与功能状况，以期在今后研究中对证候发病学这一规律性现象给予重视和进一步研究。

证候病机与证候表现是标与本、表与里的关系。肝疏泄失常具有太过、不及两种病机演变趋向，因而所致肝气逆、肝气郁两证，临床各有特点。肝主疏泄，调畅情志，情志与人的行为密切相关，疏泄失常势必引起行为活动的相应改变。因此，两证临床特点中新增添其行为改变的内容，表明证候研究应反映当代临床实际，应不断补充新鲜内容。这样从病机与证候表现两层面上揭示界定两证差异与特点。证是疾病的动态过程，证候之间的演变是证的现代研究必须关注的问题。明确两证始发证的适用人群，同时指出素有它疾而发病者的证候发病规律，为研究肝脏证候发病演变规律提供着眼点和区别点。

（2）两证与"肝郁证"异同

通常所称"肝郁证"不是单一证候，人们把两个不同的证混淆在一起了。20世纪50年代中期"肝郁证"已见之于书刊。20世纪80年代初期，湖北中医学院（现湖北中医药大学）率先开展"肝郁证"现代研究，危北海教授对"肝郁证"进行临床和理论探讨。其后，直至20世纪90年代中期有关"肝郁证"的动物模型不断被报道。概括以上文献对该证的描述，均包含情志抑郁寡欢与亢奋易怒，及肝经部位胀痛、闷痛等两类不同的情志异常与躯体症状。其治法方药疏肝与平肝，逍遥与丹栀等各见。这一情形导致理论上的混乱和实践中的困惑：理论上肝失疏泄，气机郁结难以解释情志亢奋易怒及胀痛走窜等表现；另外，病机与治法，证候与方药也难以丝丝入扣。临床实验中"肝郁证"有关检测指标难以重复，现代研究因此难以为继；模型动物呈现"打逗撕咬，抽搐"还冠以"肝郁"，已与临床相去甚远。临床中用逍遥治疗该证或效或不效，令人颇生困惑。

对以上含混情况，若干中医学者先后提出需加以鉴别的深刻见解：秦伯未先生早在 20 世纪 50 年代就指出："肝气郁结与一般肝气（逆）证恰恰相反，肝气证是作用太强，疏泄太过，故其性横逆；肝气郁结作用不及，疏泄无能，故其性消沉。所以肝气和肝郁同样是肝脏的气分病，同样应用理气、调气方法，由于性质的不同，用药就有出入。"先生主编《中医学基础》首次从证候表现到理法方药对肝气肝郁两证作出系统论述。杨维益教授数次强调：肝郁研究只有区别太过与不及所致不同证候，有关检测指标才能得以重复。乔氏对"肝郁"动物模型名实不符情形进行理论和技术分析，并于 1992 年提出肝气逆、肝气郁两证的初步概念及相应的临床和实验证据。

由上可见，"肝郁证"不是一单一证候。肝气逆、肝气郁两证来源于"肝郁证"，是从后者中分化出来的两个既有联系，更需加以区别的单一证。

（3）区别两证的意义

区别两证使中医理论严密丰富。首先，理法方药一线贯通，疏泄太过与不及病机可逻辑地解释其亢奋与低下的临床特点；平肝与疏肝治法方药能严密地与其病机证候环环相扣。其次，两证病机印证肝脏双重生理特性。肝脏生理上既主升主动，又喜条达而恶抑郁。主升主动提示病变易升动太过；恶抑郁则表明病变易郁遏不畅。肝脏这一双重特性决定了肝疏泄失常自然会出现太过、不及两种病机演变，产生肝气逆、肝气郁两种证候。出此得出肝具有双重生理特性的结论。

区别两证使现代研究对象明确。研究对象明确是保障证研究，尤其是证动物模型研究结果可信的必要条件。两证概念廓清"肝郁证"上模糊认识，为临床和实验研究提供明确对象。我们的"肝气逆肝气郁两证大鼠模型""经前期综合征肝气逆证猕猴模型"获省教委和国家自然科学基金资助，表明对象明确在科研立项及研究中的重要意义。

区别两证使临床疗效得以提高。我们研制治疗经前期综合征肝气逆证新药"经前平颗粒"与逍遥丸对照，由卫生部布点全国 5 家医院进行随机、双盲试验，结果表明：该药疗效显著优于逍遥丸。证明区别两证确实可显著提高临床疗效，两证理论得到科学验证。

2."气血潜在不畅"病因新概念

（1）概念的提出

我们在肝气逆、肝气郁两证病因与发病机制队列研究中发现：处于同样"暴露"与"非暴露"两队列人群，易发生两证的病人与非发病者组间因素比较，无显著性差异。但为何前者易于发病，而后者不易于发病？按照中医发病原理，邪气是发病的重要条件，正气不足是发病的前提和内在根据，体内因素应是易发生两证病人的内在原因。但体内原因是什么？经发病前后跟踪检测两组受试者血清甲状腺素、性激素等相关指标显示：易发生两证病人组与非发病组相比，发病前甲状腺素 T_4 含量异常增高，雌二醇 E_2、黄体酮 P 正常周期性分泌峰低平或缺如。以后研究进一步重复该结果。理论分析表明，以上指标潜在变化与两证发病具有内在因果联系，发病后该指标显著异常，且可解释其临床表现。由此认为，以上微观指标潜在变化可能是两证易发病者正气不足的具体内涵。这是以往未曾发现的与两证发病直接相关的规律性新变化，需要以新的概念或术语进行概括表达。依据中医气血含义、以上血清指标潜在变化及其与气血的联系，由此提出"气血潜在不畅"病因新概念。

（2）概念及其定义

科学概念是对客观事物本质的抽象和事物特征的概括。概念是发展的，对其所反映客观事物的本质认识也是一不断深化的过程。对"气血潜在不畅"概念的认识也经历一个发展深化过程。

"气血潜在不畅"最初是对一类肝气逆、肝气郁两证易感人群的概括。其含义有二：一是"指平素身体尚健，但每月易周期性发生两证者"；二是"指平素机体状态尚可，但遇有情志刺激或其他致病因素比其他人更易发生两证者"。之所以用该术语表达，是因为气血运行失常是两证的基本病理变化。随着研究深入，对该类人群易于发生两证的内部原因，提出"可能是其体内气血状况欠佳"的工作假说。因为疾病与健康是一动态转化过程，机体内部潜在的或曰早期的改变是疾病发生的基础。

肝疏泄太过或不及所致气机亢逆和气机郁滞，血行不畅，同样具有潜在或早期改变。我们研究检测结果证明了这一理论假设：两证易感人群血清甲状腺素、性激素等相关指标发病前具有异常变化，发病后呈现显著性改变，且指标改变与两证气血运行失常直接相关。由此明确提出"气血潜在不畅"概念。

中医学正气包括机体气血及其功能活动。两证易感人群正气不足的内在原因当为气血潜在不畅，这在中医理论上是成立的，合乎中医理论的表达规则。以中医术语概括科学研究中的新发现，形成中医学的新概念，是中医理论发展创新的途径。因为该概念是对正气不足总概念的具体和深化，因此属于中医病因学新概念。对这一病因新概念可作出如下定义："气血潜在不畅"是机体正气不足概念的具体和深化，是对肝疏泄失常致病因素敏感，易于发生肝气逆、肝气郁两证易感人群气血潜在不畅状况的概括；该易感人群存在气血潜在不畅微观指标改变，与正常人群相比，在同样环境遇有同样致病因素，发生两证的概率更大，发病后呈现气血运行失常临床表现。

定义指明概念外延为两证易发人群，揭示概念内涵气血潜在不畅实质为其相关微观指标的异常改变。从外延和内涵两方面对该概念进行界定和揭示，因此，是一实际可操作性定义，可用于肝疏泄失常病证的发病学研究。

（3）意义与问题

科学概念是对客观事物本质的抽象和概括，是科学研究的理论成果。科学技术发展史表明，提出一个新概念尤其是重要的概念，常常带动某学科或某一领域的发展。中医理论的发展亦是如此，病因学中陈无择"内伤七情"概念引发后世对"情志病"的关注和研究；吴有性"疠气"概念带动对"瘟疫病"的研究。限于当时科技水平，中医学概念多是对一类规律性现象的概括，尚未能达到揭示概念所反映对象本质属性的水平。

新概念的提出应当阐明其概念内涵是当今中医学术发展的要求。本概念不仅勾画出两证易感人群这一规律性现象，而且揭示出产生该现象的本质。因此，将研究两证发病原因的眼光由个体整体水平上的观察，引向机体内部气血微观指标的检测。为从微观层次上探索肝疏泄失常致病原因和条件，提供深入研究的方向。

概念的分化与深化是科学发展认识水平提高的主要方式，遗传及受体概念的发展足以说明这一规律。中医基础理论发展迟缓与其概念缺乏分化和深化有直接关系。正气不足作为发病的重要内在根据，一直停留在笼统水平。"气血潜在不畅"可以认为是正气不足笼统概念的分化和深化。首先该概念是针对两证发病而言，有对所有病证分化到具体两证；其次它首次深入到微观水平显示其本质属性，因此，是对正气不足的深化。如果各病证发病的正气不足均总结形成各具体概念，中医基础理论可能真正大大发展了。

该概念的问题显而易见：首先，观察检测样本数不够大；其次，尚未得到其他地区研究者的验证；另外，作为病因概念，仅适用于肝疏泄失常始发证易感人群，其局限性是显而易见的。因此激发我们进行锲而不舍的深入研究。

（二）提出新假说

"多情交织共同为病，首先伤肝"假说

对前人情志致病医案统计分析和前期研究工作发现，情志致病并非是五志伤五脏，多种情志伤及一脏更为多见。为了解、探索情志致病真实方式和损伤脏腑规律，进行病因与发病机制研究的回顾性流行病学调研和前瞻性队列研究。依据研究结果，提出"多情交织共同为病，首先伤肝"的科学假说。自《内经》提出"五志伤五脏"即喜伤心，怒伤肝，思伤脾，悲伤肺，恐伤肾的情志致病假说模式，历经两千余年，陈陈相因，少有异议。查阅统计记载情志致病的古代医案，总结我们数年大样本分层抽样调研和机制研究，结论是否定的。

（1）情志致病病案统计及有关问题分析

统计宋代至民国时期的医案计30余种，与情志发病有关医案200余例。结果显示：一是多种情志共同为病占情志致病的67%以上；二是多种情志或单一情志致病伤肝或伤肝（胆）兼及他脏者占73%以上。如"因悒郁动肝致病，久则延及脾胃中伤，不纳不知味……情志之郁，药难霍然""因抑郁悲泣，致肝阳内动""由悲伤起因，由肝而及心脾""惊慌愤怒都主肝阳上冒""客邸怀报不舒，肝胆郁遏，升降失度，气坠精开为遗

泄"。由此看出：情志致病并非五志伤五脏，悲伤、惊慌等非肝脏所主的情志同样伤及肝脏。表明即使在古代封建社会条件下，情志致病也是多种情志共同致病，伤及肝脏为多。

（2）情志致病方式流行病学调研与机制研究

情志刺激致病方式。对 192 名因情志刺激发病的病人进行回顾性调查显示：愤怒悔恨、郁怒怨屈是首要因素，分别占其总数的 43% 和 27%；其次为所愿不遂、忧思悲伤，分别为 19% 和 11%。未有单一情志刺激而致病者。前瞻性队列研究显示：车间工人暴露组比科室职员非暴露组发生情志病证的概率差异显著，病因与结局联系强度的指标相对危险性 RR 为 2.32；暴露组发病的真正概率的指标特异危险性 AR 为 15.5%。表明暴露组比非暴露组发病的危险性大。由此证明：多种情志刺激交织组合共同为病是当今社会条件下，情志致病的基本方式。

形成情志刺激的始发因素。情志刺激是由"社会事件"所引起，后者是前者的始发因素。调研结果显示：工作不合心愿、夫妻感情失和、性生活不满意，是导致情绪烦躁、压抑的主要社会因素。对引起情志刺激的诸种社会因素进一步统计分析表明：居住拥挤、家庭成员不合、夫妻感情失和、性生活不满意加上工作不合心愿，是一组形成情志刺激，进而发病的"危险因子"；女方被迫离婚则是其"高危因子"。表明情志刺激并非致病始因，上述引起情志刺激的"社会事件"才是情志致病的始发因素。

情志刺激所致始发病证。统计结果显示，由情志刺激所致始发病证主要为肝气逆、肝气郁两证（西医病种从略），分别占其全部证候的 65.5% 和 22.8%。两证分别由肝疏泄太过与疏泄不及所致。证明以上多种情志刺激交织组合共同致病，首先伤肝。

对情志刺激产生不同情志反应呈现不同病证的可能原因。对两证病人的机体状态、个性特征按有关量表评定，测量结果显示：机体状态欠佳（主要为睡眠不良、疲劳、月经前）是情志致病的重要条件。个性特征不同是其面对情志刺激产生何种情志反应，呈现何种证候的重要因素。个性外向倾向者易于产生愤怒反应，呈现肝疏泄太过的肝气逆证；个性内向倾向者易于产生郁怒反应，呈现肝疏泄不及的肝气郁证。

依据以上研究结果，结合医案研究的结论和相关学科的理论知识，经逻辑论证，提出"多情交织共同为病，首先伤肝"的科学假说。

（3）"多情交织共同为病，首先伤肝"假说内涵与适用范围

该假说是对情志致病方式、损伤脏腑规律的假定性说明。其内涵要点为：形成情志刺激的社会事件是多因素的组合，人们对此产生情志反应时体验到的是多种复杂情感，多种情志的冲突交织，是情志刺激致病的方式，情志刺激影响脏腑功能首先伤及肝脏疏泄功能，导致疏泄失常而发病。

任何理论尤其是假说均是对其所反映对象全部科学事实和本质规律的说明。因此，它具有一定的适用范围。本假说是对情志致病方式和伤及脏腑规律的说明，它的适用范围是由情志刺激所引起的始发病证，适用于对情志刺激致病具有易感性的人群。如已有宿疾在身，情志刺激诱发其病证发作或加重，则已超出其范围。那将是"多情交织共同为病，易中潜病之脏"的范围，将由其假说来解释、说明。

（4）该假说的论证、实践检验与科学意义

科学假说具有解释原则、理性原则和可检验原则。它应能够说明和解释已知的全部科学事实，它本身也要能用更深层次的理论来解释，并且同其他科学理论相洽；它还要在科学实践中能够得到检验，证明其真伪。显然，本假说需要进一步严格的科学论证，尤其需要严格科研设计下的科学检验。首先，它能解释和说明全部的情志刺激所致始发病证的科学事实吗？其次，它能得到中医理论的解释，并与相关学科理论相洽吗？最后，也是最为重要最为关键的，它能经得起严格科研设计下的大样本、多中心的科学检验吗？这正是我们所需要进一步研究，并期待其他研究者共同探索的课题。

情志刺激作用于机体的方式和损伤脏腑的规律是中医七情学说的核心，是七情分属五脏"五志属五脏"模式的重要依据。因此，该假说具有理论与实践的双重意义：实践上，它将提示人们关注情志刺激的真实方式，引导人们把握情志损伤脏腑的重点所在，为有效防治情志始发病证提供理论线索。理论上，它提出多种情志交织组合致病的新命题，揭示情志致病损伤脏腑首先伤肝的致病规律，触动了七情学说的核心内容。如果该假说得到进一步验证，将引发理论多层面的探讨和七情学说的变革。

（三）提出新学科框架

学术创新是中医药学发展的根本动力，新学科的建立是学术创新的集

中体现。中医情志学作为一门孕育中的新兴学科，其学科框架如何构建已是摆在面前的任务。下面主要介绍中医情志学学科框架构建。

1. 中医情志学学科概念及其性质

（1）学科概念

中医情志学是研究情志在生命活动和疾病过程中的作用及其规律的一门新兴学科。它是在深入开掘传统七情学说基础上，依据大量对当今社会条件下情志与疾病和健康关系的现代研究，并与国内外情绪研究新进展、新认识比较融汇而建立的理论与临床实践相结合的学科。与中医基础理论等基础学科不同，中医情志学具有基础理论与临床应用的双重性质，是中医学的一个新分支和在情志领域的新发展。

情志是中医学对情绪包括情感的特有称谓。情绪是目前国际医学、心理学界最为活跃的研究领域之一。作为人们最为丰富复杂的情感世界（情感是用来表达人的社会性情绪的概念），其对健康和疾病的影响，已成为医学、医学心理学关注的焦点。情绪已成为人的自我价值实现的晴雨表，人际交往联系的纽带，已成为人们衡量自己心身是否健康的敏感指标。时代要求医学、心理学对情绪在生命活动和疾病过程中的作用及其规律进行深入研究并做出系统回答。中医情志学正是适应时代这一要求而建立问世的。

传统的七情学说蕴含中医学对情志与健康尤其与疾病关系的深刻认识和有效防治经验。但它本身带有的先天性缺陷使它无法满足时代要求和发挥应有的作用：一是七情学说形成于两千余年前的封建社会，它有关情志与疾病关系的认识、经验不能反映当今社会的变化，已难以适应时代的要求；二是七情学说理论薄弱，概念含混，缺乏对情志本质和情志生命价值的理论认识，无法满足时代对情志理论的需求。因此，七情学说需要从适应时代要求的蜕变中实现它自身的飞跃。

新中国成立后，尤其近年来中医学界对情志理论、临床和实验研究取得广泛进展；情志在生命活动中的多方面价值已逐步认识，情志在当今社会条件下致病的原因、条件及宏观和微观机制正在探讨、揭示，与情志有关的疾病正从临床各科中整理分化，其防治原则、治法方案已总结形成。以上进展显示中医情志学作为一门新学科的框架正在形成。

（2）学科性质

作为适应时代要求而产生的新学科，中医情志学与基础或临床学科不同，它的临床性质是综合性的，涉及中医基础理论与临床各科，具有基础理论与临床应用双重性质。首先它从中医基础理论中分化出来，要系统深入研究阐明情志概念、表现、作用等一系列问题，构建起情志理论框架，因而具有基础性质。其次，它需要揭示情志和疾病关系，要从临床各科与情志有关的病证中，寻找共性规律，概括总结出情志病证作具体分析论治，因此它又具有临床课程性质。侧重理论，指导临床实践，决定它是一门综合性学科。同时也预示该学科今后的发展方向和今后学科的生长点。

2. 中医情志学的研究对象与任务

（1）研究对象

中医情志学的研究对象是人以及高等动物的正常情志活动和异常情志变化。内容包括情志现象、本质、对生命健康和疾病的影响及其作用规律。

首先，中医情志学要研究人的正常情志活动。因为情志是生命活动的重要内涵。只有研究阐明情志现象与本质，对生命活动的作用及其规律，才能对生命本质和健康有深刻的理解，从而提高当今医学所重视的生命质量。这需要中医学从现代科学水平深入研究，做出科学阐释，从而指导人们提高生命质量。

其次，要研究疾病中的情志异常变化。情志与疾病的密切关系，已为科学研究所公认、证实。"百病皆生于气"，是中医学对这一关系的精炼概括。但情志异常由何引起，在什么条件下方能致病，其共同规律与具体机制是什么，如何调摄情志预防和治疗情志病证，这一系列问题迫切需要中医情志学做出回答给予指导。传统的七情学说虽已提出"五志伤五脏"的情志致病的理论模式，但这一从哲学思辨中提出而且至今未得到临床证实的假说，到底有多大的指导价值？需要我们重新给予审视、修正，或提出新的理论模式，以真正有效地指导当今社会的情志病证的治疗。

正像当今科学发展离不开实验一样，中医情志学的建立和发展也需要以实验研究为其重要基础。只有借助实验，情志对生命和疾病的作用机制才能得以深入阐明。达尔文《人与动物的表情》已证实人和高等动物的表情具有共同性，为在动物中开展情志实验提供科学依据。情绪心理学的大量研究成果和新理论的提出大多是借助动物实验取得。因此，中医情志学的研究对象尚应包括高等动物的情志活动。它需借鉴实验动物学的有关知识，从中医学角度对动物的情志表现、行为作出相应描述，提出衡量判断情志反应的标准。并以此为基础，进行情志病证动物模型研制，借助模型开展情志致病机制与治疗方药作用机制等研究，以期对情志本质和情志反应的机制能有深入揭示和科学阐述，把中医情志学建立在现代科学基础之上。

（2）主要任务

揭示情志复杂内涵，构建情志学科理论框架。情志是本学科的核心概念，具有复杂性和表现的多样性。目前已知情志活动是包含多种心理成分，而且涉及多种生理变化的复杂反应。但究竟涉及多少心理、生理因素，各自的作用及其关系如何，尚不清楚。而情志理论更是复杂系统，情志如何产生，有何作用，其释放与调控关系怎样，情志与心神、志意、欲愿等心理活动是何关系，这均需给予系统的理论阐述。因此揭示情志内涵，构建起理论框架，情志研究才能具有明确对象，获得理论指导。

研究揭示情志生理基础与病变机制。一门科学一定要有科学理论与事实为其基础。传统的"五脏化五气，以生喜怒悲忧恐"的认识，仅仅提供了概念性联系。要真正认识揭示它与脏腑经络气血的关系，需要引入现代科技手段，做大量严谨细致的实验工作。对情志病证中医学认识深刻，运用现代科技手段，从中医角度深入工作，有可能取得有价值的新发现，从而提高中医情志学的科学水平。

规范情志病证，探索情志与疾病的本质联系。目前急待研究解决的问题是，一是情志病证的规范化，冠之以情志病证的已达100余种，已引起认识上的混乱。何谓情志病证，在发病表现、转归及诊治上有何不同于一般疾病的特点？要从病证规范和水平上，认真开展研究，提出情志病证的准确概念，建立相应的诊断参考标准，否则研究难以深入。二是探索情志与疾病的本质联系，抓住典型的情志病证，具体探索情志致病的原因、条件与发病机制。搞清以上问题，为今后深入研究奠定坚实可靠的基础。

寻找总结行之有效的防治原则和治法方药。情志病证重在预防，但怎样预防，这需要进行两方面的研究：一是结合上面情志表现、性质的研究，总结对促进心身健康有益的情志种类，提出调摄情志的原则方法；二是依据对情志病原理的研究，总结如何避免不良刺激的产生方法，从而达到预防的目的。情志病证的治疗是迫切需要研究回答的问题。以下两方面是当前研究的重点：一是发掘传统的情志疗法与治疗方药，传统的情志相胜、两情制约、羞辱激怒等疗法古人多用之取效，因此至今仍有较高研究应用价值。但是否适合今天，应作何种改进，需借鉴现代科研方法进行严谨观察验证，以总结出适合于当今社会的情志病证疗法方药。二是借鉴国外心理咨询、治疗的先进经验，近年各种疗法如行为治疗、认知疗法、脱敏以及厌恶、奖励疗法均有较高应用价值。借鉴这些先进经验可促进中医情志疗法的系统完善，提高治疗水平。

3. 中医情志学学科框架

作为一门正在形成中的新兴学科，及时地勾画出其学科框架，即我们提出的"先搭框架，再充实内容"的发展原则，对于促进学科建设发展是有利的、必要的。建构中医情志学学科框架必须考虑到该学科面临的任务，要回答的基本问题，并能引导其随后的发展研究领域。按照这一原则，如下内容将可能构成其基本框架。

（1）情志概念体系

概念是构成理论的基本单位，同时是有意义学习的核心。一门学科中，各概念相互联系，构成概念层次系统。中医情志学是由哪些概念组成的，其核心概念是什么，各概念之间的关系又是怎样的？从概念学习、概念获得的心理学规律出发，如何对该学科的各概念给出科学的定义，凸现其关键特征，并由此显示其各自的区别？对其概念缺乏应有的定义，是中医学各学科，尤其中医基础理论等基础学科的一大缺陷。因此，需要引入、借鉴相关学科，尤其现代科学概念定义的方法对该学科各概念作出较为准确地阐述。研究并回答以上问题，是该学科构建的基础。

（2）情志种类及其分类

分类是一切科学研究的开始。情绪科学研究进展证明：人类包括高级哺乳动物的情志异常丰富多样，七情仅是沧海一粟。主要的情志有哪些？如何对种类繁多的情志作出可能的、科学的分类？回答该类问题，将勾画出该学科的主要研究对象。

（3）情志理论

理论是一门学科的脊骨、灵魂，没有理论构不成学科。中医情志学的理论是什么，还仅仅是七情分属五脏的五志五脏论吗？显然不够！提出新的科学假说、理论，是该学科构建的重要任务。该理论需要回答：情志的价值是什么，它与脏腑气血的关系或曰其生理机制是什么，它在心理结构中的地位是什么，与其他心理活动的关系是怎样的，情志是如何产生和表达的？只有对此类问题作出基本回答，才有可能对该学科研究给出应有的指导。

（4）情志活动

情志发生、转换时的表情、内心体验及相应的生理、行为变化，构成情志活动的主要内涵，并由此形成与其他心理活动相区别的关键特征。研究并阐释情志活动的三方面内容，将显示该学科主要研究对象的主要内涵，展现情志研究的基本领域。传统的七情学说仅对情志生理变化有较为深刻地论述，对情志表情仅有粗浅、笼统地描述，情志体验未予涉及。表情是当今情绪研究最为活跃，发展最为迅速的领域，情志体验对人的心理、生理影响至关重要。拓展这方面的研究，是该学科义不容辞的任务。

（5）情志发展与分化

情志随同人生而发展变化，由婴儿含混一体的简单情志逐步分化发展为丰富多姿、细腻纷繁的情感世界。对情志活动有初步、整体性认识之后，探索情志的发展分化过程及其规律，是该学科不可缺如的内容。七情学说对此少有论及。情绪心理学已在该领域取得重要进展，借鉴其研究成果，尤其研究方法、手段，尽快开展该方面的研究，提出本学科有关情志发展和分化的观点、学说，是摆在当前的研究课题。

（6）情志表达与理解

情感是人们联结的纽带，情感交流是人生的必需。人们是通过哪些方式、手段表达其情志、情感的，人们又是如何读懂他人情感的？不了解这一交流过程及其机制，我们就无法真正理解情志对健康、疾病及其康复的影响和作用。七情学说、中医理论都无法回答这一问题，需要借鉴、汲取语言心理学、阅读心理学、情绪科学等相关学科的知识、方法，首先作出理论上的表述，同时开展实际研究，积累研究资料，逐渐形成该学科的知识。

（7）情志心理

主要研究阐明情志在心理结构中的地位及其与其他心理活动的关系。情志活动仅是人的整个心理活动的一个侧面，它与动机、认知、记忆、意志及个性、能力等重要心理活动关系如何，与中医学的神志、志意、气质类型等的联系与区别又是怎样的？这是该学科不得不回答的问题。只有对此作出研究和论述，才能较为准确地把握情志特点，较为深刻地解释情志现象。该类研究因对象复杂难度较大，借鉴心理学的方法开展实际研究是必要的。但当务之急是汲取已有的研究成果进行理论上的论证与阐述，先勾画出情志心理的关系框架，为其后的研究提供必要的理论前提。

（8）情志生理

一切心理活动的终极原因最终要落脚到其生理基础。只有对情志活动作出生理层面上的解释，该学科才具有科学基础。现代心理学之所以从1932年算起，就是因为德国心理学家冯特建立起世界上第一个心理实验室，成为心理学发展史上的分水岭。心理学从此摆脱传统的哲学思辨，走上科学研究的途径。情志与脏腑的关系仍是核心问题，情志分属五脏，还是由一脏所主，五脏或一脏是如何主持情志活动及其变化的？这远非是哲学思辨式的猜测或前人文献演绎式的阐发等文章所能回答出来的。严格讲，此类研究于事无补。需要从情志病证入手，借鉴情绪生理的研究手段，一步一步地探索、揭示脏腑主持情志活动的具体机制。我们的前期工作显示：肝脏在情志活动中发挥着比其他脏腑更为重要的作用，肝调畅情志、调节情志活动生理机制与机体单胺类神经递质有关。深入持久地开展这一研究将逐步揭示情志的生理基础。

（9）情志病理

主要研究情志致病的条件、方式和损伤脏腑的规律，探索情志病证的病理生理微观机制，为情志病证的防治提供理论支撑和知识基础。与情志概念、分类等不同，古代的文献资料对此仅具有参考意义。情志病理研究需要在严格科研设计下的流行病学调研，尤其病理生理学指标的检测，以积累研究工作的资料，从中寻找、发现共性规律。例如，我们依据10余年的工作积累，总结出情志致病方式和损伤脏腑的规律，提出"多情交织共同为病首先伤肝"的科学假说，为该领域的研究进行了有意义的探索。

（10）情志病证及其防治

这是一临床结合理论的研究内容。需要搞清楚情志病证的共性特征及其与其他病证的鉴别依据，总结预防和治疗情志病证的经验方法，上升到理论水平，为各具体情志病证的防治提供理论指导。

以上 10 个方面涉及该门学科需要研究和回答的基本问题，因此，可视为中医情志学学科的基本框架。

第二节　基本思路

一、准确把握研究对象的确切内涵

先生基于对中医基础理论的深刻理解和娴熟应用，深知准确理解中医理论的确切内涵，是保障现代研究真正促进中医学术发展的必要前提。先生一再告诫，不管研究中医理论的哪一类问题，一定要首先搞清楚该理论的确切内涵。否则极易出现"张冠李戴"，偏离研究的初衷！对于近年基础理论若干研究报道中出现的研究结果偏离中医理论的现象，先生多次指出，如果搞清其理论本义，就不至于出现这种局面。如果准确把握理论的确切内涵，其研究结果就有可能为中医理论增添新的内容和证据。

为此，先生对我们申报的研究课题，首先指导阅读中医前贤的有关论述，其后精辟讲解理论含义。张启明副教授运用计算机仿真技术开展五脏精气生克规律数学模型的研究，其前后数次讲解精气的不同含义，介绍历代医家有关五脏精气生克制化的不同论述，指导其选取其中基本观点为依据开展研究。张启明副教授的工作取得了有价值的研究成果，该选题得到了国家中医药管理局科研基金的资助。我们学科的其他课题无不受到这一科研思路的熏陶与启迪，各课题取得较好的研究成果与先生这一思路的指导密不可分。

二、选准藏象研究的切入点

中医基础理论现代研究选取切入点一直是研究者所关注探讨的问题。针对多年来从脏腑证候入手探索藏象实质的研究思路，先生总结其成败得失，提出从反映五脏基本功能失常证候入手的新思路。先生认为藏象以五脏为核心，五脏基本生理功能是藏象的主要体现。抓住反映五脏基本功能失常证候，就有可能直接探索藏象实质。

对肺藏象的研究，主气与主行水是肺脏的两项功能，该功能均是通过其"宣发肃降，通调水道"的基本功能而实现。抓住肺失宣肃小便不利证开展研究，可直接探索肺藏象实质。张庆祥博士率先进行该研究工作，经孙广仁教授进一步深入研究，取得了反映肺藏象生理机制的初步成果。

肝藏象是全国最早研究的藏象之一。早在20世纪80年代初期，湖北中医学院（现湖北中医药大学）就试图通过"肝郁证"研究，打开探索肝藏象之门；其后湖南开展肝郁脾虚证及肝火上炎、肝阳上亢、肝胆湿热等系列证候研究；黑龙江中医学院（现黑龙江中医药大学）进行"肝郁气滞证"研究等，均取得较有价值的研究成果。但对肝藏象实质的揭示及肝脏理论的发展作用不大。

在先生的指导下，我们紧紧抓住肝疏泄失常始发证开展持续深入研究，初步揭示肝主疏泄功能生理机制，探察肝藏象活体结构，提出"肝气逆、肝气郁两证"为肝疏泄失常始发证新论点，"肝主疏泄与调节机体单胺类神经递质水平及其效应有关""下丘脑及肝胃器官组织通过单胺类神经递质形成的功能联系可能是肝藏象活体结构"以及"多情交织共同为病首先伤肝"等新假说。初步表明，这一思路可能对探索肝藏象实质和发展创新肝藏象理论是有效途径。

三、探索五脏功能机制及其活体结构，创新藏象理论

（一）基本思路

藏象研究的基本目标是藏象理论的发展创新。先生强调：新的藏象理论一定要继承原有理论有效指导临床辨证论证的精髓；同时应增添反映藏象功能机制及其活体结构的新认识、新内容，为临床疾病诊治及方药研究提供清晰明确的科学理论依据。先生提出这一思路具有深刻的科学内涵。

首先，藏象是"藏于体内的内脏器官及其表现于外的生理病理征象"，是中医前贤在粗略解剖知识的基础上，通过"司外揣内""以象测藏"方法所建立的有关人体组织结构及其功能活动和病理变化的理论认

识。五脏生理病理征象由构成五脏系统的组织结构及其功能活动所产生，是机体在生命活动状态下，生命活动过程中的特有表现。因此，采用现代检测手段，打开"黑箱"，探索活体状态下的各脏组织结构及其功能机制，是藏象研究由"以象测藏"进入到"深入探脏"的必由之路；是藏象学说深化、创新的基本途径。因此，新的藏象理论应能够提出反映藏象活体组织结构及其功能机制的新认识。

其次，活体结构和功能机制是藏象理论深化，新藏象学说形成的两个要素及两个关键问题。活体结构也可称之为功能结构，是指机体在生命活动过程中由生命活动需要所形成的功能结构，即在机体原有的器官、组织结构的基础上，因生命活动的需要而产生的器官、组织的功能联系。这一概念来源于欧美国家生命科学兴起的"结构生物学"。生命科学研究显示，生命活动中机体产生若干新的联系结构，不同水平的机体生命活动的复杂现象无法由其解剖器官组织功能说明。因此，着重阐明机体功能结构的该新学科应运而生。可以认为，这是中医学与现代新学科在现代水平上的不谋而合，或曰为中医藏象现代研究提示一合适的启发和参照。功能机制系指产生功能的机体的不同层次结构、功能及其相互关系，即功能是如何发生的，哪些组织结构及活性物质通过何种途径发挥何种作用而产生其功能的。阐明一种机制表明该学科由现象描述向本质阐明的飞跃。中医学藏象功能机制的揭示与阐明标志藏象学说由传统的整体水平上的描述向内部深层本质的逼近！

再者，结构与功能的统一，提示仅仅探索功能机制只是任务的一半，同时探察产生功能机制的结构才是问题的全部。结构生物学是生命科学中兴起的新兴学科，与以往学科不同，它着重研究阐明生命活动中的结构组织。中医学脏腑是结构与功能的统一体，从功能中探察其结构，即寻找其活体结构，是藏象研究所必须研究完成的任务。

（二）深入研究

按照先生这一基本思路，我们对肝藏象进行较为深入的研究探索和理论总结。

肝具有主疏泄与主藏血两大功能，包括调畅气机、情志，促进脾胃运化，调节男子排精与女子排卵；贮藏血液，调节血量，收摄血液及防治出血。各具体功能之间具有内在联系，其中主疏泄，调畅气机是其基本功能，贯穿其他各功能之中。因此，以这一基本功能为主线，由肝疏泄失常始发证入手，首先探索该功能的基本机制，揭示产生该功能的活体结构轮廓。

概括我们对肝疏泄失常始机制的系统研究显示：调节机体下丘脑、肝、胃等器官及外周血液中单胺类神经递质含量，调节交感、副交感神经活动，可能是肝主疏泄的基本机制。通过以上调节活动，机体下丘脑、肝脏、胃及小肠等器官组织形成的功能联系可能是肝藏象的活体结构的基本轮廓。

以上仅是肝藏象实质的初步假说，需要今后大量深入细致地研究以给予补充、修订，尤其需要逐步廓清肝与他脏的联系和区别，真正阐明其具体的机制和结构，揭示西医学尚未认识的生命活动规律，使中医基础学科在生命学科中占据一席之地，为中医临床、中药药理研究提供对象清楚机制明确的藏象理论，引导临床、方药研究实现飞跃，带动中医药学与现代科学的接轨与融合。

医论医话

先生自 1958 年始写医学论文《谈谈"舍脉从证""舍证从脉"的意义》，发表于当年的《山东医刊》杂志中，后来又有多部论文和著作发表。为了让读者能够全面系统地了解先生的学术思想，特将其历年来发表的论著，摘其要者，分为"思路方法""藏象经络""病因病机""诊法辨证""治则治法"和《内经》研究"等六部分进行介绍，并于每篇论文后附以"按语"，作为该篇论文的导读。

"思路方法"由《浅谈中医学的继承和创新》（中国中医药信息 1997 ）、《中医理论与应用》（山东中医药大学学报 2000 ）、《中医基础理论答疑·第一讲绪论答疑》（山东中医杂志 1982 ）、《中医基础理论自学重点提要·阴阳五行学说中的几个问题》（中医杂志 1985 ）等 4 篇论文组成，反映了先生关于中医学的研究发展思路，对中医学理论体系的特色及其优势的认识，以及对古代哲学的唯物辩证思想和阴阳五行学说对中医学理论的影响和作用的评价等。

"藏象经络"由《谈谈"藏象学说"》（北京中医学院学报 1984 ）、《中医基础理论自学重点提要·藏象学说中的几个问题》（中医杂志 1985）、《中医基础理论自学重点提要·气学说中的几个问题》（中医杂志 1985）、《对中医学气的认识》（浙江中医药大学学报 2000）、《中医基础理论自学重点提要·经络学说中的几个问题》（中医杂志 1985）等 5 篇论文组成。主要反映了先生对中医藏象理论的发挥及对其临床应用的认识，对中医学气的概念、气与阴阳和火的关系等的新观点，对经络的概念和临床意义的评价等。

"病因病机"由《中医基础理论自学重点提要·病因与发病中的几个问题》（中医杂志 1986）、《中医基础理论自学重点提要·病机学说中的几个问题》（中医杂志 1986）、《病机十九条临床应用》（山东中医学院学报 1977）等 3 篇论文所组成，主要反映了先生在病因病机制论方面的建树和成就。

"诊法辨证"由《谈谈"从脉舍证""从证舍脉"的意义》（山东医刊 1958）、《谈谈辨证》（山东中医学院学报 1977）两篇临床应用论文所组成，反映了先生在临床辨证方面的深厚功底。

"治则治法"由《中医基础理论自学重点提要·防治原则中的几个问题》（中医杂志 1986）、《温法的临床运用与体会》（中医杂志 1989）、《通法俚言》（中医杂志 1990）、《下法的临床运用与体会》（中医杂志 1990）、《补法的运用》（中医杂志 1989）、《治咳之要在宣降》（山东中医学院学报 1987）等 6 篇论文组成，反映了先生对中医治则治法理论的深刻认识以及在临床上的应用经验体会。

"《内经》研究"由《读内经札记》（一）至（八）（山东中医学院学报 1983~1986）系列论文和《内经的五郁及其临床意义》（山东中医学院学报 1978）等 9 篇文章组成，反映了先生多年来结合临床研究《内经》的心得体会，其中不乏发前人未发之处。

第一节　思路方法

一、浅谈中医学的继承与创新

中国医药学有着数千年悠久的历史，是我国劳动人民长期与疾病作斗争的实践经验总结，是历代医家不懈努力，在不断继承、创新、再继承、再创新的过程中，逐步形成和发展起来的。

（一）中医学发展的历史回顾

中医学两千多年的发展史表明，无论是医学理论的进步，还是临床诊治技能的提高，都是在社会生产力发展、人们对自然界及对人体认识水平不断提高的基础上发展起来的；是后世医家在继承前贤理论、经验和教训的前提下，结合自己的医疗实践，不断创新而丰富和完善起来的。

《黄帝内经》的成书问世，奠定了中医学理论的基础。但《内经》一书，即是在汲取前人理论和经验的基础上，结合当时先进的自然科学和社会科学知识形成的。据考据，《内经》一书所引证的古代医著就有20余部。如《素问·玉版论要篇》说："《五色》《脉要》《揆度》《奇恒》，道在于一。"马莳注曰："《五色》《脉变》《揆度》《奇恒》俱古经典名。"顾观光亦云："马注'俱古经典名'，其说是也。"（《素问校勘记》）《内经》以降，历代医家多宗《内经》之旨，在继承的基础上，不断创新，不断发展。如《难经》在继承《内经》经络学说的基础上，对奇经八脉的循行作了进一步描述，并指出了"奇经之为病"（《难经·二十九难》），发展了《内经》经络学说的理论。

汉代张仲景在"勤求古训，博采众方，撰用《素问》《九卷》《八十一难》《阴阳大论》《胎胪药录》"等古典医籍的基础上，联系自己的临证经验，"并平脉辨证，为《伤寒杂病论》合十六卷"（《伤寒论·原序》），创造性地提出了中医学辨证论治的理论体系。

金元四大家在继承《内经》及前人理论的前提下，结合当时社会背景、气候特点，以及各自的临床实践，各立新说，极大地推动了中医学的发展。

明代医家赵养葵，根据《素问·灵兰秘典论》中"主不明则十二官危"一语进行推论，认为人体十二官之外，别有一主，曰："愚谓人身别有一主，非心也。命门为十二经之主。"创造性地提出了肾间命门说，发展了中医命门学说。

温病学说的形成，亦是在继承《内经》《伤寒杂病论》以及金元医家等关于"热病"认识的基础上，由明清医家结合各自的临床诊治经验，不断总结、归纳，逐步形成和完善起来的。

（二）中医学继承与创新的关系

中医学发展史是一部不断继承创新，由此推动中医学不断前进的历史。可见，继承和创新是相辅相成，不可分割的。创新是在继承的基础上的突破与发展，继承则是对创新的扬弃与延续。继承是创新的前提基础，创新是继承的目的和发展。没有继承，中医学不能延续，创新则成为无源之水、无本之木；没有创新，中医学将无以发展，只能循环往复，停滞不前，只有充分的继承，才不致割断历史；而只有在继承的基础上不断创新，才能不断地推动历史前进。如金元医家张元素根据《内经》《伤寒论》《中藏经》等有关药物应用的理论，结合自己的用药心得，提出了"脏腑寒热虚实用药式"学说，发展了中药应用学说。李东垣学于张元素，在其师脏腑病机学说的启示下，联系自己的临床实践，独创脾胃学说，成为"补土派"的代表。王好古与李东垣，既是同窗好友，又是师生关系，继承颇多，其在治疗上扩大了"六经辨证"范围，在理论上发挥了"阴证"形成机制。可见，只有在充分继承的基础上，不断有所创新，才能不断推动中医学的发展。

（三）中医学的继承内容及创新条件

1. 继承的内容

（1）中医继承范围

应以经典医学著作为主，兼顾历代医家临床著作。而经典著作中，又首推《内经》《难经》《伤寒论》《金匮要略》等经典。清代著名医家程钟龄非常重视医学教育，他主张学医者要"博鉴群言"，要求自《内经》《难经》入手，再学仲景，续读四子之书。他认为："医道自《灵》《素》《难经》而下，首推仲景，以其为制方之祖也。然仲景论伤寒，而温热、温疫之旨有未畅。河间论温热及温疫而于内伤有未备。东垣详论内伤，发补中、枳术等论，卓识千古，而于阴虚之内伤尚有缺焉。朱丹溪从而广之，发'阳常有余，阴常不足'之说，以补前贤所未及，而医道亦大全矣。"因此，继承的范围应包括中医学四大经典、金元四大家、温病医家等的重要著作，以及药物、方剂等重要著作。继承他们的医学理论、医学思想、思维方法、诊治技巧、临床体会、方药特点等，为中医学的创新和发展，打下坚实的基础。

（2）中医学继承方式

师承，是一种非常重要的继承方式，古之学有成就者，大都经过名师传授。如张仲景"始受于同郡张伯祖"，穆大黄、荆山浮屠、马宗素从师于刘完素，罗知悌求学于荆山浮屠，朱丹溪从学于罗知悌等。这种师承方式，多经过老师言传身教，有助于掌握老师的学术思想，继承其临证经验，达到承上启下的目的。

私淑，是通过文献传播的形式达到继承目的的一种方式，是后人继承前贤的常用方式。如金元医家张从正私淑于河间之学，但其着重于对治法的研究，强调攻邪祛病之法，成为攻邪派的代表。再如叶天士、吴鞠通虽非同时代人，但吴鞠通通过学习叶天士的著作，认为其"持论平和，立法精通"，随加研习，再结合自己的实践认识，著成《温病条辨》一书，创立三焦辨证的理论，系统和完善了温病学说理论体系。

讲学，是中医学继承的又一种方式。如清代医家张志聪因受明末医家卢之颐讲学的影响，故而在继卢之后，在杭州胥山建起了"侣山堂"，召集同仁及生徒，"讲论其中，参考经论，辨其是非"，发扬光大中医学，并率其门人弟子等集体编著了《黄帝内经素问集注》《黄帝内经灵枢集注》。目前中医学继承的主要方式是学校系统教育，这种教育形式有利于学生广泛涉猎各科知识，继承众家之长，也便于大量培养医学人才。

2. 创新的条件

创新是在继承前提下的突破与发展，是中医学发展的重要环节。但要创新，则须做到在继承中扬其精华，弃其糟粕，师古而不泥古，不断开拓新领域，发现新规律，提出新理论，创立新方法，为中医学宝库增添新知识。如此，才能"青出于蓝而胜于蓝"，推动中医学的不断发展。如朱丹溪为刘完素的再传弟子，他在继承刘完素火热病机论思想的基础上，又旁及李东垣、张从正、王好古等诸家之学，联系当时实际，独创性地提出了"阳常有余，阴常不足"的著名论点，成为"滋阴派"的代表。

（四）当前中医学继承与创新中的存在问题及解决对策

1. 存在的问题

首先是专业思想不稳定。种种历史和社会的原因以及目前社会上的种种偏见，影响了中医界师生和医护人员的专业思想，导致了中医院校在校生专业思想不稳定，而毕业生工作不安心的局面，从而影响了中医队伍的素质。

其次是思维方法的限制。中医学主要采取抽象思维的方法，与西医学相比，缺乏直观性、精确性，由此增加了后学者对中医理论理解的困难，因而影响了中医学的继承与发展。

再次是继承不足，盲目发展。目前许多人未认识到中医学继承的重要性，不了解继承与发展的辩证关系，不注意学习和继承前人的理论和经验，满足于一知半解，浅尝辄止，盲目发展，即如俗话所说"不会走就想跑"，其结果只能是把中医搞得面目全非。

最后是以西医理论指导中医临床。在临床处方用药中，不是以中医学基础理论为指导，而是依据西医理论及中药药理研究为指导，如见炎症，则首选清热解毒药；见冠心病，则重用活血化瘀之品；遇到肿瘤，则每用软坚散结之法。他如以黄连消炎，大青叶抗病毒，五味子降低转氨酶等等。这种做法严重干扰和混淆了中医学辨证论治的诊疗思想。

2. 解决的对策

首先领导要重视。各级领导要关心中医事业，加大投入，切实把继承和发展中医学当作一件大事来抓。在保持中医学特色的基础上，注重从人才培养、教师队伍建设、教材建设、科研及医疗条件的改善等多方面给予大力支持和照顾。

其次自己要争气。中医学之兴衰存亡，关系到中医界每个人的荣辱。因此，广大中医同仁要端正态度，树立高尚的敬业精神，发扬中医学特色，既不要自高自傲，也无须自卑自弃。要善于学习，勤于总结，切实为广大人民的生活保健及医疗解决实际问题。注意探求新规律、解决新问题，不断创新和发展中医学。

再次继承要充分。程钟龄在《医学心悟》中曾说过："知其浅而未知其深，犹未知也。知其偏而未知其全，亦未知也。"要充分认识中医继承的重要性，不仅要认真学习历代医家的医案、医著，而且要潜心研究中医学的经典著作，并要学深吃透，真正领会其精神实质，为中医学的发展打下坚实基础。

最后要多学科研究中医。中医学理论体系本身即含有大量的多学科知识，但由于其思维方法和历史条件的限制，显得较为抽象、笼统、模糊，故应运用现代科技加以开发和研究。如山东中医药大学肝藏象研究组通过临床检测，从肝脑血流图、血清雌激素、尿儿茶酚胺等指标，以及实验动物中单胺递质的变化等方面，对肝气逆和肝气郁证进行了研究，结果表明二者存在着客观差异。这一研究，不仅证实了中医学基础理论，而且为中医学证的客观化诊断奠定了基础。可见，在现代科技飞速发展的今天，中医学要赶上时代的步伐，必须力邀现代科技各行各业有志之士，从多学科、多方法、多途径研究中医学，以冀中医学在 21 世纪有一个划时代的发展。

按：本文原载《中国中医药信息杂志》1997 年第 4 卷第 7 期。论文讨论了中医学继承与创新的辩证关系，指出中医学的发展史就是不断继承创新，由此而推动中医学不断前进的历史。讨论了中医学继承的内容和创新的条件，指出中医学继承的范围应以经典医学著作为主，兼顾历代医家临床著作；继承的方式主要有师承、私淑及讲学三种；创新是建立在继承的前提下的突破与发展。同时，讨论了当前中医学继承与创新中存在的问题及解决对策，指出存在的问题主要有：专业思想不稳定；思维方法局限；继承不足，盲目发展；以西医理论指导中医临床。解决的对策有：领导重视；自己要争气；继承要充分；要多学科研究中医。

（张珍玉　张庆祥）

二、论中医理论和应用

中医学是实践医学，实践形成理论，理论又反过来指导实践。

（一）整体观念为主导思想

1.人体自身的整体观

人体是以五脏为中心，经络为桥梁，"内属于腑脏，外络于肢节"，构成完整统一体。如同是疮疡，生在不同的部位，治疗效果亦不同。项后正中对着口唇的地方发生蜂窝织炎，俗称"对口"，比较易治，因为此处属于奇经八脉中通诸阳的督脉，易溃、易散、易愈；而"偏对口"则难愈，因为此处属于十二正经的足太阳经，主寒水，本寒标热，故不易溃而难愈。

2. 人与自然的整体观

人生活在自然环境中，时刻受自然界的影响，"天食人以五气，地食人以五味"。如结肠炎这种病，刮西北风容易犯病，体现了西北风的性质以及风和肠的关系。有的荨麻疹则与西南风有关。以上只是举例说明理论不是空洞无用的。中医治病之所以有效，就是有中医理论指导。现在临床上大部分中医师不用中医理论指导，而是用西医观念指导，用西医理论开出中药治病。什么是中药？中国产的药叫中药？错了！中药的舶来品也不少。离开中医理论指导的药材不叫中药，如盐酸小檗碱、麻黄素不是在中医理论指导下应用，所以不是中药。现在临床上常见的血压高、血糖高、血脂高，用中药降血压、血脂、血糖永远赶不上西药。因为，中药治病是从整体出发调整人体的偏颇。如针灸治疟疾，关键是调整阴阳，恢复正气，从而治愈疾病，并不是针刺能杀死疟原虫，这就是中医理论。现在的通病是某药降压、某药降糖、某药降脂、某药抗癌等，但是永远不如西药。要发挥中医特色，研究中医理论。世界向往中医，我们要把中医的特色教给学生，发扬光大中医学术。

3. 整体观念贯穿在中医学生理、病理、诊断、治疗用药等各方面

现在研究中药，只注重化学成分。中医是以四气五味、药用部位定效用。子、叶、花向上、向外生长，治上焦病；根在下部有向下向内的趋向，多用于治下焦病，因为它们接受自然界生长化收藏的气不同，所以用此补偏救弊有效。《伤寒杂病论》全部的活血化瘀方中都没有红花，这就是按中医理论整体观念指导组方的体现。《伤寒杂病论·序》中说得很清楚，仲景是根据《内经》理论撰写《伤寒杂病论》的。仲景所以不用红花，就是因为它是花，诸花皆升（旋覆独降），《伤寒杂病论》的瘀血在下焦，故不用。另外，对比王清任的几个逐瘀血汤和妇科常用的生化汤、跌打损伤常用的复元活血汤等也可以说明同样的道理。

先生从来都不反对中医借用现代科技手段诊察疾病。例如咳嗽用听诊器听到有干、湿啰音，但是只依此开不出中药方，如果中医四诊参考干湿啰音开方，服药后咳嗽愈，干湿啰音亦消失，证明此方有效，不是很好嘛。用现代科技手段和方法证实中医，这是我们应当做的，但不是惟一要做的，关键是要发挥中医的特长。我们的科研、教学、文献工作最终目的都是为临床治病服务，理论不结合临床能行吗？再如关节炎与天气变化的关系，今天天气很好，明天要变，关节炎病人知道，这就是自然界天气变化对疾病影响的表现，例子很多，不能一一列举。人生存在自然环境中，疾病也时刻受自然条件的影响，此乃亘古不变之理。

（二）阴阳五行为论理方法

阴阳五行是古代的哲学概念，因为阴阳和五行关系至密。张介宾说："阴阳是五行之气，五行是阴阳之质。"二者不可分离，阴阳五行属于中国古代哲学范畴，哲学是指导科学的，不能代替科学。若中医学就是阴阳五行作为哲学取代了中医学，必然阻碍中医学的发展。中医学要发展必须打破这个框框，摆脱哲学的代替。

阴阳五行理论的运用在中医学范围内以藏象学说为主，应用在生理、病理、诊断、治疗以及药物等方面。自然界的运动发展就是用它来说明的，人生活在自然界中，当然不能例外，药物更是如此。所以，目前还必须要掌握并理解它。但许多人理解错了，把阴阳作为具体的物质来认识了，要研究阴阳的实质，这是永远不可能的。因为阴阳有名无形，必须附着事物说明。临床的阴虚阳虚、滋阴药、助阳药并不是阴阳的实质。临床非阳病即阴病，那是疾病的属性、分类，临床所有的病皆可分为阴病、阳病，为什么不这样称谓？就是因为有名无形。临床疾病必须通过辨证认识，只有在阴阳受到根本损伤时才可用阴阳直接命名。根本是什么？肾！老年便秘属肾阴虚，可以直称阴虚便秘。阴阳的概念必须掌握"有名无形"，它什么都可代表，但什么都不能代表阴阳，只能属于阴阳。五行不是五种物质的实质，而是它们的属性。心属火，但心病不等于火病。治病要理解关系，疾病是因为生克制化关系的破坏，有生有克才能生化。《素问·宝命全形论》说："木得金而伐，火得水而灭，土得木而达，金得火而缺，水得土而绝。"这样是说单纯的相克吗？不，体现的是制化的特点，有生有克，有克有生。所以，阴阳五行是中医学的论理方法。

（三）藏象、经络、气血津液是理论核心

1. 藏象

何谓脏腑？什么是藏象？脏腑完全以解剖说理，藏象以解剖学为基础，但不以解剖学说理，要明确从中医学角度不应称脏腑，而应称藏象。因为，藏象含解剖学为基础之脏腑，离开解剖便无藏象，但藏象不以解剖学说理，阴阳五行是其论理方法。要知为什么叫藏象学说，脏居于内，象见于外，有黑箱学说的特点，有解剖学基础，如肺主呼吸、心主血脉就是明证。而肺主治节、宣降，心主神明，脾主运化等，就是藏象。有人要把中医藏象和西医脏器合到一起，合不上，因为中医藏象以阴阳五行论理，而脏腑是以解剖学说理的，用阴阳五行说理时不叫脏腑，叫藏象。中医治病的指导理论核心就是藏象。临床见神明错乱、失常，西医治疗以脑为中心，而中医是要经过辨证的。神志失常的精神病是实证要治心，因为心主神明；记忆力减退的虚证要治肾，因为肾藏精生髓，充脑藏志。志者，记忆也。脑萎缩要治肾不能治心，此即中医理论，能分得清，治疗就有效，否则，非但无效反增病。

2. 经络

经络是人体的生理组成部分，含神经、血管、内分泌等系统，但不能等于神经、血管、内分泌系统，而是它们综合作用的结果。针刺治疗面瘫是经络作用，非神经作用。经络到底是什么？至今无结论。西医是解剖刀下找经络，永远找不到，因为它不是解剖刀下形成的概念，解剖的是尸体非活体，活体很复杂，气化起作用。从解剖学而言切除脾后照常吃饭，西医永远不承认脾主运化，但在中医舍此无法指导临床。必须分清脾胃用药不同，脾宜甘温，胃宜甘降，二者一阴一阳，一升一降，表里相关。治脾为的是治胃，治胃为的是治脾，用四君子汤也可治胃病，就是治脾达到治胃的目的。能做到这一点说明临证已达到一定的水平。

3.气血

气既是哲学概念，又是医学概念，中国古代科学家认为气是宇宙的本原，没有气，就没有宇宙。宇，上下四方；宙，古往今来，气充满其间。所以，气含有空间和时间的概念。无气的运动便无时间和空间，而且空间生时间。因为"天有五行御五位，以生寒暑燥湿风"，五位即空间，寒暑燥湿风即时间，所以说空间生时间。宇宙万事万物的变化皆因为气，连地球亦大气举之。气，作为哲学的概念，用在中医学论人体，它是生理组成部分，体现气的重要性。人死了什么都不少，只是少了气，不呼吸了，血液循环停止了，气血津液不能供养，机体本能丧失而死亡。怒则气上，轻则见头昏眩晕；恐则气下，有欲大小便的感觉；思则气结，惊则气乱，喜则气缓，悲则气消等皆有相应的改变。气虚则体弱、乏力、自汗，治疗气虚，以脾肺为主，入脾肺之药有人参、黄芪，因为脾胃是气血生化之源，肺主一身之气，脏腑经络之气皆由肺宣散，故治疗需考虑辨证要求。

情志变化会影响气机，气机异常也会导致情志变异，二者互为因果，治疗首先要抓住主次分别解决，不分主次解决不了问题。所以，脏腑、经络、气血津液是理论核心，辨证时要注意病在何处，脏腑、经络还是气血津液。脏腑的概念实际应该是藏象，现在常把二者混淆了，应当纠正过来。一藏象的病变能否影响他藏，影响气血津液的运行，还要看主次，气血津液病影响脏腑，肺脾病可以导致气病，气病也会导致肺脾病，血病能引起心肝病等等。

4.津液

津液也是人体的生理组成部分。病变特点与气候关系密切，春秋气候燥，人体也燥。津液润养脏器，津液亏乏脏腑功能减退，出现津亏便秘。大肠主津，小肠主液，治疗泄泻要分大肠泻还是小肠泻。西医所说的结肠炎属大肠泻，小肠泻多由饮食不节引起。治大肠泻，要视其通与不通，结肠炎有时候不泻反秘，大肠是传导之官，传导太过就泄泻，不及就秘结。所以，治大肠泻要根据传导特点，痢疾属大肠泻，用通因通用，虽泻还要通。治小肠泻则用分利的方法。

脏腑、经络、气血津液是理论核心，可现在有许多人不考虑这些，而是用西医病名，说脑血管病、心血管病、面部痤疮、内分泌失调等。作为中医不能随便用西医病名和术语，因为西医要通过物理、化学方法才能确定诊断，不是随意说的。如中医也学西医写什么"不明原因发热"，既然是不明原因，你开什么方？用什么药？治什么病？西医可以写，因为用物理和化学的方法未找出原因。身为中医要在中医方面下功夫。国外的人向往中医，自己却自卑，说明尚未真正认识中医。现在临床已证实，中医确有精华，治肺宣降失常之咳嗽、气喘，外感用宣，治内伤咳嗽以降为主，掌握好辨证，两剂药就能治好。从配方看中医学之奥妙更有意义，小柴胡汤是临床常用方，内有半夏，其作用是什么？降逆止呕，历代医家皆如此说。但是，麻黄汤证有体痛呕逆，桂枝汤证有鼻鸣干呕，都不用半夏，惟独小柴胡汤之心烦喜呕才用，为什么？热入血室并无呕逆，为什么也用半夏？根据我的临床体会，半夏能协助小柴胡汤治表里证，半夏的性味是辛开苦降，辛能散，苦能降。现在临床几乎完全抛弃了四气五味。张洁古认为小柴胡汤治表证、里证、半表半里证，就是用半夏之辛味协助柴胡走表，苦味助黄芩治里。要学会体验中医学理论的精深。

（四）辨证论治是诊疗特点

中医学以辨证论治为诊疗特点，在整体观念的指导下进行。辨证为了论治，而论治也是对辨证正确与否的验证。由于证是由病因、病位、病机在疾病的某一阶段所表现的病情和病势，辨治时还要因人、因时、因地制宜。证由病来，没有病不可能有证，所以辨证必须在辨病的基础上进行。全部《伤寒杂病论》开始就是太阳证，不了解六经证，就不可能知道伤寒病。四诊，望、闻、问、切，许多人以问为主，认为切脉是形式，基本不考虑脉的问题。历代医家著述的脉书很多，诊脉对诊断意义重大。虽然有"胸中了了，指下难明"之困惑，但也有些非常符合病机的脉象，有一锤定音之功，何证就该有何脉。临床病证虽复杂，切脉诊病是至精至微之术，不可不掌握。辨证论治有上病下治、下病上治，左病治右、右病治左，内病外治的理论。《金匮要略》指出疾病不同，而病因、病机相同，则用同一治法。如"痉湿暍"篇的风湿与"水气"篇的风水，都用防己黄芪汤治疗而达到固表利湿和营卫之功。又如疾病和症状不同，而病因相同，亦可用相同治法，如肺痈喘不得卧与支饮不得息，二者都属于邪实壅盛，因而都可用葶苈大枣泻肺汤。另外，疾病虽不同，但主症和病机相同，故可同治。虚劳腰痛，少腹拘急，小便不利与"妇人"篇之转胞，前者为虚劳肾阳不足，下焦寒水不化，后者为妇人转胞，胎气不举，下压膀胱。二者主症都是小便不利，是肾阳虚衰所导致，故都可用肾气丸治之。

由此可见辨证和论治不是简单从事的，应有深广的基础理论才能掌握辨证论治的要旨。治病药物是一方面，针灸、推拿等非药物疗法，也是不可或缺的部分，还有内治、外治的不同。针灸又要精通经络理论，掌握好腧穴知识和手法，不要仅仅以痛为腧，更要按中医理论指导辨证处方。（迟华基根据讲座录音整理）

按：本文原载于《山东中医药大学学报》2000年第24卷第3期。文中论述了中医学基础理论及其临床应用。①整体观念为中医学的主导思想，贯穿于中医学生理、病理、诊断、治疗用药的各个方面，反映了中医学的特色。②阴阳五行是中医学的论理方法。阴阳五行属于古代哲学范畴，属于中医学的思维方法，不能取代中医学；阴阳五行理论主要用于中医学的藏象学说；阴阳的概念必须掌握"有名而无形"。③藏象、经络、气血津液是中医学的理论核心。藏象与脏腑的概念不同：脏腑完全以解剖说理，藏象以解剖为基础，但不以解剖说理，在中医学应称藏象而不应称脏腑，中医治病的指导理论核心是藏象；经络是人体的生理部分，含神经、血管、内分泌等系统，但不等于神经、血管、内分泌等系统，而是它们综合作用的结果；气既是哲学概念，又是医学概念；情志变化会影响气机，气机异常也会导致情志变异。④辨证论治是中医学的诊疗特点，在整体观念的指导下进行；辨证是为了论治；证由病来，是由病因、病位、病机在疾病的某一阶段所表现的病情和病势，辨证必须在辨病的基础上进行。

（张珍玉）

三、中医学基础答疑——绪论答疑

（一）为什么说唯物论和辩证法思想是中医理论的思想基础？

中国医药学是古人在长期医疗实践的基础上形成和发展起来的。在它的形成和发展过程中，受着古代朴素的唯物论和自发的辩证法思想的深刻影响。因而在它的理论体系中无论是生理、病理、诊断以及防治等方面，始终贯穿着丰富的唯物主义观点和辩证法思想。

1. 唯物主义观点

辩证唯物主义认为，承认世界的物质性是一切科学研究的前提。中医学对宇宙的本质、生命的起源、疾病的成因以及形体和精神的关系等重大问题，均给予了唯物的说明。

（1）对宇宙本原的认识

我国古代唯物主义者认为宇宙的本原是物质，是阴阳二气相互作用而形成的。《内经》说："积阳为天，积阴为地。"也就是说天是一种轻清的物质（阳气）升腾于上逐渐积聚而构成的，地是一种重浊的物质（阴气）凝结于下逐渐积聚而形成的。至于天地之间的万物，也是阴阳二气相互作用的结果。《易传·系辞上》说："精气为物。"汉·孔颖达注疏曰："云精气为物者，谓阴阳精灵之气，氤氲积聚而为万物也。"这种唯物主义的观点，产生在 2000 多年前，可以说是难能可贵的，对唯心主义的"天命论"是有力地驳斥，使中医学彻底摆脱了唯心论的束缚。

（2）对生命起源的认识

中国古代思想家对人体生成的认识，也表现了唯物主义的先进思想。如汉·王充说："人，物也；万物之中有知慧者也""人之所以生者，精气也。"中医学继承这一先进思想，认为人体主要是由精气构成的，精气是构成人体的基本物质。《灵枢·经脉》说："人始生，先成精，精成而脑髓生，骨为干，脉为营，筋为刚，肉为墙，皮肤坚而毛发长。谷入于胃，脉道以通，血气乃行。"精又分先天和后天两种。先天之精禀于父母，后天之精来自饮食水谷，先天之精依靠后天之精的濡养而不断壮大。人体的气血运行、津液的输布与生命活动，都是由精所构成的形体所产生。所以《素问·金匮真言论》说："夫精者，身之本也。"

（3）对疾病成因的认识

在古代，由于科学技术文化水平低下，人们对危害人类健康和生命的自然力量，感到恐惧和束手无策。对此，唯心论者认为，疾病的形成乃是鬼神作祟，是天的意志，是神灵对病者过失的惩罚。《内经》一针见血地批驳了迷信鬼神的人，指出："拘于鬼神者，不可与言至德。"中医学认为，疾病的形成是人们不知养生的结果，而并非鬼神所使。所以《灵枢·本神》说："故智者之养生也，必顺四时而适寒暑，和喜怒而安居处，节阴阳而调刚柔，如是则僻邪不至，长生久视。"这就明确告诉人们要想不生病或少生病，惟有遵循自然规律，使机体适应自然变化。

中医学还从自然界和人类机体两个方面去寻找病因，说明病理变化。如《素问·调经论》说："夫邪之生也，或生于阴，或生于阳。其生于阳者，得之风雨寒暑，其生于阴者，得之饮食居处，阴阳喜怒。"对致病邪气及其与机体健康的联系做出了唯物主义的说明。这种认识明确地划清了疾病和鬼神的界限、医学和巫术的界限。

（4）形神学说的唯物观

形神学说是中医学基本理论之一。它是在唯物主义的基础上提出来的。形即形体。神是在一定物质基础之上产生的，它有广义和狭义之分。狭义的神指人的精神思维活动，广义的神指人的生命功能的总体现。形神两者相互依存、相互影响。一方面形体的存亡决定神的存灭，神只能依形而存，决不能离形而生。正如《素问·汤液醪醴论》所说："精气弛坏，营泣卫除，故神去之。"另一方面，神的盛衰也直接关系到形的存亡。所以，《素问·移精变气论》说："得神者昌，失神者亡。"因此说一个健康的机体，是形神相互依存、相互作用的结果。其中，神是起主导作用的。

精神活动的高级形式是思维意识。《内经》认为精神活动是外界客观事物作用于机体的结果，心是思维活动的主要器官。《灵枢·本神》也说："所以任物者，谓之心。"所谓"任物"，就是通过接触外界事物来认识事物和把握事物。这就说明，中医学已经认识到人的精神思维活动是以外界客观事物和脏腑组织为物质基础产生的。这种认识是符合唯物论的基本精神的。

2. 辩证法思想

辩证法是关于事物矛盾的运动、发展、变化的一般规律的哲学学说。辩证法认为事物处在不断运动、变化和发展之中，是由于事物内部的矛盾斗争所引起的。中医学不仅认为一切事物都有着共同的物质根源，而且还认为一切事物都不是一成不变的，各个事物不是孤立存在的，它们之间是相互联系、相互制约的，所以说中医学不仅包含着唯物论观点，而且还包含着辩证法思想。

（1）认为世界一切事物都处在运动变化之中

《素问·六微旨大论》说："夫物之生从于化，物之极由乎变，变化之相薄，成败之所由也。"又说："成败倚伏生乎动，动而不已则变作矣。"该篇还指出"升降出入"是自然界一切生物运动变化的基本形式。"升降出入，无器不有""非出入则无以生长壮老已，非升降则无以生长化收藏"。"升降出入"一旦停止，就意味着生命活动的结束，所以《六微旨大论》说："出入废则神机化灭，升降息则气立孤危。""升降出入"具体体现于人体脏腑的功能活动，以及脏腑间的协调关系。如肺主呼吸，有宣有降，吐故纳新；脾升胃降，以及心火下降，肾水上腾，水火既济和肺主呼气、肾主纳气等方面。

（2）重视精神与生理活动之间的内在联系

中医学在长期医疗实践的基础上，还提出了人的精神活动与生活活动之间的内在联系。认识到精神不是孤立存在的，是生理活动的产物。正如《素问·阴阳应象大论》所说："人有五脏化五气，以生喜怒悲忧恐。"同时还认识到精神对机体的反作用，"怒伤肝""喜伤心""思伤脾""忧伤肺""恐伤肾"（《阴阳应象大论》）。过度的精神刺激和情志变动，可以导致气机紊乱，从而影响脏腑的正常生理功能，削弱正气，导致疾病发生。所以《上古天真论》强调要"恬惔虚无""精神内守"。

（3）强调内因是发病的主要因素

疾病发生的原因，可分六淫、七情以及饮食、劳倦等。但对于疾病的发生，古人不是单独从外因上去寻求，而是从机体内部去找根据。

中医学认为内因是发病的主要因素，邪气只有在人体正气虚弱的情况下，方能为害。所以《素问·刺法论》说："正气存内，邪不可干。"但是，中医学虽然重视正气在发病中的地位，但不排除致病因素的作用。机体正气对外界致病因素的适应能力是有限度的，若致病因素超越了人体正气的适应能力，就会导致疾病发生。这种观点完全符合辩证唯物主义中关于外因是条件，内因是根据，外因只有通过内因才能起作用的论断。

（4）正邪斗争的过程就是矛盾双方相互斗争的过程

疾病的过程就是邪正斗争的过程。疾病的发生尽管有多种原因，但其根本上关系到正气和邪气两方面的相互斗争。所谓正气，是指人体正常生理活动及其抗病能力；所谓邪气，是指各种致病因素。邪气侵袭人体，必然引起体内正气抵御。正邪斗争不是一成不变的：邪胜于正则病进，正胜于邪则病退。因而治疗疾病，就是要扶助正气，祛除邪气，改变邪正双方力量的对比，使疾病向痊愈方面转化。

由于唯物论和辩证法思想贯穿于中医理论的各个方面，并有效地指导临床，所以说，唯物论和辩证法思想是中医理论的思想基础。

（二）为什么说整体观念和辩证论治是中医学的基本特点？

在辩证唯物观的指导下，中医学在对人体生理功能、病理变化，以及在疾病的诊断和治疗方面，均有它的许多特点。但是，归纳起来不外以下两方面。

1. 整体观念

整体观念贯穿在整个中医学理论之中，无论在生理、病理、诊断、防治等各方面都是以其作为主导思想。整体观念的核心是强调联系。

（1）人体是一个内外相互联系的不断运动着的整体

中医学认为，人体以五脏为中心，通过经络"内联脏腑，外络肢节"，构成了一个完整统一的整体。人身任何一个脏器或组织都是有机联系的，而不是孤立的。在生理上，脏腑和皮、肉、筋、骨、脉等组织以及五官九窍，通过经络联络成了表里一致的统一体。因此，在病理情况下，脏腑的病变可以通过经络反映于体表、组织和器官。同样，体表有病也可通过经络内传脏腑器官。

根据这种理论，在诊断疾病时，可以通过五官、形体、色脉等外在变化，了解内脏的虚实，气血的盛衰，正邪的消长，从而做出正确的诊断。这就是后世医家朱丹溪所说的"有诸内，必形诸外"的渊源。在治疗上，"上病下取""下病上取""左病治右""右病治左"等治疗方法以及清肝治疗暴发火眼、宣肺治疗感冒咳嗽等具体治法也是据此道理制定的。

（2）人和自然界息息相关

《内经》早在 2000 多年前就对人与自然的整体关系作了充分、全面、合乎现代环境医学与生态平衡学观点的解释。人生活在自然环境之中，不能脱离环境而孤立生存。一方面人类必须从自然摄取赖以生存的物质；另一方面，自然界的运动变化也常常直接或间接地影响着人体。所以《素问·宝命全形论》说："人以天地之气生，四时之法成。"《六节脏象论》说："天食人以五气，地食人以五味。"这是说，人体必须接受自然界的空气和食物才能生存。自然界一年中寒暑更替，人体受其影响，也随之以不同的生理状态来适应。《灵枢·五癃津液别》说："天暑衣厚则腠理开，故汗出……天寒则腠理闭，气湿不行，水下流于膀胱则为溺与气。"意思是说，春夏气候温热，人体阳气趋向体表，腠理疏松，故多汗；秋冬气候寒凉，人体阳气内敛，表现为皮肤致密，少汗多尿。人体对自然界的这种适应，还表现在脉象上。《素问·脉要精微论》说："四变之动，脉与之上下，以春应中规，夏应中矩，秋应中衡，冬应中权。"这是说，由于寒暑的变迁，人体气血随之变化，表现在脉象上，就是春弦、夏洪、秋毛、冬石。

由于人体与自然存在着这种密切的联系，所以四时气候、地土方宜、居处环境及昼夜变化等自然条件的变化，如果超越了人体的适应能力，或者人体调节功能失司，不能适应自然条件的变化，都会导致疾病发生。

2. 辨证论治

辨证和论治，是认识疾病和解决疾病不可分割的两部分，是理论与实践的结合，是指导中医临床工作的基本法则。

"证"是"证候"，它是机体发病过程中某一阶段所出现的各种症状的概括。如"脾肾阳虚"，就是一个证候名称，它包括了脾阳虚的腹胀便溏、食欲不振和肾阳虚的腰膝冷痛、四肢不温、面浮肢肿等症状，反映了疾病的部位（脾肾）性质（阳虚）。所以中医治病基本上是从证候入手的。"论治"又叫"施治"，是根据辨证的结果，确定相应的治疗方法。

辨证论治之所以是中医学的一个特点，是因为它既不同于一般的"对症治疗"，也不同于西医学的"辨病治疗"。一个病的不同阶段，可以出现不同的证候；不同的疾病，在其发展过程中可能出现同样的证候。因此同一疾病在不同阶段表现出不同证候，治疗方法也就不同；而不同疾病只要证候相同，运用同一治疗方法，可以取得良好的效果。例如，同是消化性溃疡病，在其发病及发展变化过程中则有脾胃虚寒、湿热、瘀血和肝郁气滞以及阴虚等不同证候，就应根据不同的证候表现，施以不同的治疗方法。又如，脱肛、子宫脱垂、内脏下垂都属不同的病证，但都是由于中气下陷所造成，都可用补益中气的方法治疗。这就是中医学"同病异治""异病同治"的辩证观。

综上所述，中医治疗的着眼点不是病而是"证"，"证"是中医认识和治疗疾病的基点。辨证论治的精神实质就是针对疾病发展过程中不同质的矛盾用不同的方法去解决。

按：本文原载于《山东中医杂志》1982 年第 1 期。主要解答了中医学中的两个疑难问题。一是中医基础理论中的唯物论和辩证法思想；二是中医学的基本特点——整体观念和辨证论治。其中前一个问题当前仍有重新认识的必要。中医学对"人始生，先成精"的人体生命本原的认识，对疾病成因的认识，对人体形体与精神关系的认识，都是符合唯物论精神的。这对当前提倡科学，反对迷信，坚持唯物观，反对唯心主义具有重要意义。

（张珍玉　李庆升）

四、中医基础理论自学重点提要——阴阳五行学说

学习阴阳五行的内容，首先要明确阴阳五行的基本概念、阴阳五行学说的意义，以及五行的特性和对事物的归属等问题。只有明确了这些内容，才能较好地掌握阴阳五行学说。

（一）阴阳的基本概念及阴阳学说的意义

阴阳，是代表两个相对属性的名词，是古人对自然界相互关联的事物和现象对立双方的概括，含有对立统一的概念。但由于是一个朴素的辩证法，还不能完全解释世界，因此不能与对立统一规律等同起来。要了解阴阳的概念，必须从下列几个方面来认识。

1. 阴阳具有抽象概念

阴阳是古人从事物和现象中抽象出来的名词，它是以两种不同性能为根据的。《素问·阴阳应象大论》说："阴静阳躁。"凡事物和现象相对静的属阴，相对躁（动）的属阳。在这一基础上进一步引申为：凡是向上的、向外的、温热的、明亮的等都属阳，凡是向下的、向内的、寒冷的、晦暗的等都属阴。由此可知，阴阳是从事物中撇开个别的、非本质的属

性，抽取出共同的、本质的属性而形成的概念。

《阴阳应象大论》说："水火者，阴阳之征兆也。"所谓征兆，就是以水火来说明阴阳的属性。火属阳，水属阴，火具阳的属性，水具阴的属性。水火二者，是人们日常生活中常见的两种物体，用它来说明阴阳的概念，是容易理解和具有代表性的。《灵枢·阴阳系日月》说："且夫阴阳者，有名而无形。"其属性必须通过具体的事物和现象体现出来。《素问·阴阳应象大论》所提出的阴阳必须"应象"就说明了这个问题。所以说阴阳是一个抽象的概念。

2. 阴阳具有相对概念

阴阳是一个机动的代名词。它虽然在属性规定上具有绝对性，但用以说明事物则具有相对性。它是相互关联的事物之间的对比，如天与地相对，大与小相对等。就人体来说，外与内相对，外则为阳，内则为阴；脏与腑相对，脏为阴，腑为阳。就五脏来说，由于它所居的部位不同，又有阴阳之分，肝、脾、肾属阴脏，心、肺为阳脏等等。由此可见，阴阳本身虽具有绝对的属性，但它在相互关联事物的对比之下，则又有相对的概念。

3. 阴阳具有可分性

阴阳除了具有相对性外，还具有无限可分性。《灵枢·禁服》说："其大则无外，小则无内。"就是说宇宙之大可用阴阳来分属，极微小的事物也可分阴阳。宇宙间任何相互关联的事物都可概括为阴阳两大类，任何一种事物内部都可分为阴和阳两个方面，而每一个事物中的阴和阳的任何一方，还可以再分阴阳。如《素问·金匮真言论》说："阴中有阴，阳中有阳，平旦至日中，天之阳，阳中之阳也，日中至黄昏，天之阳，阳中之阴也。合夜至鸡鸣，天之阴，阴中之阴也，鸡鸣至平旦，天之阴，阴中之阳也。"这种事物既相互对立，又相互关联的现象，在自然界是无穷无尽的，在人体也是如此。所以《素问·阴阳离合论》说："阴阳者，数之可十，推之可百，数之可千，推之可万。万之大，不可胜数，然其要一也。"阴阳的可分性，虽然不可胜数，然"其要一也"，归根到底还是一阴一阳的对立属性。

所谓学说，就是在学术上自成体系的主张、理论。阴阳学说，是用阴阳的概念来阐述人体的生理功能和病理变化及与自然界的关系，并用以指导临床辨证和防治，实际上它是一种论理工具。

（二）五行的基本概念及五行学说的意义

1. 五行的含义

五行，即是木、火、土、金、水五种物质的运动。古代劳动人民在长期的生活和生产实践中，认识到木、火、土、金、水是自然界中不可缺少的物质，故五行最初称"五材"。如《左传》说："天生五材，民并用之，废一不可。"《尚书·洪范》说得更具体："水火者，百姓之所饮食也；金木者，百姓之所兴作也；土者，万物之所资生，是为人用。"在不断的实践中人们认识到，自然界这五种物质并不是孤立的存在，它们之间有着密切联系，在运动中互相资生，相互制约，从而促进了事物的发展变化。五行的行是运行之意。天即自然。这五种物质的运行，形成了自然界的运动规律。这种朴素的唯物观，作为古代认识自然的论理工具，也被当时的医学家运用于医学领域，借以论述人体生理功能和病理变化，在整体观思想的指导下，以五行的各自特性作了人体内外及与自然界的联系，对临床辨证施治发挥了重要作用。

2. 五行的特性和对事物的归属

所谓五行的特性，是指五行具备的性能。是古人在对这五种物质的朴素认识的基础上，进行抽象而逐渐形成的概念。是用以分析各种事物的五行属性及其相互之间联系的基本法则，但已超越了它的物质本身。这就提示我们：对五行的认识，不能单从五种物质上去看五行，而是要从它的性能上去理解。古人对五行特性的认识，早在《尚书·洪范》中已有记述。如"木曰曲直"，就是说木有曲和直的特性。这种曲直特性，就意味着树木有生长、升发、条达、舒畅之意，凡具有这种性能的事物都归属于木。"火曰炎上"，就是说火有炎上的特性。炎者，热也。上，向上也。这种炎上的特性，就意味着凡具有温热、升腾性能的事物，均归属于火。"土爱稼穑"，稼穑，指农作物的播种和收获。土有培育生物，化生万物的特性，故凡具有生化、成长、承载性能的事物，均归属于土。"金曰从革"，从，顺从，服从。革，改革，变革。这种从革的特性，就意味着能柔能刚，且能变革，故凡具有清静、沉降、收敛性能的事物，均归属于金。"水曰润下"，润，有滋润、湿润之意。下，向下。是指水有滋润和向下的性能，故凡具有润泽、寒凉、向下性能的事物，均归属于水。

古人运用五行的这些性能，将人体和自然界的事物进行了归属。这种归属是以"取类比象"的方法，也就是以五行特性来推演和归类事物的五行属性。因此，事物的五行属性，并不等于五行本身，而是将事物的性质和作用与五行的特性相类比而归属的。如心属火，心具有火的性能；肺属金，肺具有金的性能等等。这种特性相类比的方法，在人体推演出以五脏为中心的内外五行归属联系，这种联系奠定了整体观念的基础，为辨证论治提供了理论根据，所谓"见外知内"就是在这一基础上运用的。

五行学说的整体观还认为：整个宇宙是由金、木、水、火、土五种基本物质的生克制化而构成的整体。一方面，在人体内部，以五行配属五脏，进而联系到五官、五体、五志等，从而以外知内进行诊断，在治疗上也以五行生克的理论进行调整，使其恢复正常的制化关系。另一方面，将人与自然进行广泛联系，如五季、五方、五色、五气、五化、五味、五音等都内应五脏。人体五脏的生理活动与自然界之间有着密切联系。自然界的变化，时刻影响五脏的生理活动，如在脉象上表现为春弦、夏洪、秋浮、冬沉等。故在疾病的治疗上也要注意自然界的变化，所以《素问·五常政大论》说："必先岁气，无伐天和。"总之，五行是指木、火、土、金、水五种物质的运动，它的运动规律是生克制化。

（三）阴阳学说和五行学说的关系

阴阳五行学说均属于朴素唯物辩证观的哲学，渗透到医学领域后，促进了中医药学的形成和发展，并且贯穿在整个中医药理论体系中，成为中医药学的论理工具。阴阳五行学说应用于医学，把丰富的医疗实践经验总结成系统理论。其理论的辩证法思想，在很大程度上是以阴阳五行学说来体现的。两种学说各有特点，用阴阳来说明事物之间相互对立、统一、消长转化的关系；用五行学说解释宇宙是由这五种物质相互资生、相互制约所形成的统一体。人体以五脏为中心，配以五行说明五脏之间，五脏与体表组织器官之间的关系。总之，在医学领域中，用阴阳的对立统一概念和五行生克制化，论述了人体生理、病理、辨证治疗等基本问题，同时初步概括了疾病变化和治疗中的一些规律。

由此可知，单用阴阳学说或五行学说都不能完全解释人体和自然界的复杂现象，因此二者必须结合起来，才能比较全面地解释人体的生理活动和病理变化及与自然界的关系。如张介宾说："五行即阴阳之质，阴阳即五行之气。气非质不立，质非气不行。行也者，行阴阳之气也。"这就充分说明了五行之所以称为行，就是它含有阴阳的属性，阴阳虽无形，从五行本身也可体现出来。因此，在实际运用中，论阴阳必须联系到五行，言五行也必及阴阳。如在探讨脏腑疾病时，就要认识到任何一个脏器在生理上都有阴阳两个方面。而且各脏之间存在着生克制化关系。因而不论哪一脏发生病变，都有阴阳的偏盛偏衰，同时还要根据五脏之间生克关系进行传变。这样阴阳和五行学说结合起来，既能抓住疾病的本质，又能防止其传变。如肾虚有肾阴虚和肾阳虚的不同，这是疾病的本质，若辨明是肾阴虚，还要明确它的变化。根据五行生克乘侮规律，可预知它能导致肝阳上亢（水生木，肾水不足不能滋养肝木，称曰水不涵木）。治疗时，在补肾阴的同时佐以柔肝，既能补益肾阴，又能防止肝阳上亢的出现。可见，阴阳和五行学说，在解释自然界的变化规律和医学的应用上，都是彼此印证，相互结合的。

　　按：本文原载于《中医杂志》1985 年第 7 期。文中讨论了阴阳和五行的基本概念和相互关系。指出阴阳概念的抽象性、相对性和可分性，阴阳学说是中医学的论理工具，用于解释人体的生理病理，指导疾病的诊断和防治。五行是木火土金水的运动，其运动规律是生克制化，用于中医学而为论理工具，帮助中医学建立以五脏为中心的整体观。阴阳与五行学说在解释人体生理病理和指导疾病诊治时是彼此印证，相互结合的。

（张珍玉）

第二节　藏象经络

一、谈谈"藏象学说"

　　在过去五版教材《中医基础理论》的编写过程中，我们曾承担了"藏象"部分的撰写任务并将相关内容进行了适当调整。现将该章的特点，介绍于下。

（一）关于题目

四版教材的第二章原题为"脏腑"，我们认为"脏腑"一词只代表五脏六腑、奇恒之腑的名称和内容，没有确切地体现出脏腑学说的研究方法、内容和特点，即没有把中医学"藏象"的特点体现出来。"藏象"的含义，如王冰所释："象，谓所见于外，可阅者也。"又如张景岳注云："象，形象也，藏居于内，形见于外，故曰藏象。"他们的解释体现了藏象学说的特点及其在形成过程中所采用的方法和手段。这就是说，古代医家在研究人体内脏的生理功能和病理变化时，主要的不是采用解剖直视的研究方法（虽然当时已具有了一定的解剖知识和方法），而是采用了以活的人体作为研究对象的方法，即在不割裂人体、不干扰人体正常生命活动的情况下，通过观察人体外部的"象"（包括生理反应、临床症状和体征等）来逐步了解和获得人体内脏活动规律的。

所以我们可以给藏象学说下这样一个定义：藏象学说是通过观察活的人体的外部征象来研究人体内脏活动规律的学说。这就指出了中医学的藏象学说和西医学研究人体内脏在方法和内容上的根本不同点，从而使人们能够认识到藏象学说确实是具有独特色彩的理论体系，同时也使我们进一步认识到，不能简单地用"脏腑"二字来代替"藏象"或"藏象学说"，更不能把现代解剖学上的脏器名称和中医学的脏腑概念等同起来。所以这次我们将章名取为"藏象学说"。比之"脏腑""脏腑学说"更具有中医特色。

（二）内容和体例

该章开首即写了"藏象学说"的概述，重点写明了藏象的含义，藏象学说的概念、内容、形成及其特点等。在论述各脏腑的生理功能时，又皆以"藏象"为纲，每一条目都从"藏"到"象"，或从"象"到"藏"，重点论述每一脏腑的生理功能，同时也略述它们的病理现象。另外，有以下几点新的变动需要指出。

（1）藏象学说是研究人体脏腑生理功能、病理变化及其相互关系的学说，它是以五脏为中心，又分别与其相应的腑、官窍、体表组织相联系，并且五脏各自主持一定的精神活动。为此我们把五脏所主的五神

（神、魂、魄、意、志）、七情（喜、怒、忧、思、悲、恐、惊）和五液（汗、泪、涎、涕、唾）等内容补充在新教材中，加以说明，这样既可使藏象学说的内容比较系统完整，同时对指导临床也有较大价值。例如，汗为心之液，临床上常见到发汗或出汗过多的人出现心悸、心烦等症状。

（2）对六腑的内容也做了必要的补充。如胃在六腑中具有特别重要的地位，故对胃的内容论述更为详尽，对"胃气"的概念和含义作了较为全面的阐述。

（3）在脏腑中，奇恒之腑占有重要地位，故把它与五脏六腑并列起来，除胆已在六腑中论述外，将脑、髓、骨、脉、女子胞的生理病理情况作了较为完整的论述，可使学习者认识到奇恒之腑的重要性。

（4）关于三焦和命门，历代医家认识不统一，五版教材将诸家观点作了文献式综述，最后写出较为公认的观点，并对其指导临床有价值的理论作了总结。

（5）关于肺的宣发和肃降功能，须指出两者的关系。由于这两个方面是同时进行的、相辅相成的，所以五版教材将宣发和肃降合成为一个标题，并增述了二者相互关系的内容。

从中医学理论体系的结构来看，"藏象学说"是中医基础理论的核心内容，故应当把这部分内容学得系统而完整，这是学好中医基础理论的关键，同时，亦应注意该章内容与全书内容的有机联系。

（三）关于中医的名词术语

中医基础理论源于《黄帝内经》，后经历代医家不断补充和发展。其中有些名词术语和语句古奥生涩难懂，有些基本概念难以理解和阐明，且许多教材和参考书上的解释又不完全一致，这就给学习者带来了不少的困难。五版教材力求概念规范化、统一化，并写明概念的出处，以便查阅。如"疏泄"一词，五版教材不仅写明了出处，并把《内经》原文和王冰的注释列出，以启发学者。再如"肾主纳气"的概念，许多教科书都没有写清楚，致使教师讲课、学生学习产生了困难。在五版教材中，我们补充了这一点，将"肾主纳气"的概念写为"是指肾脏有摄纳所吸入之清气以助呼吸的功能，即是说，由肺吸入之气，必须由肾摄纳、潜藏，然后才能敷布全身"。这种写法虽然不一定完全符合"肾主纳气"的本义，但基本上能够体现出"肾主纳气"的含义，有助于学生理解。一般来说，只有在解释清楚名词术语和弄清概念含义的基础上，才能进一步详细而深入地理解某一问题的具体内容。

按：本文原载于《北京中医学院学报》1984年第4期，是《中医基础理论》学习辅导系列讲座之一。文中介绍了作者编写的五版《中医基础理论》教材"藏象"章的特点：一是将原四版《中医基础理论》的"脏腑"章改为"藏象"章，认为"藏象"不等于"脏腑"，用"藏象"比用"脏腑"更具中医特色。二是对该章内容中新的变动作了介绍，如对藏象学说的内容作了增添，对肺主宣降的论述作了变动等。

（张珍玉　刘承才）

二、中医基础理论自学重点提要——藏象学说

藏象学说是中医学理论的核心，它是建立在实践的基础上，运用整体的辩证法思想总结出来的。藏象学说主要研究人体各脏腑组织器官的生理功能、病理变化及其相互关系。它的形成，虽然含有解剖学知识，但主要还是在古代朴素的唯物辩证法思想影响下，通过实践不断充实完善而发展起来的。古代医家通过对自然界四时阴阳变化现象的观察，并联系到人体内脏腑组织器官功能活动表现于外的征象，认识到疾病的发生、发展、变化与人体的内外环境有密切关系。从而在整体观思想指导下，据象以推理，据理而验证，形成了以五脏为核心，外应五时、五气，内联五腑（六腑）、五体、五官的藏象学说。

藏象学说的基本特点，是以五脏为中心的整体观。它是在"天人相应"思想的影响下，借助阴阳五行学说作为论理工具建立起来的。以五脏为核心，心为主导，通过经络的联属关系，把人体各部分联系起来，视为一个既分工又合作，并与外界环境相通的有机整体。在结构上不可分割；在功能上相互协调、相互为用；在病理上相互影响，这就是藏象学说整体观的基本内容。

（一）心为一身之主的意义

《素问·灵兰秘典论》说："心者，君主之官，神明出焉。"《灵枢·邪

客》说："心者，五脏六腑之大主也，精神之所舍也。"《素问·痹论》说："心主身之血脉。"这里提出了心为一身之主导的基本因素在于心所主之神明及血脉。为什么心所主之神，既称神明，又称精神，有时还称神气呢？这是由于神与精、气有着密切的关系。神在新生命开始时已经形成，精是生命形成和生命活动的基本物质，因此说：它来源于先天，充养于后天。神是正常生命活动的必然表现，因而神的物质基础离不开精，故有"精神"之称。气是生命活动的原动力，它有气化、固摄、推动、保卫、温煦等多种功能，以支持和推动生命活动，从而出现了神，因而有"神气"之名。若代表思维意识则称"神明"。此外，表示生命功能，则称"神机"。总之，这些神的名称，都是生命活动的表现，只不过是从不同角度阐述而已。心主神明，就包括了上述意义。

由此可知，心主神明其表现的正常与否关系到生命活动的物质基础精和气的盛衰。气的盛衰与血有密切关系，"血为气母"，精血互化，《素问·八正神明论》谓："血气者，人之神。"就说明了血是神志活动的物质基础。同时，心所主之血脉，还支持了其他脏腑的功能活动，神虽为心所主，但必须有其他脏腑生理活动的共同作用。因而可以理解"心为君主之官"，为一身之主导，就是由于心主神志和血脉所决定的。

（二）肺主气与宣降的关系

肺主气，是指肺有主持一身之气的作用。气，除先天之气外，还有两个来源，一是吸入自然界之清气，二是水谷之精气。这两种气结合起来供养支持人体各脏腑器官的功能活动。气由于分布部位不同，功能也各异。分布在脏腑的称脏腑之气，如心气、肾气等。在上焦者称宗气，由心肺共同作用而生成，同时又支持了心肺的活动。在中焦者称中气，为脾胃功能活动的物质基础。在下焦者称元气，它来源于先天，充养于后天，为人身之根本，故又称真气。

肺的宣降是其基本功能，也是肺主气的体现。宣，即宣发，其作用主要体现于三个方面：一是通过肺的气化，排出体内的浊气，完成呼吸运动，从而推动心血的运行。二是将脾所转输的津液和水谷精微，通过"肺朝百脉"的作用布散到全身。三是宣发卫气，温养肌表，调节腠理之开阖，将代谢后的津液化为汗，排出体外。因此外邪自皮毛口鼻而入，首先影响肺的宣发功能，而出现发热恶寒、无汗、呼吸不利、鼻塞流涕、咳喘等症，治疗当以宣肺为主。降即肃降，其作用主要体现于三个方面：一是吸入自然界之清气，由肺下达至肾，充实元气，从而资助肾之纳气作用。二是接受由脾转输之水谷精微向全身各部布散，以供养支持脏腑组织器官的功能活动。三是将脾运化之津液下达于肾和膀胱，生成尿液而排出体外，这就是肺在调节水液中的作用，也就是肺的通调水道的功能。因此，内伤多影响肺的肃降，从而出现痰喘咳嗽之症，治以肃肺化痰。

肺的宣发和肃降，是相反相成的两种作用，宣发可以促进肃降，肃降又能加强宣发，互相制约，共同维持肺气的正常活动。反之，如果二者失去协调，就会发生"肺气失宣"或"肺失肃降"的病变。一般地说：外邪多影响宣发，内伤多影响肃降。但无论是宣发还是肃降的失常，都可导致肺气上逆而喘咳。

（三）脾为后天之本的意义

脾胃为后天之本的理论是根据它本身的生理功能而总结出来的。饮食入胃后，经胃的腐熟，其精微部分由脾转输至肺，入心而输布全身。脾的转输精微是由脾气本身具有升清作用所决定的。升和降是相互配合的，没有升也就不会降。反之，没有降也就不会升。升降运动是脏腑的本能，脾主升，胃主降，饮食物的受纳、消化与输布靠脾胃共同完成，所以称脾胃为后天之本。李中梓说："脾何以为后天之本？盖一日不食则饥，七日不食则胃涸绝而死。《经》云："安谷则昌，绝谷则亡，胃气一败，百药难施。一有此身，必资谷气，洒陈于六腑而气至，和调于五脏而血生，而人资之以生者也，故曰后天之本在脾。"

脾的运化功能正常，称为"脾气健运"。脾主运化，关系到水液的代谢输布与气血的化生。当脾气健运时，水液得以正常运行，不易停滞。或有暂时停滞，亦很快恢复正常。若脾失健运，常引起水湿停留的各种病变。这一方面说明了脾的升清作用不足，可致水湿停滞；另一方面，水湿停滞，也影响了脾的升清。由此可知，脾主升清是脾主运化的主要表现形式，它不但是气血生化之源，也是水液代谢的主要脏器。它的健升支持了脏腑气机的升降，而成为升降的枢纽，同时也是维持人体内脏恒定于一定位置的重要因素。

脾气的另一作用是统摄血液循脉而行，称曰"脾统血"。沈目南《沈注金匮》说："五脏六腑之血，全赖脾气统摄。"何梦瑶《医碥》说："脾统血，血随气流行之意也。"若脾气衰，不但血之生化不足，气之生成亦少。血不足，气无力，则不能推动和统摄血液在脉中运行。故唐容川说："人身之生，总是以气统血。"从这个意义上说，脾统血也是后天之本的重要内容。

脾为后天之本的理论，在防病和养生方面，也有重要意义。在日常生活中，时刻注意顾护脾胃，使脾充实，运化正常，血液循脉而行，人体精力充沛，就能很好地抵御邪气之侵袭。否则，脾失健运，血气衰惫，人易受病，更无长寿可言。《中藏经》曰："胃（包括脾）者，人之根本，胃气壮，五脏六腑皆壮也。"李东垣《脾胃论·脾胃盛衰论》说："百病皆由脾胃衰而生也。"这些都包涵了脾胃为后天之本的意义。

（四）肝主疏泄的理解

"疏泄"一词，源出于《内经》。《素问·五常政大论》将肝比作春天的树木条达，而有疏泄之能。后世医家发展了这一理论，朱丹溪明确提出"肝主疏泄"，他在《格致余论·阳有余阴不足论》中说："主闭藏者，肾也；司疏泄者，肝也。"古人以木气升发的冲和条达之象来形容肝的疏泄功能，反映了肝为刚脏，主升、主动的特点；是协调全身气机，维持脏腑活动，推动血液运行的重要条件。主要表现在以下几个方面。

1. 调畅气机与情志

气机，即气的升降出入运动。人体脏腑、经络、器官等活动，都具有气的升降出入的运动。肝的生理特点是主升、主动，对气机的升降出入具有调节作用。情志，即感情的变化，是神的一部分表现。神虽由心所主，但与肝有密切关系，肝的疏泄功能正常，气机调顺通畅，气血和平，脏腑功能相互协调，五志安和。如果肝失疏泄，就会引起情志变化而致气机失调，主要表现于以下两个方面：其一为疏泄功能不及，即肝气呈抑郁状态。为气的升发不足而形成气机不畅、气机郁结的病理变化。这就是通常所说的"肝气郁结"，简称"肝郁"。其二为疏泄功能太过，即肝气呈亢奋状态。为气的升发显现太过，出现气机逆乱的病理变化，临床称为"肝气逆"，其有上逆和横逆之别，共有症状为两胁撑胀窜痛，急躁易怒，失眠多梦等。上逆于头则头目眩晕而作胀，甚则血随气逆而吐血、咯血，以至突然昏倒，不省人事。横逆于胃则泛酸胃痛等。

2. 促进脾胃的运化功能

脾胃消化吸收饮食物的功能，与肝有密切关系。脾之升清，胃之降浊，全赖肝之疏泄。一方面肝的疏泄使气机调畅，促进了脾胃的升降运动，使脾胃运化正常。若肝失疏泄，影响脾的升清，在上则见头目眩晕，在中则见腹胀，在下则为飧泄。影响胃的降浊，在上则呕逆嗳气，在中则脘腹胀痛，在下则便秘。前者称肝气犯脾，后者称肝气犯胃，二者通称"木旺乘土"。另一方面，肝能分泌胆汁，有助于脾胃运化。因此肝的疏泄功能正常与否，是保持脾胃运化功能的重要条件。故唐容川说："木之性主疏泄，食气入胃，全赖肝木之气以疏泄之，而水谷乃化。设肝不能疏泄水谷，渗泄中满之证，在所不免。"

（五）肾主藏精与肾气的关系

精是构成人体和促进人体生长发育的基本物质，藏精是肾的主要生理功能。《素问·六节藏象论》说："肾者主蛰，封藏之本，精之处也。"

肾所藏之精称肾精，又称精气。肾中精气在生理上表现为肾阴和肾阳两个方面。对机体各脏腑组织起着滋养、濡润作用的称为肾阴；对机体各脏腑组织起着温煦、推动作用的称为肾阳。二者共同促进人体的生长发育，支持各脏腑组织器官的生理活动和人的生殖能力，故又称肾气，肾气的盛衰关系到人体的强弱。临床上无论是肾阴虚还是肾阳虚，实际上都是肾中精气不足的表现形式，只是有阴损及阳与阳损及阴的不同。由于肾气是肾阴、肾阳共同作用的表现，所以，在肾精亏虚、阴阳失调但又不甚明显的情况下，称作肾精亏损，或肾精不足，或肾气虚。

按：本文原载于《中医杂志》1985年第8期。文中讨论了藏象学说的概念、形成和特点，以及五脏生理功能中的有关问题。指出：①藏象学说虽是以脏腑的形态为基础，但实际是运用整体的辩证法思想总结出来的；藏象学说的特点是以五脏为中心的整体观。②神以精、气而生，故又称精神或神气；血是神志活动的物质基础；心藏神和主血脉而为五脏六腑之大主。③宣降是肺的功能，也是肺主气的体现。宣发与肃降是相反而相成的关系，共同维持了肺的呼吸、行水和肺的"肃虚"环境。④脾胃升降协调而为后天之本，在维持人体生命活动，养生防病方面具有重要意义。⑤肝的疏泄功能体现在调畅气机、情志，促进脾胃的功能等方面，疏泄功能失常有肝气郁结和肝气上逆两方面的病理变化。⑥精是构成人体和促进人体生长发育的基本物质；肾中精气在生理上表现为肾阴和肾阳两个方面，临床上无论是肾阴虚还是肾阳虚，实际上都是肾气不足的表现形式。

（张珍玉）

三、中医基础理论自学重点提要——气学说

气在中医学中运用至为广泛，使初学者很难得到一个确切的概念。如四时的气候变化称六气，某些致病因素称邪气，温疫之邪称戾气，人体内部的抗病功能称正气，人体功能活动表现称神气，对代表脏腑功能的称脏腑之气，如心气、肝气、肾气等，还有阴气、阳气、营气、卫气、精气等等，在中医学中无处不是"气"的概念。那么，怎样理解中医学中的气呢？通过以上举例分析一下，所谓邪气、戾气等这一类是指一定的物质。肝气、胃气、肾气的"气"是指脏腑的气化功能。阳气、阴气、精气、营气、卫气等的"气"是指它本身具有的活力。此外，还有宗气、中气、元气等，则属于各脏腑共同活动所产生的一种特有功能的专词。如宗气，是由心肺和脾胃共同活动所产生的一种特有功能。中气为脾胃共同作用所产生。元气，是先天之气，它包括了元阴和元阳，也就是肾气。它的生成来自先天，养于后天，为人体之根本。总之，中医学中的气，主要体现在气化作用上，它概括了体内物质发生多种复杂生理变化功能的特性。

根据以上分析可以看出：中医学的气，不仅指功能而言，而且也包括了一定的物质。如气血的气，随血而运行于全身，气行则血行，气止则血停，故有"气为血帅"之称。气血同是支持生命活动的物质，血到的地方气亦到，但气到的地方，血未必到。这种气具有气化、保卫、温煦、推动、固摄等作用。它的生成，基于先天，养于后天，也具有物质和功能两种含义。从阴阳观点上讲，气属阳，血属阴，气血的循行，发挥了营卫的

作用。营是血的营养、营运功能，卫是气的温煦、保卫功能。营属阴而卫属阳，阳主外而阴主内。营卫在运行上有内外之分，故有"营在脉中，卫在脉外"的说法。事实上，营卫的关系也就是气血的关系，古人有时将营卫直接指为气血，道理就在这里。由此可知，气血的气，随血而运行，是支持脏腑组织器官正常生理活动的。

明确了气的概念后，还有几点需要搞清：一是气与阴阳的关系，是气包括阴阳，还是阴阳包括气。二是气与火的区别和联系。

（一）气与阴阳的关系——阴阳包括气，还是气包括阴阳

古人认为：整个机体就是形和气两方面，故《素问·阴阳应象大论》说："形归气。"就阴阳而论，形属阴而气属阳，由此形气的关系就是阴阳的关系。由于阴阳具有可分性，阴中有阳，阳中有阴，所以形虽属阴，但也有阳，气虽属阳，其中也有阴。人体总的来说为一阴一阳，具体到每个脏腑又都有阴阳之分，这种阴阳的分属，是为了说明事物的属性。在人体"阳化气，阴成形"，就气本身来说也有阴阳之分。由此可知，阴阳是抽象的代名词，必须附着事物来说明其属性。从气与阴阳的关系来看，气是包括阴阳的。

由于事物具有阴阳两方面的属性，因而气也分为阴阳两个方面。如《灵枢·决气》说："何谓气？岐伯曰：上焦开发，宣五谷味，熏肤，充身，泽毛，若雾露之溉，是谓气。"这是说气由上焦肺所吸入之清气与饮食精微相合，通过气化功能而形成。它有温熏肌肤、充养全身、润泽皮毛的作用。其中熏者，热也；泽者，润也。可见熏肤即气中之阳的温煦作用。泽毛，若雾露之溉，则指气中之阴的濡润作用。《难经·三十七难》也说："人气内温于脏腑，外濡于腠理。"其中所指的温、濡，也说明了气具有阴阳两方面的功能。明·王肯堂对《内》《难》所论之气深有体会地说："一气之中而有阴阳，寒热、升降、动静备具于其间。"气在生理上分阴阳，因而在病理变化上也要分清阴阳，才能正确地指导治疗。如《灵枢·始终》说："少气者……则阴阳俱不足，补阳则阴竭，泻阴则阳脱。"这说明少气的病人，虽有阴阳俱不足的表现，但不能补阳，更不能泻阴，必须在滋阴的基础上助阳。由此，气虚就是阴阳两方面都不足，就物质和功能而言，是阴的物质不足以充实阳的功能，从而表现出气虚征象。

（二）气与火的区别和联系

通常所说的气，是气血之气，即人体的气机。它在人体具有动力、气化、温煦、固摄等作用。因此，气是支持生命活动的物质，又是生命活动的动力。

火在中医学中有三方面的内容。一是六淫之火，二是五行之火，三是生理之火（包括君火、相火）。这三方面的火怎样区别呢？六淫之火属于病因。五行之火，就五脏的配属来说属心，《灵枢·热病》说："火者，心也。"每脏各有五行属性，依此说明五脏之间的生克制化关系。六淫之火与五行之火，名称、属性皆同，但各有不同的含义。六淫之火，天气主之；五行之火，地气主之。天之六气与地之五行，两相感应，是自然界万物化生的根源。所以《素问·阴阳应象大论》说："天有四时五行，以生长收藏，以生寒暑燥湿风。"人体之火有君相之分，君火在心，其他脏者为相，都属《内经》所论之"少火"，即生理之火。何梦瑶说："温暖之气，即火也。"火（生理之火）是气中之阳的一部分，既不可太过，又不可不及，太过则为壮火，不及则为火衰，都可影响到气的生成和正常功能。故《素问·阴阳应象大论》说："壮火之气衰，少火之气壮；壮火食气，气食少火；壮火散气，少火生气。"由此可知，正常之少火，不但机体所必需，同时也是气生成的主要因素。气源于肺脾，而火根于心肾。故气虚可补肺脾，火衰可助心及命门。气来源于肺脾，但须火的支持；火源于心肾，但须气的濡养。临床上所说的"气有余便是火"，虽是指气机郁滞而言，但也说明了气与火的关系。

按：本文原载《中医杂志》1985年第12期。讨论了气的概念及气与阴阳、火的关系，提出：①"气是支持生命活动的物质，又是生命活动的动力""中医学中的气，主要体现在气化作用上，它概括了体内物质发生多种复杂生理变化功能的特性"。②气分阴阳两个方面，气虚就是阴阳两方面都不足。③火在中医学中有六淫之火、五行之火和生理之火三方面的内容，其中生理之火即人体之阳气，太过则为病理之火。

（张珍玉）

四、对中医学气的认识

中医学的理论体系完成于《内经》，嗣后历代医学家在《内经》的基础上有所发展和补充，丰富了中医学的内容。《内经》非一时一人之作，因而在理论上不够统一，观点上不够一致。《内经》虽已认识和纠正这些问题，但书中仍有不统一的地方。如《素问·五脏别论》说："余闻方士，或以脑髓为脏，或以肠胃为脏，或以为腑。"这就是说脏腑的名称还有不同的说法，而《内经》的作者做了很大的努力，把脏腑分类归纳为五脏六腑及奇恒之府，来纠正当时的不统一现象。虽然是这样，但有些地方还是可以看出它的不统一。如《素问·阴阳应象大论》说肾"在窍为耳"，心"在窍为舌"。而在《金匮真言论》则说："南方色赤，入通于心，开窍于耳。"在《解精微论》则说心窍于目，曰："夫心者，五脏之专精也，目者其窍也。"以上举例足以说明理论上的不统一。就历代医家来说，虽然对中医学理论有所补充和发展，但由于各家对某一问题理解上的不同，经验各异，因而对某些理论的认识则各有不同的论点。如朱丹溪的"阴常不足，阳常有余"论，虽然根据《太阳阳明论》"阳道实，阴道虚"的理论加以发挥，充实了中医学的理论与临床，但明·张介宾对此论点提出"阳非有余而阴常不足"的看法，并从自然现象联系到临床来证实他这一"阳非有余"的论点。再如"虚则补之""实则泻之"，这是在疾病治疗上的原则，是不可更改的原则。这一原则是针对邪盛正虚两方面来运用的，但后世医家在运用上也有不同。邪盛当祛邪，在祛邪这一问题上也有不同的看法。如张子和说："夫病之一物，非人身素有之也。"他提出了"邪不先祛，补正亦无益也"的说法。而薛立斋则认为"邪之所凑，其气必虚"，故在治疗上当"补正以祛邪，方为要法"。当然扶正和祛邪两者是辩证关系。在某种意义上说祛邪是为了扶正，扶正也是为了祛邪，但两者不能混淆。因为祛邪的药物不是养正的药物，反之，养正的药物也非祛邪之品。

由此可见，中医学虽然在其理论体系中有其完整的系统性，但就其严密标准来说还是不够的，必须加以整理。比如中医学中的气，在应用概念上就比较模糊，使人很难掌握。现就气的问题谈谈个人看法。

（一）气原属古代哲学范畴

气最初可能指天空中的云气、人类及牲畜呼吸的气息和天地之间风气而言，到了战国时期逐渐形成了一种学说，认为气是构成万物的本原。《荀子·王制》说："水火有气而无生，草木有生而无知，禽兽有知而无义，人有气有生有知亦且有义。"这是说水火的物质有气但不能生成，草木有气能生长而无知，禽兽虽然有气有知觉，但没有道义，而人则有气有生机，同时还有智慧并明道义。这就是承认物质性的气是世界的本原认识，这也是人与其他生物不同的说法。《庄子·至乐》说："察其始而本无生，非徒无生也而本无形，非徒无形也而本无气；杂乎芒芴之间变而有气，气变而有形，形变而有生。"这里的"芒芴"即无形之气，也是说气是形成一切物质的本原。到东汉何休《公羊传解诂》则明确指出气是形成物质的最初东西，同时由于气的作用不同而物体各异，他说："元者，气也，无形以起，有形以分，造起天地，天地之始也。"这是说一切物质都是来源于气。但由于物质本身的气各有不同的作用，因而构成了千差万别的物质世界，所以说气是"天地之始也"。

古人认为世界一切有形的东西既然都来源于气，故人也不例外。《庄子·知北游》说："人之生，气之聚也；聚则为生，散则为死？"《管子·心术下》说："气者，身之充也。"王充《论衡·论死》作了比喻的说明，曰："气之生人，犹水之为冰也，水凝为冰，气凝为人。"古人这些论述，都是认为人的形体是由气所成，而形体之中充满了气，但都没有进一步论述其具体内容。

（二）《内经》发展了先秦气的学说

运用到医学中，并联系到自然界的变化，结合天文学、气象学等方面，使这一学说进一步理论化、系统化。因此，气的概念在《内经》学术思想中，贯彻在各个方面，占有特别重要的地位。《内经》中把自然界中凡是能发生变化的物质都加以"气"字。如天气、地气、风气、云气、雨气、寒气、热气、燥气、暑气、湿气、火气……同时以阴阳作为分类。也就是说世界上的气可以分阴气和阳气两大类。就空间来说，"清阳为天，浊阴为地"（《阴阳应象大论》）。属阳的气主热、主燥、主升、主动、主外；

属阴的气主寒、主湿、主降、主静、主内。这样天地阴阳的交感，构成了万物缤纷的自然界。就时间来说，"天有八纪，地有五里，故能为万物之父母"（《阴阳应象大论》）。八纪就是四立、二分、二至，是一年中二十四节气中的八节，构成了春、夏、秋、冬四季。所谓五里，即指东西南北四方加中央，由于五方地域不同，因地形物产气候各异，这样天地交感，时间、空间的推移产生了世界万事万物。所以《宝命全形论》说："天地合气，别为九野，分为四时，月有小大，日有短长，万物并至，不可胜量。"

（三）气与阴阳、脏腑、气血之关系

人是生存在大自然之中，古人称人为一"小天地"，人也是秉自然而生，故《宝命全形论》说："人以天地之气生，四时之法成。"自然界的成形，是以气为主，当然人也不例外，人从总的方面可分为形、气两方面，形是形体，气是功能。有形体必然有功能，形体产生功能，功能支持形体，形寓气，气充形。就阴阳而论，形属阴，气为阳。但《内经》中无论在生理功能上和组织器官的名称上都冠以"气"字，如正气、真气、胃气、元气、中气、宗气、营气、卫气、精气、血气、水谷之气、脾气、心气、肝气、肾气、肺气、胆气、三焦气、大肠气、小肠气、膀胱气等等，就是人体外在的表现也都加以气字，如神气、气色等，这样就把气的概念混淆，很难掌握了。固然人体总的来说可分阴阳两气，具体一个脏腑也可分阴阳两气。阴阳本来是"有名而无形"（《灵枢·阴阳系日月》），必须附着于事物来说明它的性能。而阴阳对事物的划分，一般来说，阴代表物质，阳代表功能。物质的属性与阴相似，有主静、主内、主寒的特性，而功能的属性与阳相似，有主动、主外、主热的特性，但这种动静、内外、寒热都是相对而言，不能看作是绝对的。

从阴阳的概念来说，人体的正气、真气、中气、宗气都不能分阴阳，而脏腑之气都有阴阳之分，元气有元阴元阳之别。营属阴，卫属阳，精有阴精、阳精等。这样分类的确提纲挈领，执简驭繁，能领会它的精神。但从气的概念上说，有几点需要搞清楚，一点是，气与阴阳的关系及气包括阴阳还是阴阳包括气；再一点是，为什么任何脏腑器官名称及术语都加一气字；第三点是，气血的气与以上所说的各种气是相同呢，还是不同？这三点搞清楚了，对气的概念就可以进一步明确。除此而外还要搞清气、阳、火三者的关

系。下面就这几个问题略述己见。

1. 气与阴阳

气包括阴阳，还是阴阳包括气？上面已经谈到人体总的来说就是阴阳两气，具体到每一个脏腑组织都有阴阳之分。那么从这个意义上说，是阴阳包括了气。《素问·阴阳应象大论》中又提出："阴阳者，天地之道也……变化之父母，生杀之本始。"又说："阳化气，阴成形。"似乎这一定论可成立。从这一理论指导临床的话，阳虚到一定程度，就可致气虚，也就是说在阳虚的过程中已经包含着气虚。但《内经》中又有"形寓气，气充形"（《阴阳应象大论》）和"气合而有形"（《六节脏象论》）的论述。在论述天地的形成时也都是说由气所构成，地球能运转不息也是由气的推动，所以《素问·五运行大论》中说："地之为下否乎？岐伯曰：地为人之下，太虚之中者也。帝曰：凭乎？岐伯曰：大气举之也。"这是说地球悬浮在太虚之中，全由于大气的浮托。太虚即指整个宇宙，太虚一词是古代哲学术语，根据宋·张载的解释，太虚即气，他说："太虚不能无气，气不能不聚而为万物，万物不能不散而为太虚。"太虚即气，而太极亦即气，这两个术语，似乎相同，《易传·系辞上》说："易有太极，是生两仪，两仪生四象……"太极为派生万物的本原，张载的解释也是气。这种气生两仪，两仪即阴阳，阴阳生化四季，而万物生，就这个意义上说，气包括了阴阳。就临床来说，气虚包括阴阳两个方面，阴的物质不足以充实阳的功能，从而表现出气虚的征象。气虚无寒象，这是由于阴和阳俱不足的低平衡所形成。这与正常生理协调平衡是一个道理。先生认为气包括阴阳是符合临床实际的，如肝气、脾气、心气、肾气、肺气之五脏气，都包括阴阳两方面。

2. 气与脏腑

对脏腑名称及术语都加以气字这是为什么？中医学的脏腑是五脏六腑及奇恒之府的简称。但在生理功能的论述上对脏腑都加以气字，如心气、脾气、肝气、肺气、肾气、胆气、胃气等等，这个意义已如前述。在术语上也都加一气字，如精气、神气、营气、卫气等。精气可以分阴阳，有阴精、阳精之分，《内经》就有如此之分，如"阴精所奉其人寿，阳精所降其人夭"（《五常政大论》）。而神气、营气、卫气等就不能分阴阳了。这样对气的运用，就会使人费解。我们知道，气是人体脏腑组织功能活动的动力。所以说，气是维持生命活动的基本物质之一，同时又是人体各脏腑器官生理活动的能力。因此说，气具有生命物质和生理功能两种含义。正由于《内经》尚未能将生理功能和生命物质在概念上完全区分开来，从而造成了概念的混淆。先生认为，脏腑加一气字，如心气、脾气、肾气等，这个气是包括每脏腑的阴阳两方面，就是说心气是指心的阴阳两方面的共同作用就称心气。其他脏腑也都是如此。这与阴气、阳气、精气、营气等的气字有概念上的不同。这里的气字是指它的本身活力而言，如阴气和阳气、精气等，若它本身没有活力，就失掉它应有的功能。从这个意义上说，没有活力的阴、阳、精、营等物质本身也就不存在。

3. 气与气血

气血的气与以上所说的气是否一致呢？《素问·调经论》说："人之所有者，血与气耳。"这里所说之气即是我们所说的"血为气母，气为血帅"的气。这种气系指"气机"的气。什么是气机呢？物质和功能相互转化是谓气化。气化过程及生理活动所表现的形式，则称为气机，它具有升降出入之功能。这种气在上焦靠宗气运行，在中焦则靠中气化生。所以临床上所称之气虚即指上焦肺气不足，不能产生宗气，及脾气虚而言。《素问·通评虚实论》说："气虚者，肺虚也。"由于宗气"贯心脉而行呼吸"，因此宗气衰则肺气亦衰。中气包括脾胃两脏的功能，它能化生气血，故中气虚，特别是脾气虚不能输精于肺，可导致肺脾气虚。正是由于这个原因，所以补气的药物专入肺脾，其道理就在这里。明确了气血之气的意义，那么它与脏腑之气及精气、阴气、阳气、营气、卫气等有何不同呢？上面已经谈过所谓脏腑之气的肺气、心气、脾气等的气是阴阳共同作用所表现每脏的生理功能，当然这种功能是由物质产生，物质属阴、功能属阳。气是脏腑的功能，阳也是脏腑的功能，这样怎么区分呢？我们知道，阴阳是一个代名词，各代表其属性，物质则具有阴的属性，功能具有阳的属性。从物质和功能的关系而言，则有阴阳之分，但阴阳共同作用的表现则称为气。这个气则包括阴气和阳气两个方面，所以说它既不同于气血之气，也不同于精气、营气的气。

4. 气、阳、火三者的关系和区别

我们通常所说的气，即是人体的气机，也就是气血之气，它随血液运行，无处不到，血到的地方，气一定要到，但气所到的地方，血未必到。这种气，具有气化、保卫、温煦、固摄、推动等作用，是人体的重要物质。它的生成基于先天，并由后天饮食之精微及吸入之清气而成。这种气在人体有物质和功能两种含义，随血而行，贯注全身各个组织器官，以支持生命活动。阳是对阴而言，气虽属阳，但不等于阳，因此，气与阳既有联系又有区别。由于阴阳是"有名而无形"的，因此它必须附着于事物来说明事物的属性。《内经》总结阴阳的属性是"阴静阳躁""阳生阴长"，从静与躁而言，说明阴的性质是偏于静（相对而言），阳的性质偏于动，所以阳偏于向上向外，阴偏于向下向内。正因为有这样的属性，因而它们在生物上的关系是"阳生阴长""阳杀阴藏"。由此可知，古人称阴阳为"天地之道"，而人生存在天地气交之中，当然也可用阴阳这个理论来说明其生理病理变化。在生理上阳表其功能，在病理上功能减退则为阳衰，若为阳邪所侵则为阳盛，或功能亢进亦为阳盛。

气与阳的关系是气属阳，有阳的属性。它们的区别是：气为阴阳双方共同作用下所产生。故曰："阳化气，阴成形。"这是说阴阳共同作用可以化气，也可以成形。就人体来说，一个生命机体从总的方面来说就是阴阳，用阴阳这个概念研究人体的生理活动及其相互之间的关系。就人的形体来说，它充满了气。假若没有气，就是一具僵尸。因此说人死后什么也不缺，惟独缺少了气就没有了生命活力。故《内经》将活的机体归纳为形气两个方面。《三部九候论》说："形气相得者生。"由此可知，气与阳的区别是气是支持生命活动的物质，又是生命功能活动的动力。而阳只是代表某一脏腑组织阴阳双方的一方，它并没有具体物质，必须附着于事物上来说明它的属性。

再谈谈火的含义及与阳和气的关系。火在《内经》中有三方面的内容：一六淫之火；二是五行之火；三是生理之少火、病理之壮火。这三方面的火怎样区分呢？六淫之火是属于病因。但就病因而论，"火无外火"，都是由其他"五淫"转化而来，或五志化火，前者属外因，后者属内因。《伤寒论》有以火熏取汗而导致火邪者，此属外火，其中第 117 条说："太

阳病以火熏之，不得汗，其人必躁。到经不解，必清血，名为火邪。"五行之火，是属于心，《灵枢·热病》说："火者，心也。"五行配属五脏说明五脏之中每脏各有五行的属性，同时也说明脏腑之间相互资生、相互制约的生克关系。六淫之火与五行之火，虽名称相同，属性亦同，但它们各有所指，六淫之火，天气主之；五行之火，地气主之。天之六气（过则为淫）与地之五行，两相感应，自然界万物才能化生，所以《阴阳应象大论》说："天有四时五行，以生长收藏，以生寒暑燥湿风。"这里的天是指自然界，就是说自然界有四时五行的变化，促成了生物的生长收藏过程，并产生了寒暑燥湿风的气候。

六气中之火与热同。但火与热也是有一定的区别，自然界的火是物体燃烧的现象，而热是太阳光能的表现，所以《阴阳应象大论》说："在天为热，在地为火。"这说明了属于病因的火，在六淫来说是热，在五行来说是火（火熏之火邪）。火与热虽然有此区别，但它们也有联系，热可以生火，火可产热。因此，火与热联称，而没有严格的区分，原因就在这里。就病理而论，火属血分，热属气分。在人体之火有五行之心火为"君火"和其他四脏之"相火"，这个火是属于《内经》中所论述的"少火"，这是生理之火；若是邪气之火则称"壮火"。它与气的关系是少火能生气，壮火能耗气，《阴阳应象大论》说："壮火之气衰，少火之气壮；壮火食气，气食少火；壮火散气，少火生气。"从这段经文可以看出火与气的关系。生理之火能化生气；病理之火，则可损伤气。在正常的生理情况下，气与火都是机体组成部分，都是支持脏腑活动的重要物质。气源于脾、肺，而火源于心、肾。故气虚可补脾、肺，而火衰可助心及命门。所谓命门即肾中之火，亦称元阳。元阳和元阴合称元气，是谓气之根。

由此可知，在人体中的气、火、阳三者既有联系，又有区别。气是来源于脾、肺（饮食之精微及吸入之清气），充实元气以支持脏腑组织的功能活动；火是来源于心、肾，是化生气的原动力（少火生气）；阳是对阴而言，这里的阳是指元阳，与元阴相对，它根于肾，元阴指肾中之水，元阳则为肾中之火。临床上所说的"气有余便是火"（朱丹溪语）便是气机郁滞而生火，在治疗上当理气火自消。由于理气药物多香燥耗气伤阴，故理气药不能过用、久用，因此临床上运用理气药治疗，初服有效，再服无效而反加重，道理就在这里。

（四）真气、正气、胃气的意义

1. 真气

真气的生成，《灵枢·刺节真邪》说："真气者，所受于天，与谷气并而充身者也。"就是说真气所受于天，这个天包括先天和后天两个方面，先天指的是原气，后天指的是吸入之清气。它是由先天而来，又须不断地接受后天之清气与水谷之精微，合并藏之于肾而充养身体，故张景岳说："真气即元气也。"这种充养是通过经脉输送到各脏腑器官以支持本脏腑器官的功能活动，并有修复脏腑器官组织损害的功能及防御邪气的侵害。正由于它的运行循经脉而周流全身，故《素问·离合真邪论》说："真气者，经气也。"临床上用针刺治疗所谓"得气"，这个气，即真气。真气的生成与循行和情志有密切关系，《上古天真论》说："恬惔虚无，真气从之，精神内守，病安从来？"这就充分说明了真气与情志的关系。由于真气的分布部位不同，因而有不同的名称。在上焦者称宗气，在中焦者称中气，在下焦者称元气。

2. 正气

正气是对邪气而言，是生命功能的总称，它有抗拒邪气的能力。《素问·六元正纪大论》说："避虚邪以安其正。"《五常政大论》也说："天使过之，伤其正也。"《素问遗篇·刺法论》说："正气存内，邪不可干。"这都是对邪气而言。那么什么是正气呢？所谓正气即真气（前面已谈）。

3. 胃气

胃气有广狭两个含义，狭义指胃本身的功能；广义指的真气。这种胃气，特别是从脉象上表现出来，《素问·玉机真脏论》说："脉弱以滑，是有胃气。"由于脏腑的功能活动来源于真气，真气的生成由胃气（狭义）所化生的精微所成，而五脏必须依赖真气的支持才能进行正常的功能活动。因此，脏气的正常与否直接关系到真气的盛衰，真气旺盛则脏腑活动正常，真气衰则脏腑活动失常。真气起源于先天，充养于后天。就其部位而言，上焦的宗气是由真气支持心肺而产生，中焦的中气也须真气支持脾胃才能运化水谷；下焦的元气，本来是真气的本源，但须宗气和中气的支持才能产生。由此可知，所谓胃气，实际上就是真气，也就是正气。张景岳说："胃气者，正气也。"称胃气者，只不过是强调水谷精微在人体的重要作用而已。所以《平人气象论》说："平人之常气禀于胃，胃者平人之常气也。"总之，真气、正气、胃气都是气机之气的异名，实则一也。

（五）气脱与亡阳的意义与区别

1. 气脱

气脱一证相当于《内经》之气绝，它不同于气厥。气厥是由于气机厥逆所致，多由于暴怒而厥，猝然仆倒，昏晕痰塞，口出冷气，牙关紧闭，酷似中风。治以顺气降气为主，属实证，而气绝则属虚证。《灵枢·经脉》说："五阴气俱绝则目系转，转则目运，目运者为志先死，志先死则远一日半死矣。六阳气绝，则阴与阳相离，离则腠理发泄，绝汗乃出，故旦占夕死，夕占旦死。"这里所说的五阴、六阳实际是指的五脏与六腑。五脏属阴，六腑属阳，故称为五阴、六阳。五脏精气绝，首先出现眩晕，后则神志不清，继则六腑精气绝，这样五脏之阴与六腑之阳不能协调而离决，从而绝汗出乃至危险阶段，应急救，可与独参汤浓煎取汁服之。本证起病多急暴，如大量出血，过度吐泻，剧烈疼痛等都可引起气脱。本病与西医学之休克相似，表现为微循环或氧化代谢障碍的全身反应。休克时，组织缺氧，代谢紊乱，如不积极抢救，进而细胞功能衰竭，最终死亡。

2. 亡阳

亡阳是疾病过程中的一种突然的证候，多由于发汗过多或吐泻过剧等因素致使阳气突然衰竭的病理现象。由于阴阳是一个机动的代名词，就疾病来说，大可概括总的病情，小可说明一个症状。总的来说，疾病的形成都是阴阳的偏胜偏衰，但在疾病上就不能以阴阳直接命名，若疾病到了严重关头，或根本受到损伤的时候，又往往以阴阳直接命名。所以亡阳就是因人体之根本肾中之阳气受到损伤而取名的。亡阳是由于阳气散越所致，而阳气的散越多由于阴液骤耗过度，阳无所附而散越，病人出现虚脱危象。其主要症状为汗出不止，四肢厥冷，神志不清，脉微欲绝等，治以救阳回逆，宜四逆辈。

3. 二者联系与区别

从以上分析，气脱与亡阳都是危重阶段的一个病证，气脱除上述五脏之阴与六腑之阳俱竭而导致阴阳离决所出现外，临床多见于大失血病人，气随血脱，血脱则气无所附，故气随之而脱，由于气脱而阳亡，故症见绝汗不止，四肢厥冷，昏迷等。亡阳则多由于发汗过度或吐泻过剧等因素导致阴液亏损，阳无所附。两者从病机上说，气脱多由于失血过多，而亡阳多由于阴津耗散过度。从症状上说，气脱以绝汗、昏迷为主要症状，而亡阳以大汗不止、四肢厥冷为主要症状，这就是气脱与亡阳的区别。

总之，气在中医学中的应用比较广泛，无论在生理、病理、诊断、治疗等方面都有气的概念存在，就是药物也有气与味两个方面，因此，气在中医学中占有重要地位。正因为如此，所以必须将气的概念搞清楚，并明确它与其他生理物质的关系，都加以气字的原因。这对整理和发扬中医学是有一定意义的，这样才能更有效地指导临床。

按：本文原载《浙江中医药大学学报》2000年第24卷第1期。文中讨论了气在古代哲学范畴中的含义和在中医学中的应用，阐述了气与阴阳、脏腑、气血和火的关系。指出：①在古代哲学范畴中，气是构成宇宙万物的本原，是形成一切物质的本原，人的形体是由气所成。在人体中，气是维持生命活动的基本物质之一，同时又是人体各脏腑器官生理活动的能力，气具有生命物质和生理功能两种含义。②《内经》将自然界凡能发生变化的物质都加以气字，说明其运动之性；将人体的脏腑器官加以气字，是说明这个气包括每脏腑的阴阳两方面；在精气、神气、营气、卫气加以气字，是表明其本身的活力。③气包括了阴阳，肝气、脾气、心气、肾气、肺气之五脏之气，都包括阴阳两方面，气虚包括阴虚和阳虚。④气血之气是指气机之气，与五脏之气和精气、营气的气不同。气虽属于阳，但不等于阳：气是支持生命活动的物质，又是生命功能活动的动力，而阳只是代表某一脏腑组织阴阳双方的一方。气与火都是机体组成部分，都是支持脏腑活动的重要物质。⑤气源于肺脾，充实元气以支持脏腑组织的功能活动；火源于心肾，是化生气的原动力。"气有余便是火"是气机郁滞而生火，理气火自消。⑥真气藏于肾，通过经脉而充养全身，以支持脏腑器官的功能活动，并有修复脏腑器官组织损害的功能及防御邪气的侵害；其分布部位不同而有不同的名称：在上焦者称宗气，在中焦者称中气，在下焦者称元气。⑦正气是对邪气而言，是生命功能的总称，有抗拒邪气的能力，即真气。⑧胃气有广狭两义：狭义是指胃本身的功能，广义指的是真气。⑨气脱类气绝，属虚证；气厥是气机厥逆，属实证。气脱多是气随血脱，以绝汗、昏迷为主要症状；亡阳多是由于津液耗伤过度，以大汗不止、四肢厥冷为主要症状。

五、中医基础理论自学重点提要——经络学说

经络是经脉和络脉的总称。经脉包括十二经脉、十二经别、奇经八脉及十二经脉与体表筋肉和皮肤连属部分的十二经筋和十二皮部。络脉则有十五别络、孙络、浮络之分。经络学说的特点是以十二正经为主体，通过十五络脉与奇经八脉的联络和调节作用，把人体脏腑、肢节、筋肉、皮肤联系起来，并以阴阳学说为论理工具，说明脏腑经络之间的相互关系，从而形成一个机体各部及机体与自然环境密切联系的有机整体。

经络学说在中医学中占有重要地位。特别是十二经脉，《灵枢·经别》说："夫十二经脉者，人之所以生，病之所以成，人之所以治，病之所以起，学之所始，工之所止也。"张介宾注曰："经脉者，脏腑之枝叶；脏腑者，经脉之根本。知十二经脉之道，则阴阳明，表里悉，气血分，虚实见，天道之逆从可察，邪正之安危可辨。凡人之生，病之成，人之所以治，病之所以起，莫不由之。故初学者，必始于此，工之良者，亦止于此而已。"张氏之解，不但指出了经脉与脏腑的密切关系，同时也说明了十二经脉的重要性。学习经络学说，需要明确下列几个问题。

（一）十二经脉命名意义及循行规律

所谓十二经脉，就是指手足三阴三阳十二条经脉而言。这十二条经脉各与脏腑相络属，阴经属脏络腑，阳经属腑络脏，构成了表里阴阳配属关系。它是气血运行的主要通路，所以又称十二正经，是经络学说的主体。那么，十二经脉为什么以手足三阴三阳来命名呢？首先从三阴三阳来看，

三阴三阳是阴阳双方的衍化，也就是阴阳消长的三个阶段。阳的方面，少阳为阳气之始，太阳是阳气之盛，阳明是太少两阳相合；阴的方面，少阴是阴气初生，太阴是阴气隆盛，厥阴为太少两阴并尽。故《素问·天元纪大论》说："阴阳之气各有多少，故曰三阴三阳也。"这就说明阴阳各方根据其量的多少而划分为三阴三阳。再者，由于十二经循行于手足，故配手足而有手三阴、手三阳、足三阴、足三阳，合为十二经脉。就这样以阴阳的概念与人体的部位和脏腑的属性相配合，结合经脉的循行分布，而订出了十二经脉的名称。由此，十二经脉中，每一经脉的名称，包括手或足、阴或阳、脏或腑三个部分，如"手太阴肺经""足阳明胃经"即是。

十二经脉的循行是有一定规律的，明确了它的循行规律，便能执简驭繁。总体来说，十二经的循行是阴经接阳经，阳经接阴经，周流循行，阴阳相贯，如环无端。故《灵枢·逆顺肥瘦》说："手之三阴，从脏走手；手之三阳，从手走头；足之三阳，从头走足；足之三阴，从足走腹。"这种循行走向，若以躯干为中心，则手三阳、足三阴自肢体远端行向躯干，为向心性经脉；手三阴、足三阳自躯干走向四肢远端，是远心性经脉。根据这一走向，可归纳一简捷的记忆方法，就是"两手上举，阳经下行，阴经上行"。十二经脉上下左右对称地循行于体表，在四肢，阴经行于内侧（阴部），太阴在前，厥阴在中，少阴在后；阳经行于外侧（阳部），阳明在前，少阳在中，太阳在后。在头部，足阳明行于面额，足太阳行于头顶、枕部，足少阳则行于颞侧、耳旁。在躯干，手三阴行于胸部，手三阳行于肩背；足三阴、足阳明行于腹部，足少阳、足厥阴行于身侧，足太阳行于背部。这仅指体表部分的划分，至于内行的经脉，阳经则属腑络脏，阴经则属脏络腑，从而构成了脏腑表里关系。

（二）十二经的五行配属及营卫循行

阴经内连五脏，阳经内连六腑。脏腑各因表里分别与五行配属，如心与小肠俱属火，肺与大肠俱属金等。如此配属，心包与三焦在五行属性上当归属那一行？心包是心脏的外卫，有保护心脏代心行令的作用；而三焦遍布体腔之内，与心包相为表里，同为命门相火所寄之处，皆属相火。从阴阳角度说，古人认为，阳气纳入三焦，阴气纳入心包，故三焦不归五行而属阳经，心包也不入五行而属于阴经。

十二经脉各按其顺逆循行，彼此相接，通行于人体上下内外，运行营卫气血以濡周身。故《灵枢·本藏》说："经脉者，所以行气血而营阴阳，濡筋骨，利关节者也。"《素问·痹论》说："营者，水谷之精气也，和调于五脏，洒陈于六腑，乃能入于脉也，故循脉上下，贯五脏络六腑也。卫者，水谷之悍气也，其气剽疾滑利，不能入于脉也，故循皮肤之中，分肉之间，熏于肓膜，散于胸腹。"营在脉中，卫在脉外，阴经阳经各为脏腑的营养系统。

1. 营气

营行脉中，其第一部分自中焦开始，循肺经，经过各脏腑经脉而达肝脏，从肝再上注于肺，如此往复循环，构成了十二经脉循环体系；另一部分，由肺上注喉咙，自喉入颃颡（后鼻咽部），出鼻，上额入督脉，过颠顶，沿督脉循行下入尾骶，复过阴器，入任脉，沿脐腹正中上入缺盆（天突），向上并入督脉，然后下行入肺，构成了任督二脉的循行。这两部分营气循行的整个流注通路，又称十四经循行。另外，阴阳跷脉也渗入了营气的循行，昼夜共行五十周。

2. 卫气

由于卫气行于脉外，所以不按阴阳经脉的顺逆路经循行。当黎明时，阴气消尽，卫气出行于六阳经，循阴跷脉上入目内眦，上头，下入足太阳经；其中散行部分，别出于目锐眦，而下手太阳经，同时也入于足少阳经和手少阳经；散行的另一部分，出行于耳前，合于足阳明经而循行下至足五趾间，同时从耳下，入于手阳明经。如此循行不息，昼日行于阳经二十五周。到夜间，自足阳明经入足心，注入足少阴经而至肾，由肾注入心和手少阴经，再入肺和手太阴经，再注入肝和足厥阴经，后注入脾和足太阴经，由脾复入肾和足少阴经，如此循行不已，行于阴经亦二十五周，至黎明再由足少阴经入阴跷脉复会于目，行于阳经，一昼夜合为五十周。故卫气行于阳经则人寤，行于阴经则人寐矣。营卫气血在经脉内外循行的生理功能称为经气。如《素问·离合真邪论》所说："真气者，经气也。"经气亦即经脉之气，它来源于脏腑之精气，与营卫气血并行于经脉内外，以维持生命的活动，并具有抗拒外邪的能力，故所谓真气者，正气也。若五脏精气及营卫气血不足，真气（经气）衰弱，就会致邪气侵袭而为病。

所以《灵枢·刺节真邪》说："营卫稍衰，则真气去，邪气独留，发为偏枯。"若正气强，则"邪气不能胜真气"，病可自愈。明确了经气即真气，亦即正气的意义，对针刺"得气"的理解及防病治病都有重要意义。

（三）奇经八脉的意义及临床应用

奇经八脉是经络系统的重要组成部分。它的特点是不隶属于十二经，无表里关系，不与内在脏腑连属，无五行配属，故称奇经。奇经中除了任、督二脉各有自己的腧穴外，其他六经都没有本经的穴位而隶属于他经，由此可以理解"奇"字也有"寄"字的含义。奇经八脉各有不同的功能，但都有调节十二正经阴阳气血的作用。所以古人将十二正经比作江河的干道，奇经八脉比作调节流量的湖泊。如李时珍说："正经之脉隆盛，则溢于奇经，故秦越人比之天雨降下，沟渠溢满，滂霈妄行，流于湖泽。"至于八脉的名称，主要是根据各经的作用而命名，如任脉，任与"妊"通，与女子月经及妊娠有关即是。任督二脉，一行身前正中，一行身后正中，正是人体的子午线。

奇经亦属人体生理组成部分，其经虽与内脏无直接络属关系，但在生理上与肝、脾、肾等脏及奇恒之腑的脑、髓密切相关。冲、任、督三脉皆起于胞中，出于会阴，同出异行，一源三歧。此胞非专指女子胞而言，男女皆有之。陈修园称此为血海，说："人身之血海者，胞也。居膀胱之外，而为膀胱之室，《经》云：冲脉任脉皆起于胞中，是男女皆有此血海，但男则运而行之，女则停而止之。运行者无积而不满，故阳气应日而一举；停止者，有积而始满，故阴血应月而一下，此男女天癸之总根也。"陈氏之言说明冲任二脉与女子月经的生成及排泄有密切关系。

临床上妇女的月经病变，即以冲、任二脉失常为主要病机。如冲任不固之崩漏，冲任虚损之不孕等。督脉主要病变是脊柱强直，角弓反张，此为寒湿之邪郁久化热所致。冲、任、督三脉的病变皆与肝肾有关，故在针灸治疗上除选用该经主治穴位外，还要适当配合肝肾经的穴位。在药物治疗方面，冲、任、督三脉的病变也主要从肝肾入手。带脉横行于腰腹之间，约束全身直行诸经，号曰栋梁。对固定胎位有一定作用，因而带脉不健，则胎元易损。由于带脉与脾关系密切，所以湿热郁滞，绵绵而下的带下症，也往往责之于带脉，治疗上也多从脾入手。至于阴维、阳维，在生理上主要是维系联络全身诸经。阳维维系诸阳经，主一身之表，所以邪在本经令发寒热。阴维维系诸阴经，主一身之里，所以邪在本经而发心、胃、胸腹疼痛之症。阴阳跷脉，在生理上为举足步行的机要。阳跷脉主一身左右之阳气，若本脉阳气偏胜，阴气不足，就会发狂奔走，两目不得闭合；若本脉拘急，则致阴跷脉弛缓而形成足外翻。阴跷脉主一身左右之阴气，若本脉阴气偏胜，阳气不足，就会发生阴厥，两目闭而不开；若本脉拘急，则致阳跷脉弛缓而形成足内翻。在治疗上除针灸选用适当穴位外，药物治疗上亦当依经辨证施治。

按：本文原载《中医杂志》1986 年第 1 期。文中主要讨论了：①十二经脉命名意义及循行规律，三阴三阳的来源和排列次序，指出阴阳各方根据其量的多少而划分为三阴三阳；②十二经的五行配属及营卫循行，指出手少阳与手厥阴经不与五行相配的道理，营卫循行的路线不同，经气、真气、正气概念的一致性；③讨论了奇经八脉的意义和临床应用原则，指出冲、任、督三脉皆起于胞中，此胞非专指女子胞而言，男女皆有之；冲、任、督三脉的病变皆与肝肾有关，而带脉与脾关系密切。

（张珍玉）

第三节　病因病机

一、中医基础理论自学重点提要——病因与发病学说

病证的发生、发展是与病因密切联系的。有其病必有其因，有其因未必有其病。中医学认为人体脏腑阴阳气血保持着动态平衡，一旦被某种因素破坏了这种协调平衡状态，且又不能自身调节恢复时，就会发生疾病。疾病的发生和发展关系到邪正两个方面。

邪是指的邪气，凡是能使人发病的因素都可称为邪气，不仅指外感六淫之邪，就是七情的过度刺激、痰饮宿食瘀滞停留、跌仆金刃导致的瘀血和创伤以及虫兽咬伤之毒气，均可称为邪气。正，就是人体的正气，它有调节和修复机体以及抗拒邪气的作用。不同的病邪可导致不同的病证，就是相同的病邪由于侵袭的部位不同，其发病也不尽相同。邪气虽然是致病

的重要条件，但病邪的存在和作用，不是发病的惟一因素，中医发病学特别重视人体的正气，所以《素问遗篇·刺法论》说："正气存内，邪不可干。"《素问·评热病论》也说："邪之所凑，其气必虚。"张仲景在《金匮要略》中也说："不遗形体有衰，病则无由入其腠理。"因此说，正气不足是疾病发生和发展的内在根据。古代医家基于防重于治的思想所提出的各种健身措施，就是在这一理论指导下创立的，如五禽戏、八段锦、气功等。不但要锻炼身体增强正气，同时还要注意"食饮有节，起居有常，不妄作劳"，以保持正气的旺盛，才能不发生疾病或少发生疾病。由于正气是有一定限度的，若邪气超过了正气的抵抗限度也会发病，故"虚邪贼风，避之有时"。至于地理环境、生活条件和习惯都可直接或间接影响到人体的正气。

正气的强弱不仅决定疾病的发生与否，而且既病之后，正气的强弱决定着疾病的发展与转归。此外，体质的强弱，不但决定着正气的盛衰，同时决定着某些致病因素的易感性及所产生的病变类型的倾向性。精神状态也关系到正气的强弱，所以古人特别强调"恬惔虚无，真气从之，精神内守，病安从来。"

（一）六淫

六淫是六气异常，为外因发病的统称。陈无择《三因极一病证方论》说："夫六淫者，寒暑燥湿风热是也。"我们通常所说的风寒暑湿燥火在正常情况下称"六气"，是自然界四时变化所形成的，对生物的生长发展有着密切关系，故《素问·天元纪大论》说："寒暑燥风火，天之阴阳也……木火土金水，地之阴阳也，生长化收藏下应之。"四时分阴阳，六气亦分阴阳，六气为四时六种不同气候的正常变化，它对万物生长变化起着促进作用，是人类赖以生存的必要条件之一。人类在长期的生活和生产中对六气的变化已形成了与之相适应的能力。当气候变化异常，六气发生太过或不及时，在人体正气不足，抵抗力下降时，或者气候过于急暴的变化而超过正气的适应和抵抗时，六种气候才使人发病，这时的六气称为"六淫"。因此，六淫作为致病因素，实际上应看作是气候条件超过了机体适应能力。六淫中的火热，常常是混称，就其发病来说是有区别的，热多属外淫，如风热、温热、湿热等发热病邪；而火常由内生，如心火、肝火、胆火之类的病变。其中六淫之暑与火，古人认为"暑无内暑，火无外火"。

1. 致病特点

六淫致病，一般具有下列特点：①六淫的发病多与季节、环境有关。如春季多风病、夏季多暑病、长夏多湿病、秋季多燥病、冬季多寒病等。此外，久居湿地，或常事水中作业多患湿病，高温作业易患热病，江南湖区多湿热病等。②六淫致病途径，多从皮毛或口鼻而入，或两者同时感邪。从皮毛而侵者，多呈寒热症状，如头身作痛等；自口鼻而入可直达于肺，故多有咳嗽的表现。若两者同时感邪，则可见寒热，并有咳嗽声重、鼻塞流清涕或咽喉作痛等症。③六淫致病多合邪，同时易转化。六淫邪气既可单独使人发病，也可两种以上病邪同时侵犯人体而发病。如痹证为风寒湿三邪所侵，湿热合邪内侵之泄泻以及风寒、风温、风湿等。六淫在发病过程中，不仅可以互相影响，在一定条件下病证的性质可以转化，如外寒入里化热，湿邪郁久化热等。这种入里、郁久就是条件，若没有这些条件是不会转化的。④六淫致病与体质和内脏生理特点有密切关系。如偏阳之体感寒易化热，偏阴之体感邪易化湿；阳虚者易感寒邪，脾虚者易停湿，阴虚者易化燥等，这是临床应当理解和掌握的。

2. 致病原因

六淫是六种外感致病邪气，它能使人发病，可从以下几方面来理解：①直接作用于人体。其寒、热、燥、湿等太过的气候变化，可直接损伤人体肌表部位，如严寒所致的冻疮、酷暑之下的中暑等。②异常气候的变化对人体的刺激，致使卫外失调，气机紊乱，从而产生各种不同的症状。如感风寒则发热恶寒无汗，感受风热则发热自汗等。③六淫之邪除上述物理刺激外，尚且包括一些微小的生物性致病因素在内。由于这些微小的生物，在适当的气候条件下，可侵犯人体而发病。正如祝味菊在《伤寒质难》中说："邪有有机无机之别。无机之邪，六淫偏胜也，风寒暑湿燥火，及乎疫疠尸腐不正之气，不适于人……有机之邪，一切细菌、原虫，有定形，且生机，可以检验取证于人者，皆是也。"总之，六淫之邪，除包括了气候变化对人体功能调节造成的不利影响外，还包括了许多生物、化学、物理等因素的致病作用在内。

（二）七情

七情，是指喜、怒、忧、思、悲、恐、惊七种情志变化。实际上七情就是喜怒忧思恐的五志，它分属于五脏，喜为心志，怒为肝志，忧为肺志，思为脾志，恐为肾志。由于七情中的忧与悲同属肺，惊与恐皆属肾，故七情实乃五志。七情是人体对客观外界事物的精神活动反映，在正常情况下，一般不会使人致病，只有过于突然，强烈或长期持久的情志刺激，超过了人体正常生理活动所能调节的范围，才能使人气机失调，导致脏腑阴阳气血失调，从而发生疾病，称为"内伤"。陈无择《三因极一病证方论》说："七情，人之常性，动之则先自脏腑郁发，外形于肢体。"因此七情致病的特点归纳起来约有以下两个方面。

（1）直接影响脏腑气机

情志致病先伤内脏，直接影响相应的内脏，导致脏腑气机紊乱，气血失调，从而发生种种病变。如内伤心神，可见惊悸不安、健忘、失眠等症，或见精神恍惚、悲忧善哭、时时欠伸的脏躁证，或引起心火暴盛，发为狂躁不安，精神错乱的癫狂证；恼怒伤肝，使肝疏泄失常，出现肝气逆或肝气郁，可见急躁易怒，或抑郁不乐、胁痛、嗳气、咽中如有物梗塞，妇女经前乳房胀痛或乳中结块、少腹疼痛、月经不调等症；思虑劳神过度，损伤心脾，阴血暗耗，心神失养，除心神不宁的症状外，还可出现脾胃运化水谷和统血功能失常的症状，如纳呆、脘腹胀满、便溏，或经闭、崩漏、失血等症。故《素问·阴阳应象大论》说："怒伤肝""思伤脾""忧伤肺""喜伤心""恐伤肾"。由此可知，不同的情志刺激可对五脏有不同的影响。但由于心为主导，五脏之间关系密切，故五志发病都可及心，且一脏有病可影响到他脏，如怒伤肝，肝气横逆，可犯脾胃，出现肝脾不和与脾胃不调等证。心主血而藏神；肝主疏泄而藏血；脾主运化而统血，且位居中焦，是气血生化之源，为气机升降之枢。故内伤七情之病证，以心、肝、脾三脏为多见。

（2）情志发病主要导致气机紊乱

七情所伤，使气机紊乱，阴阳气血失调，如林佩琴《类证治裁》说："七情内起之邪，始而伤气，继必及血，终乃成劳。"林氏指出了情志为病首先在气机。不同的情志变化，对气机各有不同影响，如《素问·举痛论》说："余知百病生于气也，怒则气上，喜则气缓，悲则气消，恐则气下……惊则气乱……思则气结。"这种气上、气下等就是气机的紊乱。情志内伤，气机郁结，即可化火，称曰"五志化火"，五志化火多与心肝两脏关系密切，由于心在五行属火，肝属木而能生火，因此两脏气机郁结，则易化火。朱丹溪提出的"气有余便是火"，就是指气机郁滞所形成的火热症状，如心火上炎则口舌生疮；肝火上冲则头目昏眩，或两目红肿赤痛等。

总之，七情内伤发病是属于精神因素，它是中医学病因与发病学说的重要内容，学习时必须正确地认识并掌握人的精神因素与疾病之间的关系。

（三）病理产物

所谓病理产物，是人体受某种致病因素作用后在疾病过程中所形成的，包括水液内停和血液留滞。前者多指痰饮，后者则为瘀血。这些病理产物形成后，又可直接或间接作用于人体某一脏腑组织器官，发生多种病证，故又为致病因素之一。

1. 水液内停

水液内停的病理产物主要有湿、水、饮、痰四种：①水，为液态，质清，流动性大，多流积于低下疏松的组织部位，是浮肿的主要因素。②湿，类似雾态，弥漫全身，或结聚一处，主要表现为身体困倦，及女子带下、男子白浊等。③饮，与水相较为浊，流动性较小，常停聚于胸、腹、肠、胃管腔之中，如局部积液或呕吐清稀痰涎即是。④痰，与饮相较质稠，痰不仅指咯出来有形可见的痰液，同时还包括瘰疬、痰核以及停滞在脏腑经络组织中可触得的圆滑包块等。

水、湿、痰、饮四者的形成，多由外感六淫或饮食及七情内伤等因素致使肺、脾、肾及三焦等脏腑气化功能失常，水液代谢发生障碍，以致水津停滞而成。一般来说，水为湿之聚，湿为水之散，积水成饮，饮凝成痰。四者形成之后，由于所据部位不同，因而各有其致病特点：阻于经脉者，可影响气血运行和经络的生理功能；停滞于脏腑者，可影响脏腑功能及气机的升降。如痰滞在肺，可见咳喘咯痰；痰阻于心，使心血不畅，可见胸闷、憋气、心悸；痰迷心窍则可见神昏、痴呆；痰火扰心，则发癫狂；停滞于胃，胃失和降，可见呕恶不食、脘痞不舒；痰在经络筋骨，则可生瘰疬结核，或肢体麻木，或半身不遂，或成阴疽流注等；痰凝胞宫，则经闭、不孕；痰浊上泛于头，则眩晕头重；痰结于咽喉，则可出现咽中梗阻，吞之不下，吐之不出的梅核气。若饮在胸胁，则胸胁胀满、咳唾引痛；饮在胸膈，则胸闷咳喘，不得平卧；饮溢于肌肤，则肌肤肿胀、无汗、身重等；饮在肠间，则肠鸣有声。

2. 血液留滞

瘀血是指全身血液运行不畅，或局部血液停滞以及体内存在离经之血，或阻滞于经脉及脏腑内的血液。瘀血是疾病过程中所形成的病理产物，反过来又使有关脏腑、经络、组织器官的脉络血行不畅，或阻塞不通，引起一系列病证。因此说，它又是某些疾病的致病因素。

瘀血的形成主要是由于气虚、气滞、血寒、血热等原因，或因外伤及其他原因造成的内出血不能及时消散和排出。血液的正常运行，是依靠气的推动和温煦。"气为血帅""气行则血行，气滞则血瘀"，气虚则血运无力，血行不畅，如心气不足，心血瘀阻等。气滞则血运行迟滞，而瘀于局部，如肝郁疏泄失常、气滞血瘀等。此外，气虚则血失于统摄，血溢脉外，若流溢于组织之间不能消散者，也会形成瘀血。由于感受外寒或阴寒内盛，致使血寒而血脉卷缩拘急，血液凝滞不能畅通则成瘀血。由于温热之邪入于营血，血热而蒸耗津液以致血液黏滞，运行不畅；或血热互结，伤及络脉，血液妄行，溢于脏腑组织之间，亦可导致血瘀。因此，寒热之邪伤及血脉均可导致瘀血。此外，各种外伤使血脉破裂，如跌仆、金刃、烧烫伤及虫兽所伤等，均可导致瘀血。

瘀血致病的特点，归纳起来有四个方面：①刺痛不移而拒按。气血瘀滞，则络脉不通，"不通则痛"。如外伤瘀血及心络瘀阻的真心痛即是。此外，瘀血疼痛，除刺痛固定不移外，尚且拒按，如局部瘀血肿痛，及肝、脾与胞宫瘀血疼痛，均有压之痛甚，或压痛明显。②肿块。瘀血结聚组织之间，可形成肿块。如暴力外伤，可形成局部血肿；内脏瘀血日久可形成癥瘕积块，如肝、脾及胞宫瘀血等。③出血。由于瘀血可阻滞脉道，血流不通，致使血溢脉外而引起出血，如瘀血崩漏、产后瘀血、恶露不尽等。

④发绀。是内脏瘀血的外在表现，如肺瘀血，口唇发绀；心瘀血，两颊发绀，甚则爪甲青紫；舌有瘀紫斑，则为腹腔或胞宫瘀血等。此外，瘀血日久，新血不得生发，不仅可出现血虚症状，同时还可出现肌肤甲错。掌握瘀血致病的这些特点，是临床瘀血辨证的关键。

按：本文原载《中医杂志》1986年第2期。文中讨论了病因与发病中的几个问题：①疾病的发生发展关系到邪正两个方面，正气是发病的内在依据，邪气是发病的重要条件。②六淫作为致病因素，实际上应看作是气候条件超过了机体适应能力。③六淫致病除有季节性、地域性、相兼性和外感性等特点之外，还与体质和内脏生理特点有密切关系。④情志致病直接影响相应的内脏，导致脏腑气机紊乱，气血失调，从而发生种种病变，并影响心神。⑤水湿痰饮是水液代谢障碍形成的病理产物，水为湿之聚，湿为水之散，积水成饮，饮凝成痰。⑥瘀血是指全身血液运行不畅，或局部血液停滞以及体内存在离经之血，或阻滞于经脉及脏腑内的血液。

（张珍玉）

二、中医基础理论自学重点提要——病机学说

所谓病机，就是疾病发生和发展变化的机制。其发生和发展变化的机制与病人的体质和病因的性质以及侵入的部位密切相关。虽然疾病的机制决定于病因的性质，但由于不同的病邪侵入相同的部位，或者相同的病邪侵入不同的部位，其病机就不会相同，再加上体质的强弱或偏阴偏阳，对疾病的发生和发展变化都有一定的影响。如同一风邪，善动善开，侵于肌表则营卫失调，可出现多汗恶风；侵入肠胃则可损及络脉，而肠鸣下血。而同为气机病变，在肝则气逆，在脾则气结。因此，病机包括病因性质、作用于人体和侵入部位以及对机体脏腑、经络、营卫气血津液等所引起的生理异常变化。病机是辨证的基础，辨证以病机为根据，因此研究和探讨这些生理异常变化的本质和规律，就称为病机学说。

中医学认为人体是一个有机整体，因而各脏腑组织在生理上相互联系，在病理上相互影响。同时人与自然界有着密切联系，因而无论生理和病理都受着自然界的影响。正由于此，病机学说不但与病因有着密切关系，同时还涉及脏腑、经络、气血营卫津液及人与自然界的关系。因

此，病机学说涉及面较广，在漫长的中医学发展过程中，历代医学家在《内经》理论的指导下，结合临床实践，丰富和发展了病机学说，除《素问》的病机十九条外，还有后世发展起来的六淫病机、六经病机、经络病机、脏腑病机、气血病机、津液病机、代谢产物的病机以及温病的卫气营血和三焦病机等等。临床上各种疾病、各个症状虽然各自有其一定的病机，但总体来说是有其规律性的，因此要掌握病机学说，必须了解这些规律。

（一）邪气的表里出入病机

表里是一个相对概念，一般地讲邪在皮肤肌腠、经络称表证。邪气入内，或病发于脏腑者，谓之里证。里证的成因，一是表证进一步发展，表邪入里；二是外邪直入内脏而成；三是七情内伤、饮食劳倦等病发于内，使脏腑功能失调而成。张介宾《景岳全书·表证篇》说："表证者，邪气之自外而入者也，凡风寒暑湿火燥，气有不正皆是也。"由此可知，六淫之邪，侵袭肌表则称表证。表证的病机，有六经病机中之太阳病病机和卫气营血病机中的卫分病机，前者为风寒表证，后者则为风热（温）表证。这是邪侵肌表、邪正斗争的具体表现。

就风寒病机来说，寒邪侵入肌表，首先伤及卫气，由于卫气的作用是"温分肉，充皮肤，肥腠理，司开阖"并且"卫外而为固也"，寒邪侵表，卫阳被伤，卫气不得温养肌肤，故有恶寒；寒邪束表，卫阳不得内外通达，郁于肌腠，故发热；卫气被伤，开阖失职，故无汗；卫阳被伤不能温养筋脉，因而头身痛。因此，风寒太阳表证的主症就是发热、恶寒、无汗、头身痛。故在治疗上，当辛温解表，风寒随汗而外解，卫气得复，病自可愈。太阳表证又可分为伤寒和中风两型，伤寒者即前所述之病机，中风则多汗恶风，这是由于风邪伤卫所致，在治疗上可用辛温解肌法。

温病邪在卫分也是表证。温热病是以卫气营血进行辨证的，它是辨证的纲领，不是实指人体的卫气营血，但与生理上的卫气营血有密切关系，故其卫分症状，就是温热之邪侵犯人体先犯及卫阳，故温热病初起，出现发热微恶寒、头痛、咳嗽、口微渴、无汗或少汗、脉浮数、苔白舌红等症。卫者，卫外而为固，温热入侵，卫阳与之抗争，故发热恶寒；温热为阳邪，所以发热重而恶寒轻；头为诸阳之会，温热侵表，阳热上扰，故头痛;肺合皮毛、主卫,表卫郁阻,则肺气不得宣发,故咳嗽;温热之邪最易伤津,故病初起有口渴;卫气开阖失职,则为无汗或少汗;至于脉浮数,为阳气趋于体表抗邪之征;由于温热侵入体表,故舌红苔白。其中以发热恶寒为邪在卫分的特点,其病机为温热之邪在卫在表,邪正抗争,故在治疗上辛凉透表,叶桂谓"在卫汗之可也"。温热之邪,可随汗而外解,卫气得复,病自可愈。此外,在卫分的病机中,还要区别温热之邪有否挟风与挟湿等情况,即辨别风温病与湿温病的卫分证。由于风为阳邪,最易化热,故风温病初起以自汗、身热、咳嗽、咽痛、舌红为主症,而湿温病则有身重、自汗、胸闷、口干不饮、苔腻等,这都是湿的致病特点所决定的。

表里不仅代表病位的浅深,它还标志着病机的趋势。就六经病机来说,三阳病属阳为表,而太阳为阳中之表,阳明为阳中之里,少阳则为半表半里。三阴属阴为里,它包括太阴、少阴、厥阴三阴经病的病变。如阳中之里的阳明证,它是邪正交争、邪气化热、势均力敌的阶段,既可出现邪在阳明的经证,也可出现邪在阳明的腑证,由于阳明主肌肉,故阳明经证时可出现身热、自汗、口渴引饮、脉洪大、苔黄等症。邪热亢盛于内,充斥于外,故周身大热;热迫津外泄,则大汗出;汗出津乏,故口渴引饮;热盛则苔黄、脉洪大。若阳明里热与燥屎相结于胃腑,则腑气不通而成阳明腑证,可出现身热、腹痛拒按而便秘。日晡之时阳明经气旺盛,经气与邪热相争,故日晡发潮热;热邪上扰神明则神昏谵语;热盛伤津,燥实内结,故便秘腹痛,苔黄燥而干。若邪气未除,正气已虚,邪气内侵,结于胆腑,邪正交争于表里之间,因其病机既非在表,又未完全入里,故称半表半里。邪入三阴,太阴首当其冲。太阴病的病机为脾阳虚衰,寒湿内阻的虚寒病变。由于太阴脾与阳明胃同居中焦又互为表里,其病变在一定的条件下可以相互转化,故有邪入"阳明则燥化,太阴则湿化"之说。少阴病的病机是心肾功能衰退的病变,病至少阴,或为阳虚阴盛,或为阴虚火旺,故有从阴化寒的寒化证和从阳化热的热化证,但从阴化寒者多见。厥阴证为伤寒病的最后阶段,它的病机由于正气衰竭,阴阳紊乱,所以本证的主要表现为寒热错杂,厥热胜复。

温热之邪由卫入气,由气入营,由营入血都属里证,气分病在胸膈、肺、胃、肠、胆等脏腑;营分证是邪热入心营,病在心与包络;血分证则热深入肝肾，重在耗血、动血。温热病的气分证，是正盛邪实，正邪抗争，为阳热亢盛的里证。由于邪在气分所居的脏腑或胸膈的部位不同，因而所呈现的证候也有很多的类型，如热壅于肺，肺失宣降，故喘咳胸痛；热扰胸膈，则烦闷懊憹；热炽阳明，胃热亢盛，故壮热不已，口渴引饮，大汗不止；热结肠道，燥热与糟粕相结，腑气不通，故腹满痛而便秘；热结于胆，则寒热如疟，热多寒少，热蒸胆气上溢，则口苦；若湿热相兼，困滞中焦，则呕恶便溏；湿热为病，身热不扬，朝轻暮重，其身重，汗出而热稍减，继而又热，苔黄腻是本证的特点。营分证是温热内陷的深重阶段，营是血之前身，同时又是血中具有营养、营运作用的物质，它内通于心，故营分证的病机以营阴受损，心神被扰为特点。营分证介于气分和血分之间，若温热由营透气，表示病情好转，由营入血则病情深重。血分证，是温热病的最后阶段，也是本病的严重阶段。由于心主血，肝藏血，热邪入于血分，必然伤及心、肝两脏；热邪日久，必耗真阴，所以血分证以心、肝、肾三脏病变为主，本证在具有营分病机的基础上又有耗血、动血、伤阴、动风的病机特点。

以上介绍寒温之邪由表入里的情况，这是病情逐渐深重的具体表现。而当正胜邪退的时候，里证也可以出表，是疾病向愈的病机变化，这种出表就是各种里证逐渐减轻甚至消除，而不是再现表证的各种症状了。这种表里出入的病机，就提示了邪正斗争过程中的邪正消长。一般地讲，正气增长则邪气退，邪气增长则正气消减，正如《素问·通评虚实论》所说："邪气盛则实，精气夺则虚。"由此可知虚实的病机就是在于邪气盛则为实，精气夺则为虚。但临床上要抓主要矛盾，当邪气盛为主要矛盾时，治疗以祛邪为主，若精气夺为主要矛盾时当扶正为主。由于"邪之所凑，其气必虚"，也就是说一般情况下邪气所以侵身，是由于正气不足的缘故，这个"其气必虚"的"虚"字是局部和暂时的，其招致邪气侵袭，而形成了邪气盛的实证；若病体日久，精气被伤，就可形成"精气夺"的虚证了。当然也有全身的正气不足而感邪，这样就必须扶正祛邪并用。由此可知，表里出入的病机实际上就是邪正斗争所形成的胜衰过程。其在证候上的反映，主要表现在虚实的变化。明确邪气表里病机，再结合致病因素、六经病机和卫气营血及三焦病机就可灵活运用于临床了。

（二）气机升降出入失常病机

气机的升降出入是人体气化功能活动的基本表现形式，也是脏腑经络、阴阳气血、营卫津液生理活动的基本过程。人体以五脏为中心的一切生理活动，无不有气机的升降出入，故升降出入障碍就会产生疾病。升降出入终止，生命也就死亡。《素问·六微旨大论》说："故非出入，则无以生长壮老已，非升降，则无以生长化收藏；是以升降出入，无器不有。故器者生化之宇，器散则分之，生化息矣。故无不出入，无不升降。"周学海在《读医随笔》中也说："人之眼耳鼻舌身意神志能用者，皆由升降出入通利也，有所闭塞则不能用也。"的确，在脏腑的功能活动中，肺之宣发与肃降，肝之升发，脾之升清与胃之降浊，心火之下降，肾水之上升，肺之呼气，肾之纳气等都是气机升降出入运动的具体体现。由于气机的升降出入，关系到脏腑经络、阴阳气血、营卫津液等各方面的功能活动，所以升降出入失常，不但可波及脏腑经络的正常气机活动，同时表里内外、四肢九窍，都可发生种种病理变化。如肺失宣降的胸闷喘咳；肝的升发太过则气逆于上，出现头目眩晕，甚至昏厥；胃失和降的嗳气呕恶；脾气不升之便溏腹泻，气虚下陷；肾不纳气的孤阳上越；心肾不交，阴阳气血逆乱的厥逆等，都是指升降出入的病机而言。

气机的升降出入是人体各脏腑组织和基础物质生理活动的综合作用。而这一活动能否顺利进行，其中以肾及脾胃最为重要。肾阳（命门火）是人体阳气的根本，它推动着脏腑气血、营卫津液升降出入的生理活动，赵献可《医贯》说："命门（肾阳）为十二经之主，肾无此则无以作强，而伎巧不出矣；膀胱无此，则三焦之气不化，而水道不行矣；脾胃无此，则不能蒸腐水谷，而五味不出矣；肝胆无此，则将军无决断，而谋虑不出矣；大小肠无此，则变化不行，而二便闭矣；心无此，则神明昏，而万事不能应矣。"这是说，肾阳是支持生命活动的原动力。

脾胃为后天之本，生化之源，位居中焦，通上达下，为升降出入的枢纽，章楠《医门棒喝》说："升降之机，又有脾之健运。"脾胃之升降正常，出入有序，就可维持"清阳出上窍，浊阴出下窍；清阳发腠理，浊阴走五脏；清阳实四肢，浊阴归六府"（《素问·阴阳应象大论》），以及呼吸出入的吐故纳新等正常生命活动。而肝之升发，肺之肃降，心火下降，肾水上升，肺主呼气，肾主纳气等，也无不以脾胃为枢纽，而完成其升降出入运动。在气机升降出入失调的病机中，尤以脾胃升降失调为重要，同时也最为常见。脾胃升降出入失常，则清阳之气不能布敷，后天之精不能归藏，呼吸及饮食之精气无法摄入，废浊之物亦不能排出，多种病变由此而生。故周学海《读医随笔》说："内伤之病，多病于升降，以升降主里也；外感之病，多病于出入，以出入主外也。伤寒分六经，以表里言；温病分三焦，以高下言，温病从里发故也。升降之病极，则亦累及出入；出入之病极，则亦累及升降矣。故饮食之伤，亦发寒热；风寒之感，亦形喘喝，此病机之大略也。"又说："气之开阖，必有其枢，无升降则无以为出入，无出入则无以为升降，升降出入互为其枢者也。故人病风寒喘咳者，以毛窍束于风寒，出入之经隧不利，而升降亦迫矣；病尸厥卒死者，以升降之大气不转，而出入亦微矣。"周氏之言，说明了两个问题：一是内伤多影响气机的升降，外感则伤及气机出入；二是升降与出入的病机是互为影响的，内伤可累及出入，外感也可伤及升降，而不是孤立的。因此，要掌握升降失调的病机应结合脏腑、气血津液、代谢产物情况，这样才能全面地掌握升降出入失调的病机。

（三）阴阳失调病机

凡具有相对属性，同时含有对立统一概念的事物，都可用阴阳来概括其双方的属性。就人体来说，除结构上的阴阳配属外，如五脏都各有阴阳之分，气血营卫都可分阴阳。阴概指阴精，阳概指阳气。阴阳双方既对立又统一，共同维持着动态的相对平衡，以保证人体生理活动的正常进行。《素问·阴阳应象大论》说："阴在内，阳之守也；阳在外，阴之使也。"若这种关系遭到破坏，就会引起疾病，甚则死亡。所以《素问·生气通天论》说："阴平阳秘，精神乃治；阴阳离决，精气乃绝。"阴阳失调系指疾病过程中，阴阳偏胜偏衰，从而失去相对的协调平衡。由于六淫七情、饮食劳倦等各种致病因素作用于人体，就必然会导致机体内部的阴阳失调。因此，阴阳失调是疾病病机的总概括。

阴阳失调的病机主要是偏胜偏衰，由于阳主热，阴主寒，因此它所表现的症状是寒热。但有虚实之分：偏胜者为实，偏衰者为虚。由于阴阳双方关系密切，因而在疾病过程中是互为影响：阴病可影响到阳，阳病也可影响到阴。总之，阴阳偏胜偏衰的病机，概括起来有三种情况：一是阴阳偏胜。这里的胜，是指邪气盛而言，就是"邪气胜则实"的病变。阴胜则寒，阳胜则热。由于阴阳病变互为影响，故阳胜必然损阴，阴胜也必然损阳。这种损阴损阳，必须经过一定时间才表现出来。如阳胜则热，是指感受阳邪，或阴邪化热，或情志内郁化火等因素，都称为阳盛而产生热性病变。这类阳盛则热的病变，属邪实证，经一定时间也常常会耗伤阴精津液，虽然阳胜则阴病，但病机属阳盛，当清泄热邪为主。阴胜则寒也类之，虽然是阴胜则阳病，但病机属阴盛，当祛寒湿为主。二是阴阳偏衰。这里的衰是指精气不足而言，就是"精气夺则虚"的病变。阴虚则热，阳虚则寒。由于阴阳双方相对的平衡，若因某种因素导致阴虚则相对阳胜，故热；阳虚则相对阴盛，故寒。这种寒与热，与邪盛之寒与热，本质上是不同的。故在治疗上阳偏衰者当助阳，阴偏衰者当滋阴。因此，就药物来说，清热泻火的药物不能滋阴，它是抑阳而和阴，而滋阴的药物虽能清热（虚热），它是扶阴以配阳。祛寒的药物不能助阳，而助阳的药物有祛寒的功效。临床上阴虚或阳虚到一定程度又常相互影响，阳虚可以累及阴精化生不足，而阴精亏损也可累及阳气化生无力，从而产生阴损及阳，阳损及阴的病机变化。此外，由于疾病到了危重阶段，导致阴气和阳气虚极，阴竭阳脱，阴阳失却相互维系，有阴阳离决之势，则可导致亡阴、亡阳的发生。三是阴阳格拒。这是疾病过程中阴阳不能协调的一种比较特殊的，严重的病机。由于阴寒过盛，拒阳于外；或热极深伏，阳热内结，格阴于外。前者称阴盛格阳，为真寒假热证；后者称阳盛格阴，为真热假寒证。

综上所述，阴阳失调的病机，是以阴阳双方各自属性和阴阳之间的相互对立、互相制约、相互消长转化的理论，来分析、归纳机体一切病机。因此，在阴阳偏盛、偏衰之间以及亡阴、亡阳之间都存在着内在的联系。所以说，阴阳失调是疾病的根本原因，它贯穿于一切疾病的发生、发展和变化的始终，同时它随着病情的进退和邪正消长等情况的变化而变化。

按：本文原载《中医杂志》1986年第2、3期。文中主要讨论了病机的概念和疾病的基本病机，提出：①疾病发生发展变化的机制，与病人的体质、病因的性质以及侵入的部位密切相关。②表里不仅代表病位的浅深，它还标志着病机的趋势。就六经病机来说，三阳病属阳为表，而太阳为阳中之表，阳明为阳中之里，少阳则为半表半里。三阴属阴为里，它包括太阴、少阴、厥阴三阴经病的病变。表里出入的病机实际上就是邪正斗争所形成的盛衰过程，其在证候上主要表现为虚实变化。③气机的升降出入是人体各脏腑组织和基础物质生理活动的综合作用，以肾及脾胃最为重要，肾为五脏阴阳之本，脾胃为气机升降之枢；内伤多影响气机的升降，外感则伤及气机出入，升降与出入的病机是互为影响的。④阴阳失调病机主要是偏胜偏衰，所表现的症状是寒热；阴阳失调是疾病的根本原因，它贯穿于一切疾病的发生、发展和变化的始终。

（张珍玉）

三、病机十九条

（一）什么是病机十九条

病机学说是中医学的重要组成部分，散见于《灵枢》《素问》诸篇中。《素问·至真要大论》集中谈了病机，共 19 条，故称病机十九条。张景岳说："机者，要也，变也，病变所由出也。"（《类经·疾病类》）由此可知，病机不是单纯的病理，而是包括病因、病位、病理、辨证四个方面。

历代医家都非常重视病机的研究，他们从不同的方面丰富和发展了病机学说。其中贡献较大的有王冰、刘河间、张景岳三家。王冰是唐代医学家，以巨大精力对《素问》加以整理注释，写成《素问释文》。王氏根据虚实盛衰阐发病机，发明颇多。刘完素以五运六气为基础，在"六气皆从火化"的思想指导下，研究病机，扩大了病机十九条火热病证的范围，强调火热与风湿燥诸气的关系。另外，他提出燥邪为病"诸涩枯涸，干劲皴揭"，补充了《内经》病机十九条燥的病证。后世喻嘉言明确提出秋燥论，创制名方"清燥救肺汤"，使六气中的燥邪为病，臻于完善。但刘河间只重寒热而忽略虚实，偏于火热，略于其他，这是他的不足。张景岳对病机的研究重视了虚实与运气，发明颇中肯綮，但未能结合临床，终不免有顺文释义，以经解经之嫌。我们对古人应给予历史地评价，取其长而舍其短。现在从中西医结合的临床实践方面，研究病机十九条，古为今用，必将取得卓越的成果。

（二）怎样学习和理解病机十九条

病机十九条是 2000 多年前的文化遗产，文字艰深难懂。我们应以历史唯物主义观点分析它、理解它。

首先要正确理解"诸""皆"的含义。我们不能简单地从字面上认为"诸"就是"所有的""凡是"；"皆"就是"都""全"的意思。根据实际情况，"诸"就是"多种"的意思；"皆"就是"一般地"意思。试以"诸风掉眩，皆属于肝"为例。"风掉眩"属肝者多，但亦有不属肝者。故病机十九条说："审察病机，无失气宜"。临证时，应不离乎病机，亦不止乎病机。即勿忘病机十九条，亦勿拘于病机十九条。

其次，要以整体观点理解病机十九条。十九条中，有属于五脏者，有属于火者，有属于热者等等。但人体是一个整体，五脏六腑，上下内外，是有机地联系在一起的。如十九条说："诸气膹郁，皆属于肺。"但《内经》中又提出："五脏六腑皆令人咳。"只要联系到脏腑间关系，是不难理解的。又如"诸湿肿满，皆属于脾"与"诸痉项强，皆属于湿"两条，都与湿有关，但表现症状有所不同。

另外，要与八纲辨证、卫气营血辨证、六经辨证结合起来理解分析十九条。疾病有虚实表里之不同，病变有在卫、气、营、血之差异。辨证得当，才可治疗有方。

《素问·至真要大论》说："谨守病机，各司其属，有者求之，无者求之，盛者责之，虚者责之。"这可谓是学习病机十九条的纲领。所谓"求""责"就是研究、分析、探讨的意思。也就是说，对疾病要分析矛盾，抓住本质。在此，举一个例子，供大家参考。先生曾治两例舌面溃疡。一例是青年男性，舌面溃疡 1 个多月。经用抗生素、消炎等药治疗无效，求治于先生。症见舌侧、舌尖溃疡，疼痛，舌尖红，苔薄黄，脉洪数，诊断为心火上炎（舌面溃疡）。投予导赤散加味，3 剂而愈。另一例是青年女性，舌面溃疡 4 年多，久治不愈。某医院认为与先天有关。症见舌面有多处溃疡，舌中、舌边裂纹很深，花斑苔，舌体胖大，舌疼痛、发胀，脉数弱，诊断为气阴两虚（舌面溃疡）。方用养心汤合补心丹加减。服药 5 剂，舌即不痛不胀，裂纹消失。虽同属舌面溃疡，辨证不同，治疗亦异。若一概简单地把西医的"炎"看作中医的两"火"相加，是得不到预想结果的。

（三）病机十九条的内容及临床应用

下面谈谈先生学习和运用病机十九条的体会，分为五脏、上下部位、六淫等几方面来谈。病机十九条六淫中没有燥，以后刘河间作了补充，提出"诸涩枯涸，干劲皴揭，皆属于燥"，也附带谈一下。

1.五脏

（1）诸风掉眩，皆属于肝

张景岳说："掉，摇也。眩，运也。"掉，就是摇动，震颤；眩，是目眩；晕，是头晕。但眩、晕常并见。因风引起掉摇、眩晕的病多属于肝。风是病因，掉眩是症状，病机在肝。风性善行而数变，为肝木之化，故掉眩属肝。但肝风有内外，证候有虚实。

风气通于肝，外风亦可引起掉眩。外感头痛头晕的也不少。治外风亦用肝药（当然重点不从肝论治），风药一般入肝，也有个别风药不入肝。薄荷有疏肝作用，防风、羌活、独活都入肝。内风主要见症是抽搐、头目眩晕，或肢体震颤等。常由肝肾阴虚，风阳上扰清窍，或高热不解，耗伤津液，而致筋脉失养等引起。肝主筋，故与肝有密切关系，临床上常称"肝风"。

肝风多由肝火和肝阳转化而来。由肝火转化的，多为实证；由肝阳转化的，多为虚证。肝火、肝阳、肝风，既有联系，又有区别。肝火即五志之火。"气有余便是火"，肝属木，怒气伤肝，情志不遂，木郁化火，属《内经》所说的"壮火"。肝阳可由肝火日久阳热浮越而致；另外也由阴虚阳亢，阴不敛阳，阳气浮越于上所致。阳性向上向外，故可出现头晕胀痛、两目干涩、口舌干燥等上部症状。临床所见，高血压初期，血压不稳定，常属肝火为病。治宜平肝潜阳，方用羚角钩藤汤。高血压中期多表现为肝阳上亢，治宜滋阴，佐以潜阳息风，方用地黄丸加味。肝风是肝火和肝阳的进一步发展。既有头眩晕胀痛等，又有震颤、掉摇症状。这是阴亏进一步发展、筋脉失养的结果。肝火、肝阳、肝风三者既可单独出现，也可合并出现，但以合并出现为多，临床辨证应注意。

在温热病中，热极生风，风火相煽，两阳合邪，耗液伤津，阴亏至极，筋脉失养，也会出现拘急抽搐，甚则角弓反张等症状。治宜清热息风，方用羚角钩藤汤。若病情危笃，肝肾之阴耗伤太甚，则应该使用大小定风珠、三甲复脉等，挽回濒危之势。肝血虚衰，血不养肝，亦可出现头目眩晕，或突然手足抽搐等症状，称血虚生风，如产后大失血。治宜养血息风，方用四物汤加减。

眩晕一般属于肝的病证，但不属于肝的也不少。有属痰者，朱丹溪认为"无痰不作眩"，并提出"治痰为先"的方法。有属虚者，张景岳说："余则曰无虚不能作眩，当以治虚为主，而酌兼其标。"痰湿中阻，升清降浊作用失常，不能维持正常的"清阳出上窍，浊阴出下窍"的状态。痰湿上扰清窍，清阳之气不得舒展，故可出现眩晕等症状。1975 年 3 月，先生曾治一高血压病人，女，50 岁。发现高血压 2 年，某医院诊断为高血压 II期。症见体胖，眩晕甚，不能活动，手发麻，夜尿多，恶心，口黏腻，苔厚腻，脉弦滑，血压 210/130mmHg，诊断为眩晕（痰湿壅盛）。治以化湿消痰，兼以潜阳。方用十味温胆汤加减。服 6 剂后，头晕大减，已能活动，舌苔退，血压 170/100mmHg。以后回原籍，嘱其继续服药，巩固疗效。

头为"诸阳之会""精明之府"，赖五脏六腑之精以濡养。如果肾精亏损，生髓不充，不能上荣于脑，髓海不足，则发生头晕。正如《灵枢·海论》说："髓海不足，则脑转耳鸣。"另外，气血亏虚而致清阳不展，脑失所养，亦可发生头晕，治宜补养气血，方用归脾汤。

以上谈了掉眩的病机，病因有多种，这些病因往往不是孤立存在的，而是互相影响、互相联系的，不可执一而论。

（2）诸湿肿满，皆属于脾

人体水液的正常代谢，靠肺的宣化，脾的运化，肾的蒸化始能完成。脾病则运化失职，转输失常，可形成水湿停留，出现肿满，因湿而致的肿满，大都属脾。肿与满不同，应当鉴别。肿包括满，满不一定肿。

脾主四肢，故脾湿的肿满，首先表现在四肢上，其次是脐腹胀满。《金匮要略·水气病》说："脾水者，其腹大，四肢苦重，津液不生。但苦少气，小便难。"在妇女，脾湿为病，往往兼有白带多。古人有"无湿不作带"之说。傅青主说："夫带下，俱是湿证……"治带下病首先要治脾，脾健湿消则病愈。健脾的药物都有利湿功效，但利湿的药物不一定都有健脾的作用，选方遣药时应予注意。

《素问·异法方宜论》说："脏寒生满病。"《金匮要略·腹满寒疝宿食病脉证治》说："腹满时减，复如故，此为寒，当与温药。"即由于脾胃虚寒，运化功能减退，升清降浊作用失常所致。暑天人身阳气趋于体表，体内阳衰，抗病力差，易中寒邪，损伤脾胃，产生腹满等症状。治当以温药祛除寒邪，方剂可用附子理中汤。

《金匮要略》说："腹满不减，减不足言，当须下之，宜大承气汤。"即属实热性腹满。热为阳邪，易伤阴伤气，脾的运化功能降低，湿热互结，腹满，小便不利，苔黄腻，大便不实。治疗重点在脾，方用中满分消丸。

虚性肿满为脾阳衰所致，与寒湿性肿满既有联系，又有不同，有因寒伤阳而致脾阳虚的，也有不是寒伤阳而致脾阳虚的。治当健脾助阳为主，方用温脾汤合五皮饮加减。

气、血、痰、火、食、湿郁滞可致肿满。唐宗海说："气生于水，即能化水……气之所至，水亦无不至焉。"又指出："病气即病水矣。"气郁不能化水，故可形成肿满。治应以理气为主，方用香砂六君子汤加石斛。

《素问·调经论》说："人之所有者，血与气耳。"气为血帅，血为气母。气行则血行，气滞则血瘀，血瘀则气滞，气的功能降低，不能运化水湿，形成水液潴留，出现肿满。所以唐宗海说："瘀血化水，亦发水肿。"西医学所说的肝硬化腹水，即属于血瘀化水所致。治疗应活血祛瘀逐水，方用膈下逐瘀汤配以逐水药。

痰郁亦可形成肿满。痰是脾阳不振，水湿停留的产物。古人有"脾为生痰之源，肺为贮痰之器"的说法。痰停则影响气化，脾胃升清降浊失常，水湿停留，出现腹胀，饮食不消，四肢沉重，气短促等。治应健脾祛痰，方用四君子汤合导痰汤加减。

食郁肿满有伤食史，脘腹胀满，嗳腐吞酸，不欲食，治应健脾消食，方用保和丸加减。虫积亦可形成肿满。如蛔虫所致者的特点是胀痛时发时减，甚则有嗜食异物现象。古人认为"湿则虫生"，治应健脾祛虫，方用化虫丸。

水湿停留部位不同，治疗亦异。在上焦者用化湿法，在中焦者用燥湿法，在下焦者用利湿法，这是治湿的三大原则。在肌表者当用汗法。李东垣说："治湿不利小便非其治也。"利小便当适宜于中下焦之水湿。所以说，利小便不分三焦，亦非其治也。三焦用药上也应有所区别。吴鞠通治温病，提出"治上焦如羽，中焦如衡，下焦如权"。治其他病，亦可参考这条原则。如治上焦湿，一般在化湿的基础上酌用淡竹叶以利之；治中下焦湿一般在燥湿、利湿的基础上渗利之，用木通、泽泻之类。

《内经》中提出治水湿三法："开鬼门，洁净府""去菀陈莝"。"开鬼门"就是发汗。汗法也离不开健脾的药物，如越婢加术汤中，加术就是要照顾到脾。"洁净府"就是利小便。"去菀陈莝"就是逐水法。水湿过盛用之，例如肝硬化腹水。特别要注意的是，消水不要强求速效。大量利水，要使水从小便而出。排小便需要阳气的作用，通利过甚要伤阳。水去而阳已伤，水肿消得快，而复发亦快。只能求一时之快，不能解决根本问题。正如张景岳说："温补即所以化气，气化而全愈者，愈出自然。消伐所以逐邪，逐邪而暂愈者，愈出勉强。此其一为真愈，一为假愈。亦岂有假愈而果愈者哉！"（《景岳全书·肿胀篇》）先生曾治一例老年性前列腺肥大。某医院动员其做手术，本人不同意。后尿闭，一直用管导尿，后求先生用中医治疗。症见尿闭，下腹坠，苔腻，脉数而弱。治以通阳利水，用桂枝去桂加茯苓白术汤意拟方，服3剂后去导尿管。后将上方加减继服。若徒以利尿逐水为快，岂不殆哉！

腹满，不要只用通利，亦要分清虚实。如只求一时之快，祸不旋踵。

肿满也有不直接属于脾湿的，如西医学所说的百日咳、肺气肿，日久可出现面部浮肿。主要原因是肺气虚，与脾也有关系。治肺气肿也要健脾，如果累及肾阳时，亦应助肾阳。

（3）诸气膹郁，皆属于肺

张景岳说："膹，喘急也。郁，痞闷也。"膹，就是喘满。郁，就是气机不舒。肺主气，司呼吸，"气通于肺脏，凡脏腑经络之气皆肺气所宣。"（陈修园《医学从众录》）肺脏功能可归纳为宣和降两方面。所谓宣就是"宣五谷味，熏肤充身泽毛，若雾露之溉"。所谓降，就是以脾胃为枢纽，使"水精四布，五经并行"，脏腑及全身得到营养。肺为娇脏，最易感受外邪，既不堪热，又不耐寒。无论是外感、内伤，都会影响到宣和降的功能。肺气膹郁，主要表现在喘和咳两方面。外感影响的主要是肺的宣发功能，内伤影响的主要是肺的肃降功能。这是治疗邪气袭肺的纲领。

外感属风寒者宜辛温宣肺；属风热者宜辛凉宣肺；属风燥者宜清润宣肺。总之，治外邪侵肺，以宣散药物为主，酌情配以降的药物。内伤影响的主要是肺的肃降功能，治应以降为主，酌情配以宣散药物。试以麻杏石甘汤与泻白散为例，看外感与内伤用药的不同：两方都是治肺热喘咳的，什么情况下用麻杏石甘，什么情况下用泻白呢？麻杏石甘是治外邪入里化热而致的喘咳，用的是宣散药物，麻黄辛温，石膏辛寒。若五志化火而致的喘咳，用之不但无效，反而加重。五志化火的内伤咳嗽当用泻白散。江笔花称桑白皮为泻肺猛将。内伤咳嗽日久肺气被伤，湿痰壅肺，常因外感而诱发，用药时就要既宣又降。小青龙汤就是宣降并用的方剂。当然要抓主要矛盾辨证施治。

内伤喘咳主要以降为主，用二陈汤加减治疗。呼吸运动与五脏关系密切。古人认为，呼出属心肺，吸入属肝肾。肺为气之主，肾为气之根，运上下者脾也。呼出困难的，病变在肺；吸气困难的，病变在肝肾，选用方药应不同。喘咳发病时，治在肺，以祛邪为主。病不发时，治在脾，以扶正为主。另外，暴喘治肺，久喘治肾。

《素问·咳论》说："五脏六腑皆令人咳，非独肺也。"指出不仅肺脏有病出现咳嗽，其他脏腑有病累及肺时，也可发生咳嗽。本条指的是内伤咳嗽。《内经》中列举了五脏六腑之咳。肝火犯肺而咳者，以咳而两胁痛为特点，如胸膜炎即属此证。是因为肝气郁结，气郁化火，肝火犯肺，肺失肃降，因而咳嗽，治疗时应佐以平肝。五脏六腑皆令人咳，但咳终为肺脏病变。所以，《医学三字经》说："肺为气之主，诸气上逆于肺则咳。是咳嗽不止于肺，而不离乎肺也。"

先生曾治一妇女，50多岁，咳则尿出，已3年，至冬则犯。治以补中益气汤，咳、尿皆愈。

（4）诸寒收引，皆属于肾

张景岳说："收，敛也。引，急也。肾属水，其化寒，凡阳气不达，则营卫凝聚，形体拘挛，皆收引之谓。"肾中元阳虚损，不能温养筋脉，则筋脉拘急疼痛。肾主骨，肝主筋，肾病及肝，骨筋变异，出现收引。寒性收引，所以收引属寒者多。如《伤寒论》第289条说："少阴病，恶寒而蜷。"肾阳虚，所以恶寒；恶寒甚，所以蜷卧。除寒证外，流行性热病后期及血虚者也可出现收引。但热病及血虚收引属于内风的范畴，有抽动现象。无抽动的不可辨为内风。因阳主动，阴主静故也。

寒性收引的病比较多，试举一例：一病人，男，50多岁，阴茎勃起上弯而痛，患病多年。阴器为外肾，肝脉环阴器，此病与肾肝有关。投与肾着汤加芦巴子，获得良效。另外，阳痿、阴茎内缩而痛者，亦可按"诸寒收引，皆属于肾"论治。

（5）诸痛痒疮，皆属于心

《难经·十四难》说："损其心者，调其营卫。"王维德说："痈疽二毒，由于心生。盖心主血而行气，气血凝而发毒，毒借部位而名……"痒疮和疼痛都是营卫的病变，心主血脉。营行脉中，卫行脉外，故营卫是属心统帅的。

不通则痛。疼痛的发生，总不外乎经络闭阻，营卫凝涩，气滞血瘀等几方面的原因所致。不论是外感，还是内伤，只要使营卫的通行受阻，就会出现疼痛。但有虚实寒热之不同，有部位之差异，实证痛发病急暴，痛无休止，治以祛邪为主；虚性痛发病缓，疼痛轻，时痛时止，治以调营卫为主，以营卫正常通行为原则。气以通为补，血以和为贵。气血流通，营卫运行正常，疼痛也就消除，即通则不痛。例如感冒，外邪阻塞了营卫的正常运行，出现头痛、身痛，就要用麻黄汤或桂枝汤祛除外邪，使营卫调和。麻黄汤大都属于卫分药，配以营分药桂枝。桂枝汤以营分药为主，调营助卫。麻黄汤用于风寒表实证，桂枝汤用于太阳中风证。

疮疡也是由营卫通行受阻而致的。《灵枢·痈疽》说："营卫稽留于经脉之中，则血泣而不行，不行则卫气从之而不通，壅遏而不得行，故热。大热不止，热胜则肉腐，肉腐则为脓……故命曰痈。""热气淳盛，下陷肌肤，筋髓枯，内连五脏，血气竭，当其痈下，筋骨良肉皆无余，故命曰疽。"张景岳也说："凡疮疡之患所因虽多……至其为病，则无非血气壅滞、营卫稽留之所致。"心火炽盛，血分有热，皮肤可以出现疮疡而疼痛瘙痒。因此，治疗疮疡也离不开调营卫。例如阳和汤，是治疗阴疽的名方，就有调和营卫的作用。

痒是营卫受阻的病变。病因有内外之分，外因主要是风热之邪侵犯肌表，内伤主要是血虚生风。刘河间说："风胜则痒。"风为百病之长，常挟寒湿或湿热之邪侵犯肌表而致痒。例如荨麻疹就是明显的例子，偏于寒湿的，痒较轻，搔抓后呈黄白色；偏于湿热的，痒较甚，搔抓后呈红色。前者治宜祛风除湿，方用荆防败毒散；后者治宜祛风清热除湿，方用银翘散加减。单纯湿邪侵犯肌表，痒如虫行。血虚生风所致的痒，治宜养血祛风，方用四物汤加祛风药。

痒和痛都是营卫的病变，但病变部位不同，痒的病变部位偏于肌表，疼痛的病变部位则偏于里。

2. 部位

（1）诸痿喘呕，皆属于上

痿、喘、呕是三种病变，多属上部肺胃的病变。

痿，是痿废不用，多出现于下肢，有"痿躄"之称。"痿"是泛指肢体痿废不用，"躄"是指下肢软弱无力，不能行走。很多急性传染病如乙型脑炎、流行性脑脊髓膜炎、脊髓灰质炎等的后遗症常出现此症。《素问·痿论》认为："肺热叶焦，则皮毛虚弱急薄，着则生痿躄也。"并列五脏之痿证。肺"宣五谷味，熏肤充身泽毛，若雾露之溉"，肺燥不能输精于五脏，于是出现痿躄症状。后世医家张景岳对痿证的病因病理有所阐发。《景岳全书·杂证谟》说："观所列五脏之证，皆言为热，而五脏之证又总于肺热叶焦，以致金燥水亏，乃成痿证。又曰，悲哀太甚，思想无穷，有渐于湿。则又非尽为火证……因此而生火者有之，因此而败伤元气者亦有之。元气败伤，则精虚不能灌溉，血虚不能营养者，亦不少矣。"临床上确有脾胃虚弱，津液气血生化之源不足，肌肉筋脉失养，而生痿证者。也有肝肾亏虚，筋骨失养，经脉失于濡润，而生痿证者。《内经》提出"治痿独取阳明"之说。"阳明者，五脏六腑之海，主润宗筋。宗筋主束骨而利机关也。"脾胃主受纳运化，通过肺的肃降输布，使五脏六腑得到营养，脏腑功能正常，筋脉得到营养，就有利于痿证的恢复。至今仍是治疗痿证的基本原则。

为什么现在治疗重症肌无力多不用凉药，而应用大剂量芪附而获效呢？《内经》说："荣气虚则不仁，卫气虚则不用，荣卫俱虚，则不仁且不用。"痿基本上是营卫的病变。荣出中焦，卫出下焦。治本则应治脾胃，治标则可调营卫，用大剂量芪附故可获效。当然并非所有的痿证都一律用大剂芪附，应辨证论治。肺热伤津者，宜清热润燥，养肺益胃，主用麦门冬汤加减；湿热为患者，宜清热利湿，方用二妙散加味；脾胃虚弱而致者，当健脾胃，方用六君子汤加减；属肝肾亏虚者，宜补益肝肾，方用虎潜丸。

喘有虚实两方面。实为邪气盛，病在肺。多为风寒或风热之邪外袭致气逆而喘。或痰湿内盛，肺失肃降，气机不利，呼吸急促而成喘，治以祛邪为主。热者宜清，寒者宜温，痰浊壅盛者则祛痰降气平喘。虚为正气虚，病本在肾，其末在肺。《仁斋直指方》说："真元耗损，喘生于肾气之上奔。"属肾不纳气而致喘，一般无热证，治宜温肾为主，兼以肃气。

呕吐细分之，有声有物曰呕，有物无声曰吐，有声无物曰哕。都是胃气上逆的病变。胃体阳而用阴，以降为顺。无论外感或内伤，使胃的功能发生障碍，就会导致胃气上逆，而引起呕吐。《伤寒论》中有"鼻鸣干呕""体痛呕逆""心烦喜呕""食谷欲呕""腹满而吐"等，分虚实两类。曰："呕吐一证，最当详辨虚实。实者有邪，去其邪则愈；虚者无邪，则由胃气之虚也。"实证多为外邪所致，伤于饮食，发病急，病程较短。虚证多为脾胃运化功能减弱，发病慢，病程长。呕吐有胃本身的病变，有他脏及胃引起的病变。其中与肝的关系最密切，肝气犯胃，胃气上逆，可致呕吐。

痿、喘、呕是肺胃的病变。从三焦分，肺属上焦，胃居中焦。若以身半分上下，上中二焦就属上了。所以说："诸痿喘呕，皆属于上。"

（2）诸厥固泄，皆属于下

厥、固、泄是三种病证。

"厥"是指突然昏倒，不省人事，四肢厥冷为主症的病证。多由气机逆乱，升降失常所致。张景岳说："厥者，逆也，气逆则乱，故忽为眩仆脱绝，是名为厥。"《内经》中对厥的论述有很多，以实证为多。常见的有以下几种：①气厥：有些妇女常发生此病。大怒则昏倒，这是由于怒气伤肝，肝气上逆，神明失守所致，属实证。有时扶起，稍事休息，即可苏醒。也有元气虚弱，每因过度疲劳，或悲恐，气虚下陷，清阳不升，而突然昏倒者，属于虚证。②血厥：如产后失血过多，气随血脱，引起昏厥。古代有烧秤锤放醋中熏鼻，治血厥。此为治标而设，促其苏醒。需要进一步补养气血，急用独参汤或当归补血汤救其濒危之势。现在中西医结合进行抢救，疗效更好。产后恶露不下，瘀血上冲，手足发凉，口唇青紫，昏迷不醒，以艾灸百会穴，针十宣穴，苏醒后用生化汤活血化瘀使恶露得行。还有一种所谓"大怒则形气绝，而血菀于上"的昏厥，是血随气逆，气血上壅，扰乱神明引起的，属实证，治当活血顺气。③痰厥：往往与气厥并发。气郁火结生痰，气逆上壅，上扰清窍，神明失守，发生昏厥，属实证，治宜化痰理气，用导痰汤为主方。④蛔厥：治应安胃杀虫，方用乌梅丸加减。

罗天益说："上脱者，下不固。"《内经》云："阳气衰于下则为寒厥，阴气衰于下则为热厥。"厥是由于下不固，所以厥属于下。张景岳说："固，前后不通也。""固"就是大小便不通。大便秘结，病变部位在大肠，病因是津液亏乏。不管什么原因（气血寒热虚实），只要导致津液亏乏，则大肠传导功能失常，就可以形成便秘。小便不通，多由肾与膀胱气化失常所致。①热秘，阳明腑实证的热秘，为热盛灼津，肠道津液枯燥所致。治疗要用承气汤急下存阴，泄热通便。②寒秘，阳虚不能生津，肠道传送无力产生的便秘为寒秘。可用半硫丸加味，温通开秘。③气秘，气血虚弱引起的便秘为虚秘。气虚者，益气润肠。血虚者，养血润燥。对这种虚性的便秘，不能单纯一味通便，欲速则不达，愈通愈损伤津液，更不能使大便通调。

小便不通，病位在膀胱。《素问·灵兰秘典论》说："膀胱者，州都之官，津液藏焉，气化则能出矣。"肾主二便，膀胱的气化要靠肾阳作为动力。湿热蕴积于膀胱，或肾阳不足，命门火衰，使膀胱的气化发生障碍，小便就不能排出，治当通阳化气，轻则用五苓散，重则用真武汤加减。肺为水之上源，通调水道，下输膀胱。若肺热壅盛，或肺气不足，水道通调不利，亦可形成小便不通。三焦为水液通行的道路，若气机不通，影响到三焦水液的运行，水道通调受阻，则可形成小便不通。前者当清肺益气，后者当补益肺气。

泄，就是大便泄泻。泄泻的主要病变在于脾胃与大小肠。胃受纳腐熟水谷，脾主运化，大肠主传导，小肠泌别清浊。它们的功能正常，就不会发生泄泻。其致病原因有内外两方面。外因，与湿盛关系最为密切。所以《素问·阴阳应象大论》说："湿胜则濡泄。"内因为脾虚运化失职，水湿内生而致泄泻。《景岳全书·泄泻篇》说："泄泻之本，无不由于脾胃。盖胃为水谷之海，而脾主运化，使脾健胃和，则水谷熟腐而化气化血，以行营卫。若饮食失节，起居不时，以致脾胃受伤，则水反为湿，谷反为滞，精华之气，不能输化，致合污下降而泻利作矣。"脾与肝关系密切，脾弱肝乘之，可引起泄泻。古人有泄责之于脾，痛责之于肝的说法，即指此而言。

脾阳根于肾阳，脾病日久，必累及肾，脾肾阳虚而致泄泻，特点是黎明前泄泻，又称"五更泻"。脾虚泄泻及小肠泄，治疗首先用分利的方法。久泻多虚，日久泄泻要健脾。分利药有健脾的功效，也有的没有健脾作用。五苓散、胃苓汤为夏季泄泻的常用方剂。泄久脾虚的用参苓白术散加减。大肠泄泻一般属火热者比较多。大肠属阳明燥土，往往有积结。临床上看到的协热下利或热结旁流就属于大肠泄。治疗用通因通用的办法，不能用分利法。日久出现黏液性的泄泻，要用固涩的方法，方用四神丸加减。

厥、固、泄病位都在下，所以说："诸厥固泄，皆属于下。"

3. 六淫

属热的 4 条，属火的 5 条，属风、属寒、属湿的各 1 条。

热为火之渐，火为热之甚，清热泻火常相提并论。所以，火与热没有严格界限。火热过甚称为毒，常说清热解毒，泻火解毒。火热致病特点是发病速，病变多，表现兴奋亢进，易动风闭窍，易伤津液。若细分之，火性内聚，热性散漫；火性炎上，热性外驰；火多由内伤，热多由外感。热邪宜清，火邪宜泻。这是学习火热几条病机前应当了解的。在这里还须明确的一个问题就是火热为病有的发热，有的不发热，是什么道理呢？这是由于病因不同。一般地讲，凡是由外邪引起的多发热（体温高），由内伤五志化火所致则不发热，所以临床应当注意这一点。

（1）诸病有声，鼓之如鼓，皆属于热

有声的病很多，疼痛有呻吟之声，呕有声，肠鸣有声，喘有声，嗳气有声。还有变异之声，如声哑，狂证的"登高而歌"。《伤寒论》有谵语和郑声，实则谵语，虚则郑声等。此处的有声不是指以上的声，只指腹部"鼓之如鼓"的声。意思是说出现腹胀肠鸣，叩之有鼓音，多属于热。气胀即叩之如鼓。腹胀大不坚，腹皮绷急，叩之空空，得矢气则舒，胁下胀满或隐痛，是肝脾不和，气滞湿阻，升降失常，浊气充塞。临床上若症见腹大坚满，二便不利，烦热，口苦，纳减，舌苔黄腻或灰黑，脉弦数，即属热胀，治应健脾行气，清热利湿，方用中满分消丸。但也有属寒性的。

（2）诸腹胀大，皆属于热

腹胀一症寒热虚实皆有，互相错杂者亦不少。一般腹部坚硬胀满，兼见便秘、尿涩、烦热、口苦等，多属热证。属寒者亦不少，《素问·五常政大论》说:"适寒凉者胀。"《灵枢·经脉》说:"胃中寒则胀满。"腹胀与脾胃关系非常密切。脾胃乃升清降浊之枢纽,如果脾胃功能失常,不能升清降浊,"浊气在上,则生䐜胀。"所以钱乙说:"腹胀,由脾胃虚气攻作也。"引起腹胀的病因有很多。腹胀作痛,排气则减,多为气滞;胃脘胀痛,嗳气,为肝胃不和;腹部胀大如鼓,多为腹水;小儿腹胀,多为消化不良,或虫积。

治疗腹胀亦当分寒热虚实。《景岳全书·杂证谟》说:"治胀当辨虚实,若察其果由饮食所停者,当专去其食积;因气而致者,当专理其气;因血逆不通而致者,当专清其血。其余热者寒之,或消导其邪。是皆治实之法也。"至于虚胀,如不"培补元气,速救根本,则轻者必重,重者必危矣"。虚实夹杂者,宜攻补兼施,或遵照钱乙的治法:"先补脾,后下之,下后又补脾。"仲景所说"腹满不减,减不足言,当须下之,宜与大承气汤",即指实胀。热邪与燥屎相结,出现痞满燥实坚,口渴,谵语,便秘的阳明腑实证,就属实胀。"腹胀时减,复如故,此为寒,当与温药",即指虚证而言。

(3)诸转反戾,水液浑浊,皆属于热

转、反、戾是三种病证。转,就是扭转;反,是角弓反张;戾,是屈曲。转反戾就是指抽筋、角弓反张、肢体强直而言。即《金匮要略》所说:"转筋之为病,其人臂脚直,脉上下行,微弦。"是筋脉失养的病变。转、反、戾,火热病占大多数。刘河间说:"热气燥烁于筋,故筋转而痛。"急性热病,高热伤津,筋脉失养,常可出现抽筋、角弓反张、肢体强直的症状。但也有不属于热的,如小儿慢惊风,又称慢脾风。以慢性发作,面色淡白或青,神倦嗜睡,缓缓抽搐,时作时止,腹部凹陷,呼吸微缓等为主症。发病原因,或因呕吐泄泻后引起,或由急惊风转变而来。属木侮土证,并无高热见证。血虚筋脉失养,亦可形成转反戾,如产后失血过多造成的即属此类。

治疗转反戾病证,应着眼于津液,使筋脉得以濡养,从肝入手,因为肝主筋,乙癸同源,肝肾同治,离开肝肾是不能解决问题的。当然要分寒热虚实,辨证施治。

水液浑浊,主要指小便浑浊而言。临床上尿浊属火热的较多,与脾肾二脏关系最为密切。但仅热而无湿亦不浑浊。热兼湿,湿热下注于膀胱,发生尿浊，治宜清热利湿健脾，方用萆薢分清饮。如前列腺炎病人，小便浑浊，或小便前后流白物。慢性期，治疗要固摄阳气，方剂可用都气丸加减使用；急性发作时，要兼以清热，方剂可用都气丸加金银花、茅根。尿浊也有不属于热者。若尿浊日久，"则有脾气下陷，土不制湿而水道不清者。有相火已杀，心肾不交，精滑不固而遗浊不止者，此皆……无热证也。有热者当辨心肾而清之。无热者当求脾肾而固之、举之。"（《景岳全书·杂证谟》）脾气下陷者，治宜益气升清，方用补中益气汤。精关不固者，治宜温肾固涩，方用右归丸。如乳糜尿的小便浑浊，用补中益气汤，常可收到满意的效果。

此外，小儿伤食，也可出现小便浑浊，不用专门治疗，伤食消，小便浑浊则可自愈。

（4）诸呕吐酸，暴注下迫，皆属于热

呕，上面已谈过，有寒热不同，不完全属于热，喷射性呕，性属热，主要谈一谈吐酸。吐酸，就是泛吐酸水，有寒有热，都与肝有密切关系。

刘河间认为吐酸属热，他说："呕吐酸者，胃膈热甚，则郁滞于气，物不化而为酸水。酸者肝木之味，或言吐酸为寒者误也。"热证吐酸，吐酸而兼见心烦、咽干、口苦，脉多弦数，为肝旺侵及胃而致。治宜疏肝清胃火，用左金丸为主方加用栀子、青竹茹清胃热，加煅瓦楞、乌贼骨以抑酸和胃。左金丸，黄连用量为吴茱萸的5倍，方中重用黄连之苦寒，以泻肝经横逆之火，并兼和胃降逆为主药；少佐吴茱萸之辛热，以开郁散结，降逆止呕，以作佐使，并制黄连之苦寒，以防折火格拒的反应，兼起反佐作用。

吐酸，李东垣认为因于寒，他说："呕吐酸水者，甚则酸水浸其心，其次则吐出酸水，令上下牙酸涩不能相对，以大辛热剂疗之必减。"寒证吐酸，由寒气过盛，脾胃虚弱所致者，治应健脾胃，方用香砂六君子加炮姜。肝木乘之而致者，症见吐酸而兼有胸脘闷胀、腹隐痛、嗳气、苔白，脉多弦细，治宜疏肝和胃。可以左金丸反用，即吴茱萸用量为黄连的5倍。吴茱萸辛热，温胃散寒，稍加苦寒之黄连以反佐。如食滞者，可加焦楂止其腐酸；挟湿浊者，可加藿香、佩兰、白蔻以芳香化浊。

暴注下迫，暴注，指急暴之泄如水注；下迫，是里急后重，为热迫大肠的病变。"肠胃热甚，而传化失常，火性疾速，故如是也。"（《景岳全书·杂证谟》）夏秋之间，暑湿较重，湿热伤及肠胃，以致传化失常，发生泄泻。热性急迫，腹痛即泻，泻下急如水注，治宜清热利湿，兼表证者，用葛根芩连汤加味；无表证者，用三黄汤加苍术。细菌性痢疾初起多表现暴注下迫的现象，可用洁古芍药汤治之。芍药入肝，敛肝缓急，善止腹痛；大黄、芩、连清化湿热，通积滞；木香、槟榔消导调气，合大黄善通导滞，除气滞后重，取通因通用之意。

以上4条属热，下面5条属火。

（5）诸热瞀瘛，皆属于火

瞀，头脑昏闷不清。瘛，抽搐。一般热性病多出现神志昏迷、抽搐等症状，多属火证。火为热之极，为阳邪，其性炎上，上扰心神，引动肝风，出现瞀瘛，急性热性病高热期，以清热为主，肝肾两经受侵时，治应清心息风，用羚角钩藤汤，重者用"三宝"。肝昏迷可出现瞀瘛，症见神志昏迷、四肢抽搐、头摇、舌质红、少苔、脉弦细数。治宜平肝潜阳，息风开窍。方用羚角钩藤汤加减，兼服清心丸。

瞀瘛也有属虚的，如慢性病垂危阶段，出现神志不清、抽搐、痉挛，是神气将亡的表现。往往在一种精神振奋、语言清爽、思食等短暂的振奋现象之后出现，这种暂时振奋现象称为"回光返照""残灯复明"，应该引起注意。

（6）诸禁鼓栗，如丧神守，皆属于火

禁，就是口噤。鼓栗，鼓颔，寒冷作战，属寒象。"如丧神守"，就是好像丧失神守，并非真的丧失神守。类似中医学所说的脏躁证，西医学所说的癔病，开始往往出现禁鼓栗的情况，继则精神恍惚，悲忧善哭，坐立不安，不能自主，心悸神疲，时欠伸，好像是丧失神守，但病人的神志是清醒的，所以说是"如丧神守"。这是由于忧愁思虑过度，气机不利，营血耗伤，心神失养所致。治宜养血安神，用甘麦大枣汤为主方。一般人把甘麦大枣汤看得太简单，认为大枣、小麦皆为平常食用之品，能否治病？实际上，运用得当，疗效的确很好。小麦面温皮凉，养心气；大枣入心脾二经，补益中气，配合小麦养心气；甘草甘缓和中，以缓急迫。心阴不足者，加生地、龙骨、牡蛎疗效更为明显。

（7）诸躁狂越，皆属于火

躁，烦躁不宁。狂，狂乱。越，行动失常。躁、狂、越都是神志的病变，是精神亢奋失常的表现。热盛于外，则肢体躁扰；热盛于内，则神志不宁。所以，一般出现烦躁发狂、举动失常的症状，多属于火证。《内经》对狂证已有描述，《灵枢·癫狂》曰："狂始发，少卧少饥，自高贤也，自辩智也，自尊贵也，善骂詈日夜不休。"后世对狂证论述更为具体。《证治准绳》曰："狂者，发病之时，猖狂刚暴……骂詈不避亲疏，甚则登高而歌，弃衣而走，逾垣上屋，非力所能，或与人语所未尝见之事。"狂的发生多由于情志不舒，恼怒悲愤，伤及肝胆，不得宣泻，郁而化火，煎熬津液，痰火互结，痰火扰心，神志逆乱，成为狂证。因此，狂证为火证、实证。治疗当以治火为先，而兼治痰或气。

暴怒伤肝，气郁化火，横逆犯胃，灼津生痰，痰火上扰，心神被扰，精神失常，形成狂证，治宜泻火涤痰，用生铁落饮加减。釜底抽薪，火去痰不结，心神则安。若肝旺影响到胃土，阳明热盛，症见腹胀满、大便不通者，用承气汤合导痰汤加减治之。狂病日久，病势较缓，出现火盛伤阴时，如形体消瘦、颧红、唇燥口干、小便短黄、舌红少苔等，治宜滋阴降火，可用二阴煎合安神丸加减。躁证亦有属阴证者，为肾阴虚衰到极点所致，治宜养阴清热，方用知柏八味丸或黄连阿胶汤。

（8）诸病胕肿，疼酸惊骇，皆属于火

胕，同跗，足背。一般足背肿痛酸楚，甚则有时惊骇的，多是火邪为病。①脱疽，西医学所说的血栓闭塞性脉管炎，其中有一种是热毒型的，就是火邪为病。此型因气滞血瘀，寒邪郁久化热而致，主要表现是热毒症状，患肢剧痛，昼轻夜重，甚则呼叫不已，喜凉怕热，灼热，肿胀，舌质红绛，舌苔黄腻或黄燥，脉滑数、洪大或弦数，治宜清热解毒，兼以活血祛瘀，方用四妙勇安汤加味。②下肢丹毒，也属于本条所说的疾病。患部有火红色斑片，灼热疼痛，病因多为湿热，治宜清热利湿，凉血祛瘀，方用犀角地黄汤配龙胆泻肝汤加减。③痛风，又称尿酸性关节炎，可出现疼酸惊骇，治应清热通络，方用清络饮。

治疗本条所属疾病的方法应与"诸痛痒疮，皆属于心"联系起来看。丹参入心经，活血凉血，故可用来治脉管炎。心主血脉，主火，所以离开心，疗效是不会高的。在清热解毒的基础上加活血、凉血药物，道理就在于此。

（9）诸逆冲上，皆属于火

关键在逆，冲上是对逆的解释。基本上属于气的病变。与肺、胃的关系最密切。肺苦气上逆，属火热者居多。肺气上逆，为喘咳；胃气上逆，为呕吐、嗳气。一般连声响亮的呃逆、喷射状呕吐等，多属火热。

咳嗽属火者，如肝火犯肺。由于肝气郁结，气郁化火，肝火犯肺而致气逆咳嗽，咳时引胸胁作痛，咽喉干燥，面红，舌苔薄黄少津，脉弦数，治宜清肝泻火，润肺化痰。可用泻白散合黛蛤散加减。外邪入肺化热也可出现喘咳。但咳嗽并非全属于火。痰湿侵肺，阻碍气机，肺气不得肃降，形成咳嗽，症见咳嗽多痰、痰白而黏、胸脘痞闷等。治疗应发病时以祛邪为主，燥湿化痰；平时以扶正为主，健脾胃。燥湿化痰用二陈汤加味，扶正以六君子汤加减。肺虚也可引起咳嗽，肺阴不足和肺气不足均可以引起咳嗽。肺气虚者，多气短兼咳，活动时加重，治宜益气敛肺，用生脉散加味。肺阴虚，肺气上逆，引起咳嗽，特点是干咳少痰，或痰中带血，形体消瘦，神疲乏力，咽干口燥，午后潮热，两颧红赤，手足心热，失眠盗汗，舌质红，脉细数。治宜养阴清肺，化痰止咳，用沙参麦冬汤加减。

火热之邪犯肺，可以引起喘咳。风热犯肺，或风寒郁而化热，火热内迫，气逆于上，而致热邪蕴肺，症见喘急咳嗽，甚则鼻翼扇动，身热不退，汗出口渴，舌红苔黄，脉浮数。治宜宣肺泄热平喘，方用麻杏石甘汤加减。喘证因并非火热之邪一端，风寒、痰浊也可导致肺失宣降而致喘。风寒犯肺，肺气失宣，症见喘急胸闷，伴有咳嗽，痰稀薄、色白，往往兼有表证，如恶寒、头痛、身痛无汗等，舌苔薄白，脉浮紧。治宜散寒宣肺平喘，方用杏苏散加减。

痰浊壅肺，气机被阻，肺气失降，而致气喘咳嗽，痰多黏腻，咳痰不爽，甚则喉中有痰鸣声，舌苔白腻，脉滑。治宜祛痰降气平喘，方用三子养亲汤合二陈汤加减。

胃气上逆之呕吐，病因很多，并非火邪一种。火在中焦引起的呕吐，可见有身热，口渴，躁烦，脉洪数，呕吐声物俱出，声高而频。治疗降其火，呕必自止。可酌情选用竹叶石膏汤或白虎汤等。急性热性传染病，当颅内压增高时，可出现实证呕吐。

呃逆，有因胃火上逆引起者，特点是呃声洪亮，连续有力，冲逆而出，口臭烦渴，面赤便秘，舌苔黄，脉滑数。治宜清胃泻火，平呃降逆，方用竹叶石膏汤合小承气汤加减。呃逆的病因，并非火邪一端。胃中寒冷可以引起呃逆，特点是呃声沉缓有力，得热则减，得寒则复，口不渴，舌苔白润，脉迟缓。治宜温中祛寒，降逆平呃，方用丁香散加味。胃阴不足引起的呃逆，呃声急促而不连续，口舌干燥、烦渴，舌红少津，脉细数。治宜滋养胃阴，降逆平呃，方用益胃汤加减。年高体弱，或久病之后，气不相续，并见面色苍白，手足不温，纳少困倦，腰膝酸软无力，舌质淡，脉沉细，治宜温补脾肾，降逆平呃，方用附子理中汤加减。若垂危之病人出现呃逆，是胃气将亡的表现，不可不知。肝气主升发，但郁怒伤肝，升发太过，也可见气火上逆，出现头痛、眩晕、昏倒、吐血等症。其头痛以胀为特点。

以上谈了属于火热的病机。中医说的火热与西医学说的发热有什么关系呢？西医学说的发热，有一定的客观标准，例如根据体温的高低，有高热和低热之分。中医所说的火热，并不是单纯根据体温的数字来定的，而是根据出现的症候群确定的。有时体温高，可以认为属热属火，即使体温不高，也可有属热属火的病变。虚火体温不一定高，实火也不一定高，如风火牙痛、风火头痛，体温都不高，上面已经谈过外邪和内伤的不同。此外，火邪未伤阴之前不发热，伤阴后则可发热。火邪郁结前不发热，郁结以后可以发热。发热则体温高，治火热固可以用苦寒直折，但苦寒去火，亦可伤阴，在本来伤阴的情况下，会越折越高，应根据火热之邪所在部位和脏腑的不同，因势利导，发泄之，即"火郁发之"。

（10）诸暴强直，皆属于风

暴，突然，急猝。强直，脉强劲不柔和，即痉挛。意思是突然出现筋脉强直痉挛的症状，多属风证。这条应与"诸风掉眩，皆属于肝"结合起来学习。这里所说的风实际是指肝风，属内风。肝主筋，肝风内动，故可出现强直痉挛的症状。治疗应从肝肾着手，"滋补肝肾之阴，佐以平肝息风。设若误认为外感之邪，而用疏风御风等剂，则益燥其燥，非惟不能祛风，而适所以致风矣。"（《类经》）

风痰为患，蒙蔽清窍，横窜经络，可引起痫证。其病因为惊恐伤及肝肾，肝肾阴亏，浮阳上越生热，引动肝风，又热邪炼液为痰，风痰合邪；或脾胃虚弱，运化失职，痰浊内聚，再加上诱因，如情志郁结等，引动积痰，每易导致气逆或肝风挟痰上扰，而突然昏倒，四肢抽搐等，发为痫证。治痫证不能离开痰。急则治标，发作时着重涤痰息风；间歇期根据情况可健脾化痰，疏肝解郁等。另外还应注意调养，以避诱因。

中风，又称卒中，症见突然昏倒，不省人事，身体强直，有时肢体抽动，瞳孔散大。以后出现半身不遂，口眼㖞邪，舌謇语涩等症状。中风唐代以前认为是外风所致，有中经、中络、中脏、中腑之分。《金匮要略》说："邪在于络，肌肤不仁；邪在于经，即重不胜；邪入于腑，即不识人；邪入于脏，舌即难言，口吐涎。"治疗多为小续命汤加减使用。自刘河间开始，已与前人有不同的认识。刘河间认为本病非外中于风。"俗云风者，言末而忘其本也""暴病暴死，火性疾速故也"，李东垣则认为"气虚"所致，他说："中风者，非外来风邪，乃本气自病也。凡人年逾四旬气衰之际，或因忧喜仇怒伤其气者，多有此疾。"张景岳更是反对中风病机为外风的错误观点，他说："非风一证，即时所谓中风证也。此证多见卒倒，卒倒多由昏愦，本皆内伤积损颓败而然，原非外感风寒所致。而古今相传，咸以中风名之，其误甚矣。"近人张山雷则认为由气血冲上所致。明朝王安道将中风分为真中风和类中风，实际上是一种病。他之所以分真中、类中，是受遵古思想的影响，因而后世对本病的认识，就有些分不清了。

（11）诸病水液，澄澈清冷，皆属于寒

这是从体内水液的排泄物或分泌物，如呕吐物、泄下物、疮疡分泌物来判断疾病的性质。意思是说，一般体内排出的水液，如果淡薄透明而寒冷的，多属寒证。这一条要与"诸寒收引，皆属于肾"联系起来认识。寒为阴邪，易伤阳气。寒邪中里，直伤脾胃，或脾肾之阳。或者阳气虚弱，寒从内生，都会影响到水液的代谢。水液的代谢与肺、脾（胃）、肾等脏腑关系最为密切。肺、脾（胃）、肾的阳气被伤而衰弱，或阳气本来就虚弱，水液代谢就不能正常进行，出现水液澄澈清冷的症状，在上表现为呕吐清水，痰涎稀薄；在下则下利清谷，小便清长，女子则带下清稀；在疮疡则脓液清稀。治疗则应根据脉症，选择祛寒，温补脾胃之阳或脾肾之阳等。

肾阳，又名"元阳""真阳"，是人体热能的源泉，对各脏腑起着温煦生化的作用。尤其是脾阳与肾阳关系最为密切，脾阳根于肾阳，久病及肾。治疗脾阳虚的久病，一定要考虑到温补肾阳；肾阳虚，也要影响到脾阳，治疗时亦要注意。许叔微说："补脾不如补肾。"孙思邈说："补肾不如补脾。"这是根据具体病情所定的治疗原则。例如五更泻，又称肾泻，为肾阳虚弱所致，如单治肾阳，用四神丸，效果往往不满意，这是由于本病病根在肾，而部位在脾，水谷运化与脾的关系密切，加入健脾的药物，温肾健脾，则疗效显著。

（12）诸痉项强，皆属于湿

这一条要与"诸暴强直，皆属于风"联系起来学习。痉是以项背强急，四肢抽搐，甚至角弓反张为主症的疾病。《内经》认为病因属风和湿。《素问·生气通天论》说："因于湿，首如裹。大筋软短，小筋弛长，软短为拘，弛长为痿。"《金匮要略》认为不但风寒湿之邪可以致痉，而津液耗伤，筋脉失于濡养，更是发病之关键。《金匮要略·痉湿暍病脉证治》说："太阳病，发热无汗，反恶寒者，名曰刚痉。""太阳病，发热汗出，而不恶寒名曰柔痉。""太阳病，发汗太多，因致痉。"痉证的发生，最根本的原因是由阴血亏耗，其病变部位在筋脉，病理是筋脉失养。

湿为阴邪，最易伤阳，筋脉得不到温养，引起痉。湿邪郁久化热，或与热相结，壅滞经络，气血运行不利，筋脉受病，形成痉证，正如《温热经纬·湿热病篇》所说："湿热证，三四日，即口噤，四肢牵引拘急，甚则角弓反张，此湿热侵入经络脉隧中……"乙型脑炎有属于湿热型的，可出现"痉项强"的症状。治湿热病应本着叶天士"渗湿于热下"的原则，分化瓦解，湿去热自孤。用白虎加苍术汤进行治疗，效果好。痉项强的原因并非都是湿。邪热入里，消灼阴液，筋脉失养，可发生痉证，常见于热性病伤阴期。热性病，热邪内传营血，热盛动风，也可引起痉证。前者治当泄热滋阴润燥，方用大小定风珠加减。后者治宜清热解毒，凉肝息风，方用羚角钩藤汤加味。

破伤风是由于创伤之后，创口未洁，感受风毒之邪，侵于肌腠经脉，营卫不通，筋脉拘挛而发病的。有肌肉痉挛，四肢抽搐，项背强急，甚则角弓反张的症状。治宜祛风止痉。风毒之外，也兼有湿邪，方药中应加祛湿的药物。

附

诸涩枯涸，干劲皴揭，皆属于燥

病机十九条中，没有燥。刘完素以五运六气为指导，研究《内经》病机，增加了"诸涩枯涸，干劲皴揭，皆属于燥"一条。刘氏认为燥的形成是由寒凉收敛，气血不通利所致；或者由于"中寒吐泻，亡液而成燥"，更为多见的是，"风能胜湿，热能耗液"的结果。此外，刘氏还认为："金燥虽属秋阴，而其性异于寒湿，反同于风热火也。"燥和风热关系密切。治疗上提出"宜开通道路，养阴退阳，凉药调之。慎毋服乌、附之药。"清代喻昌提出秋燥论，来概括凉燥和温燥。喻昌认为《内经》中"秋伤于湿，上逆而咳""秋伤于湿，冬生咳嗽"是"秋伤于燥"的错简。春主风，夏主火，冬主寒，长夏主湿，秋主燥。春、夏、冬三时，都是伤于主时之气，所以秋也应该伤于其主时之气——燥，发生咳嗽。他认为燥与肺关系最为密切。燥气过盛，则耗伤肺津。肺宣发和清肃功能不能正常进行，就会发生咳嗽等病变。燥胜则干，发生皮肤皴揭，津液耗竭的病变。主张用甘寒滋润的药物以清燥救肺，特创制了清燥救肺汤。从以上可以看出，燥邪与肺关系密切。燥自上伤，均是肺先受病。燥有内外之分，外燥证中又有温凉之别。

外燥是由感受外界燥邪而发病的。初秋尚热，故易感温燥，表现为热证而兼伤阴液的症状，如发热、微恶风寒、头痛、少汗、干咳或痰黏量少、咳而不爽、皮肤及鼻咽干燥、口渴心烦、舌边尖红等，治宜清热润燥，方用桑杏汤加减。深秋气候凉爽，易成凉燥，出现寒证兼伤阴液的证候，如发热、恶寒、头痛无汗、口干咽燥、皮肤干燥、咳嗽少痰或无痰，舌苔薄白而干。治宜辛开温润，方用杏苏散加减。

内燥是体内阴液耗伤过甚所致。外感病高热，或汗出过多，伤津化燥可引起内燥证。如竹叶石膏汤，本方是为邪热未清而气阴已伤者而设的。方中竹叶、石膏清余热，人参、麦冬益气生津，半夏降逆止呕，甘草、粳米和胃安中，合用清热生津，益气和胃。余热清而阴已亏的，用麦门冬汤，影响到心阴的用生脉散。久病，精血内夺，或营养障碍，或瘀血内阻，或误用汗、吐、下损伤津液，也可引起内燥。如干血痨，就是由于瘀血内阻引起的。新血不生，不能润养肌肤，故肌肤甲错干燥，俗称鱼鳞皮。治宜祛瘀以生新，方用大黄蟅虫丸。又如小儿疳证，是由于营养障碍，气血津液亏虚，脏腑失养而致病的，出现消瘦、毛发皮肤干枯，精神萎靡等症状。

按：本文原载《山东中医学院学报》1977年第1卷第3期。文中主要讨论了病机十九条的含义、学习方法、内容和临床应用。病机十九条中，有属于五脏的5条，属于上下部位的2条，属于热的4条，属于火的5条，属于风的1条，属于寒的1条，属于湿的1条，计19条。外加刘完素属于燥的1条，则为20条。作者对病机十九条及另加的属于燥的1条，逐条分析，详细说明其临床应用，并条与条之间相互照应，辨其区别。其中提出的新观点主要有：①肝火、肝阳、肝风，既有联系，又有区别。②肿与满有别，有寒湿肿满和虚性肿满，与脾有关，但不止与脾有关；健脾的药物都有利湿功效，但利湿的药物不一定都有健脾的作用。③外感影响的主要是肺的宣发功能，内伤影响的主要是肺的肃降功能。这是治疗邪气袭肺的纲。④痒疮和疼痛都是营卫的病变，营卫是属心统帅的。⑤火热病凡是由外邪引起的多发烧（体温高），由内伤五志化火所致则不发烧。⑥治湿热病应根据"渗湿于热下"的原则，分化瓦解，湿去热自孤。

第四节　诊法辨证

一、谈谈"舍脉从证""舍证从脉"的意义

"脉""证"是中医临床上的重要治疗依据，根据"脉""证"始能处方用药，因此分析病理，确定诊断，进行治疗，都以"脉""证"为根据。但是"脉"与"证"是变化多端的，必须掌握其规律性后，才能在临床上不致发生错误。一般地说，有是"证"当有是"脉"，但在某些情况下，"证"与"脉"不相符，这样就产生了"从脉舍证""从证舍脉"的治疗法则，这是我们应当特别注意的地方。因此，"脉""证"的探讨是必要的，不但我们是这样，就是古人对"脉""证"的研究也是非常重视的。如仲景《伤寒论》《金匮要略》两书数十篇，没有一篇不贯以"病脉证并治"

或"病脉证治"的题目。由此可知"脉"与"证"在临床上的重要性。兹将"从脉舍证""从证舍脉"的意义，简介于下。

（一）脉证的形成和它们的关系

"脉"是气血循行的动力表现，由于气血的盛衰而形成不同的脉象。"证"是气血障碍或亏损而反映出来的病变，所以"脉"的变象与"证"的出现都是人体受到异物刺激和侵袭，以致气血发生异常变化而形成的。我们中医的治疗根据，是以"脉""证"合参，以求得治疗目标。"脉"是从切诊得来的，它是气血动力的表现，所以气血盛则脉盛，气血衰则脉衰，气血热则脉数，气血寒则脉迟，气血微则脉弱，气血平则脉和。这是"脉"的表现。"证"是机体的异常表现，是从望、问、闻得来的，也就是机体受病邪的侵袭所发生异常变化的现象——证候和症状，它是包括病因和病状的。

所谓证候，系指每一种疾病都有它一定的现象。如《伤寒论》说："太阳之为病，脉浮，头项强痛而恶寒。"这就是太阳病所具备的一定证候。当然太阳病的现象是很多的，不只以上几种，但其他现象是可有可无的症状，而不能作为证候，实际上则是证候包括症状，症状中也显示证候，二者是不能严格分开的。

我们在临床上对"脉""证"的认识，当然是根据诊断所得来的情况，也就是我们掌握所谓病理八纲的规律，每一种病必具有一定的证候，也必具有一定的脉象，如：表证，有发热恶寒、头痛身痛等现象，同时脉必浮；里证，有腹痛下利等现象，其脉必沉；热证，有下利清谷，手足逆冷等现象，其脉必迟。这是一般的规律。假若热病而有寒证现象，其脉或盛或微；或寒病有热证现象，其脉或微或盛。那就是阴盛格阳的真寒假热，或阳盛格阴的真热假寒。这些寒热错杂的现象，必须仔细地参求脉证，才能不被疑似所惑。在治疗上，或从证，或从脉，都必须要"伏其所主，先其所因"，才能得到应有的效果。"真寒假热"，如《伤寒论》说："少阴病，下利清谷，里寒外热，手足厥逆，脉微欲绝，身反不恶寒，其人面色赤，或腹痛，或干呕，或咽痛，或利止，脉不出者，通脉四逆汤主之。"身反不恶寒，面色赤，干呕，咽痛等症状，似是热证，但有下利清谷，手足厥逆，脉微欲绝等现象，就可以断定是寒证。"真热假寒"，如《伤寒论》

说："病人身大寒，反不欲近衣者，寒在皮肤热在骨髓也。"按身大寒表现了寒的现象，但是反不欲近衣者，寒乃假象，热是真热。这都是中医学的所谓阳极似阴，或阴极似阳的理论。我们能掌握这些规律，在临床上对"脉""证"的关系，以及对所表现的寒热真假的现象，就有进一步的认识和分析。

（二）古人对"脉""证"不相适应的认识

每一种疾病固然有它一定的证候，但因每人有体质的不同，情志的变化，以及宿疾的存在，感邪的轻重等，在这些复杂的情况下，就不能不在一定的证候中，同时出现各种不同的症状，因而脉象也就不能完全与症状相合，这就是所谓证同脉异，证异脉同的情况。如《伤寒论》说："太阳病，服桂枝汤，大汗出，脉洪大者，与桂枝汤。"又，"与服桂枝汤，大汗出后，大烦渴不解，脉洪大者，白虎加人参汤主之。"同是洪大脉象，一则无大烦渴症状，而知其表证未罢；一则由于大烦渴不解症状，而知邪属阳明。故在治疗上，就采取不同的措施。一则仍用桂枝解表，一则用白虎清里。这是脉同证异的例子。又如《伤寒论》："脉浮者，病在表，可发汗，宜麻黄汤。""伤寒脉浮紧，不发汗因致衄者，麻黄汤主之。""脉浮而数者，可发汗，宜麻黄汤。"这三条都是太阳病表证未解的麻黄汤证，但所表现的脉象，就有浮、浮数、浮紧的不同。因为它同属可汗证，故都采用麻黄汤来治疗。这是证同而脉异的例子。

古人对这些复杂的现象，主要是从"脉""证"中推求其病机所在。症状的产生，有时因宿疾的存在，不一定都是新病机的透露。脉象的出现，有时因情志变化，也不一定都与病情相合，所以在临床上必须脉证合参，详细观察病人的形气，从整体出发，而不是孤立看问题。所以或虚或实的证，或浮或沉的脉，都要通过整体观察，进行分析研究，才能得出真实的病情。从此可见，古人对"脉""证"的分析是非常详慎的。

（三）"从脉舍证""从证舍脉"的临床应用

"脉""证"的表现情况既如上述，那么在临床上对"脉""证"的从舍问题，以什么作根据呢？当然是以整体诊断所得出的情况作依据。盖"脉""证"是中医学中在诊断上的重要目标，所以仲景的《伤寒杂病论》

中，首先以"脉""证"并治为纲领，这就说明"脉"与"证"在临床上的重要。凡人之患病，不外乎七情六淫，而病情的深浅轻重死生之别，都可通过四诊而得出结论。但是"脉"与"证"各有宜与不宜的表现，有的脉象明显，证候不符，或有现证极明，而脉象不符。因此，在治疗上有宜从证的，有宜从脉的。必须追本求源，洞悉病情，这样既不为证所误，又不为脉所惑。所以宜从证者，虽然脉象很好，但症状危险，则可断定其预后不良；宜从脉的，虽然症状危险，而六脉有神，则可决断其病有转机。如失血之人，形如死状，危险已极，但六脉有根，亦可不死；痰厥之人，脉象或促或绝，但痰降气利，即可痊愈。如《伤寒论》："病发热头痛，脉反沉，若不差，身体疼痛，当救其里，宜四逆汤。"发热头痛，是邪在太阳，治当解表，但是脉不浮而反沉，沉则为里，这就测知发热身痛，不是表邪，而是阳虚所致。所以用舍证从脉的办法，急当救里，而主以四逆汤。如"结胸证，其脉浮大者，不可下，下之则死"。结胸证，当用下法，以开其结，但是脉见浮大，乃知其表邪未解，若下之则表邪内陷，不但结胸不能解，反伤其津液气血，造成阴阳俱伤，所以不可下。这就是从脉不从证的道理，也是治疗上的先后缓急问题。

又如《伤寒论》："脉虽沉紧，不得为少阴病，所以然者，阴不得有汗，今头汗出，故知非少阴也，可与小柴胡汤。"脉沉紧，颇似少阴证，但少阴证则不得有汗，今头汗出，故知不是少阴证。如"伤寒脉浮而缓，手足自温者，是为系在太阴，太阴者当发身黄，若小便自利者，不能发黄，至七八日，大便硬者，为阳明病也"。脉浮而缓，是太阳中风的表证脉象，但手足自温，而无头痛、发热、恶寒的症状，所以知邪不在太阳之表，而在太阴之里。又如"病人无表里证，发热七八日，虽脉浮数者，可下之。"脉浮数是病邪在表，但在表应有表证，今言无表里证，则无太阳之表证可知，但发热七八日，则确知为热入阳明，所以治宜当下。以上都是从证舍脉的例子。

从脉从证问题，就是要找它的真假问题。脉证的虚实真假，必须作详细分析，实证虚证都有其一定的现象和规律。如症状烦热，若实而在表，必有恶寒之表证，在里必有便秘或谵语等里证。反之，若烦热而无表里实证相兼，则可知其烦热为虚。若无烦热大渴的实证，而有洪数之脉，即可知其脉为假。这就是虚证似阳之脉，脉虽洪数，必兼弱象。反之，若有腹满便秘之大实证，而脉沉涩，这是脉为邪闭的现象，即可知其沉涩为假。但沉涩之中，亦必沉实有力。同时，我们在临床上常见到的邪聚热结脉反迟，久寒痼冷脉反数等现象，若按脉法言，"迟则为寒，数则为热"。这很显然是"脉""证"不符。邪聚热结是实证，其所表现的症状，一定有腹满而硬，有潮热、谵语、便闭、烦渴等，因此可知其脉之迟为邪闭经络所致。如虚损之证，阴阳俱困，气血俱虚，往往见数脉，所以虚甚者，脉必数甚。至于久寒痼冷的脉数，也无非是久病体虚所致。由此可知"脉"与"证"在临床上的从舍问题，在表面看来似乎有从此舍彼的现象，但是详细分析起来，还是从整体观察，掌握表、里、寒、热、虚、实的病理变化，来推求病的真实情况。也就是说，"脉"与"证"相反的现象，正是我们用来作比较的准则，然后确定真假。所说的"真"即是我们的治疗目标。因此"脉"与"证"的从舍问题，就是在脉证合参下的灵活运用。

总之，"从脉舍证""从证舍脉"，是我们在病理八纲的基础上进一步作比类分析的方法，深刻了解疾病发生和发展规律，不致被真假迷乱，而达到预期的疗效。以上所介绍的，是我们在学习中结合临床得出的点滴体会。不当之处在所难免，希望医界同仁指正。

按：本文原载《山东医刊》1958年第2期，论述了脉证形成的机制及其之间的关系，脉证不符的临床表现和病理机制，以及"从脉舍证""从证舍脉"的临床应用。文中提出的"整体诊断"思想，对证同脉异和脉同证异的机制认识，对寒热真假和虚实真假的病机认识及其临证鉴别，都有一定的现象意义，虽为多年以前的作品，现在读来仍有新鲜感。

（张珍玉　韩伯衡）

二、谈谈辨证

辨证施治是中医学的特点。证就是证候，是对疾病所表现的各种现象和体征的概括。辨证就是辨别证候，审明病因、部位，从而抓住基本矛盾，为施治提供依据。《经》曰"有者求之，无者求之""盛者责之，虚者责之"就是指此而言的。

例如，外感风邪则易自汗。这是由于风性开泄，易伤人之卫阳。《经》曰："卫气者，所以温分肉，充皮肤，肥腠理，司开阖者也。"卫阳被伤，开多合少，腠理不固，故易汗出。若外感寒邪，则不出汗，但发热恶寒。这是由于寒为阴邪，其性收引，侵犯体表，卫阳则合多开少，腠理固密，故不易汗出。寒邪侵表，卫阳不能温养体表，故恶寒。寒邪束表，卫阳郁于肌表，故发热。恶寒发热就是寒邪与卫气斗争的表现。因为外感邪气不同，其病机、症状亦不同，故治疗亦随之而异。"有者求之，无者求之"。就是说，有此症状是为什么有的，如果无此症状是为什么没有的，都要找出它的道理来。恶寒与畏寒病机亦不同，畏寒为阳虚所致，得衣被而解，属虚证；恶寒是为寒邪所伤，虽得衣被而不解，属实证。恶寒治当辛温发散，畏寒治当助阳。

辨证不但要注意病因、病机和病位，同时还要因时、因地、因人制宜。如有些疾病有一定的季节性。《经》曰："冬伤于寒，春必病温。""先夏至日者为病温，后夏至日者为病暑。"这说明暑病的季节性，同时也指出治暑病不能与一般热病相同。地区、气候条件对发病有很大的影响，治疗也因之而异。《经》曰："东方之域……其民皆黑色疏理，其病皆为痈疡，其治宜砭石。""西方者……其民陵居而多风，水土刚，其民不衣而褐荐，其民华食而脂肥，故邪不能伤其形体，其病生于内，其治宜毒药。"南方气温，人之腠理开疏，外邪侵表，用药宜轻。而北方气寒，人之腠理致密，不易受寒邪侵袭，然而一旦为风寒侵袭致病，则病热较重，非重剂不解。城市脑力劳动者一般胃肠较弱，大黄9g足以泻下；农村劳动人民胃肠坚厚，若欲泻下，要较前为重。

分析某一病证要从整体观点着眼。如发热恶寒之症，外感表证、里证以及外科、妇科病都可出现。要结合其他证候，判定属于哪种情况。在辨证过程中还要注意辨证与辨病相结合。不同的病可以出现相同的证，相同的病也往往会出现不同的证。这就要从证中求病，从病中认证。

辨证可分为八纲辨证、病因辨证、脏腑辨证、六经辨证、卫气营血辨证、三焦辨证等。现将临床常用的八纲辨证和五脏辨证简要介绍如下。

（一）八纲辨证

八纲，即阴阳、表里、寒热、虚实。这是辨证理论基础之一。它是用以分析病情、辨证治疗的纲领。它既是病理的概括，又是证候的表现。阴阳为八纲中的总纲，表、里、寒、热、虚、实这六纲都可分别归属到阴阳两纲中去。如表、热、实为阳；里、寒、虚为阴。八纲辨证是辨证的基础，任何一种证或一种病都离不开八纲。

1. 表里

表里是识别疾病轻重、部位深浅的两纲。表里是指邪侵的部位而言。凡属外感病证，病变部位为肌表者称为表证；表邪未解，内传脏腑时，便为里证。此外，七情冲动、饮食劳倦等，病自内发，脏腑受病，亦为里证。

在进行表里辨证时应注意表里的相兼、转化和错杂。有的既有表证，又有里证，有的表证未罢，里证又起。有一分表证，就应治一分表邪，这是一般的原则，但也要看主要矛盾方面。若里证急当先治里，表证急当先治表，这就是张仲景所说的"急当救表，急当救里"的意思。辨证时更要注意舌苔的变化。有一分白苔，则有一分表证。表证初转入里，亦见白苔，但有干润的不同。表证舌苔薄白而润，未伤津故也。里证苔薄白而干，以其伤津也。

"营行脉中，卫行脉外"。风邪侵袭肌表，易自汗发热，汗出而邪不退。此为营卫不和的表虚证。当用桂枝汤调和营卫。暑证易自汗，身热气虚。《内经》云："气虚身热，得之伤暑。"暑为阳邪，与人之阳气同气相求，最易伤阳，故气虚身热自汗。人身之阳气，冬趋于内，而夏趋于外。故夏日多汗出，既易得暑证，又易中寒邪，出现消化系统的疾病。因此夏季多腹痛腹泻，其内在因素就在于此。"风邪易去，湿邪独留"，所以风湿病难速愈。湿系阴邪属寒，性重浊黏腻，寒性收引。故寒湿之邪易阻经脉而伤阳气，除关节疼痛外尚有麻木凉感。西医学所说的"末梢神经炎"出现湿邪伤阳症状者，可以按治湿法而收效。

风、寒、湿三种痹证以及皮疹，都可有表证的表现，辨证时应抓风、寒、湿三气何者偏胜。荨麻疹病属肺脾，发于肌表。其疹红者多属风燥；而色白高起连片则多为风湿。疹发于阴面者，多为阴邪；发于阳面者，多阳邪。因为人的经脉，阴经行于内，阳经行于外。病变部位的左右也应注意。左主血，右主气。"左右者，阴阳之道路也。"如左半身不遂和右半身不遂，当分气血而治之。

里证的成因大致有三个方面：表邪失治或误治，转化入里；外邪直中于里；因七情所伤、房室、饮食劳倦等而致。

外邪转化入里，多为热证，故刘完素提出"六气皆从火化"。但这是不全面的。六气之所以入里化火，必须有一定的条件，与脏腑的性质有关。如表证内传阳明，易化燥化热，因为阳明属胃，主燥土。外邪入脾则化湿化寒，因为脾属太阴为湿土。外邪传入阳明，化热化燥即可出现高热等症状，属于六经辨证中的阳明证，卫气营血辨证中的气分证。就六经辨证来说，根据热邪的部位不同，可分为经证、腑证。经证的特点，其热散漫，充斥于皮肉肌肤，出现大汗、大渴、大热、脉洪大的主症。应用清散漫之热的法则治疗，药用辛寒，入肺胃经。肌表、皮毛为肺胃之外合，故可使散漫之热由肌表、皮毛而解。再配合知母、甘草、粳米以养阴，即可达清热、除烦、止渴之目的。正如柯韵伯所云："虽内外大热而未实，终非苦寒之药所宜也。"阳明腑证则是热邪与燥屎相结，出现痞、满、燥、实、坚的症状，就要用承气汤荡涤燥屎，峻下热结。

外邪直中于里，一般指寒邪直中于里。直中，就是不顺经传变，直接入里而中脏腑。脾为太阴湿土，属阴。寒为阴邪，所以外寒直中首先犯脾，而伤脾阳。脾阳既伤，运化无权，出现腹痛、泄泻等症。寒性收引，凝滞不通，气机不畅，故腹痛，运化失权则泄泻。腹痛特点为拒按绞痛，治应温中散寒。暴痛多实，久痛多虚。若日久阳气大伤，寒邪也渐退，变为虚寒性疼痛，绵绵作痛，仍伴有消化不良的症状，治应温中助阳。

七情，指人的喜、怒、忧、思、悲、惊、恐等七种情志。这些情志变化，是机体在正常调节下，随着外界环境各种条件的刺激而产生的反应性活动。一般情况不致成病，但若刺激过甚，或持续时间过久，则不免影响正常的生理活动而致病。不同的情志变化，对内脏有不同的影响。根据前人论述，怒伤肝，恐伤肾，忧思伤脾，悲伤肺，喜伤心。七情所伤，首先伤的是气机，而气机变化，影响最大的脏腑是心、肝、脾，最常见的是肝病。治疗七情所伤的疾病，一方面用药物疏利气机，另一方面可根据五行的关系，调整脏腑间的正常关系。精神疗法对七情病也是很好的疗法。古书中记载这样的病例有很多，如张从正就有用精神疗法治疗疾病的案例。同时，应排除致病因素，如果引起疾病的七情不排除，是不容易治愈疾病的。

"气有余便是火"，是指气机不正常，易郁而化火。就五脏来说，五志皆可化火，如肝火、心火、肺火等。如肺火引起肺热咳嗽，可用泻白散治之；肝火则用龙胆泻肝汤；心火则用导赤散。

关于饮食劳倦致病，早有论述。李东垣曾说："夫饮食不节则胃病，胃病则气短、精神少而生大热，有时而相火上行独燎其面。""形体劳役则脾病，病脾则怠惰嗜卧，四肢不收，大便泄泻。"这就是补中益气汤所治的病证。《内经》中也论述了偏食偏嗜，"味有偏嗜，脏有偏胜"及饮食不洁产生疾病的问题。

2. 寒热

寒热是识别疾病性质的两个纲，即辨别阴阳偏胜偏衰的两个纲。"阴阳不可见，寒热见之"，说明阴阳主要表现在寒热上。辨清寒热，就确立了治疗的方向。《素问·调经论》说："阳虚则外寒，阴虚则内热，阳盛则外热，阴盛则内寒。"这是病理总纳。根据阴阳互根的关系，"善治者，以阴治阳病，以阳治阴病"，当然要抓主要矛盾。

对寒热的治疗，有"正治""反治"之分。"寒者热之，热者寒之"叫作"正治"，又称"逆治"，即逆其病情而治。即症状热者，用寒药治之，症状寒者，用热药治之。这是临床上最常用的治疗方法。适用于病机与现象一致的疾病。"热因热用，寒因寒用"称为"反治"。即寒的征象用寒凉药物，热的征象用温热药，即从其征象而治，所以也叫"从治"。从字义上看是从其病情而治，但此针对"真寒假热"与"真热假寒"而言，以其假，故"从治"，就实质而言仍然是逆病情而治。另外，煎药和服药都有按"从治"的作法。

分析"真热假寒"与"真寒假热"，必须透过现象抓住本质，不要被表面现象所迷惑。寒热的真假是由于阴阳格拒，不相维系的结果。《伤寒论》中说："病人身大热，反欲近得衣者，热在皮肤，寒在骨髓也。"又说："身大寒，反不欲近衣者，寒在皮肤，热在骨髓也。"这是鉴别寒热真假的标志。先生从前治一病人，外感后高热，延迟多日，就诊时，已昏迷不醒，呼吸微弱，脉沉细微弱，呈现一派虚寒征象。但进一步检查发现病人双目白珠赤红、苔黄黑而燥，大便数日未行，一派热盛伤津征象，诊断为真热假寒，治以四逆散之平剂，一剂眼睁，后调理而愈。

3. 虚实

虚实是判断病邪的盛衰与人体抗病能力强弱的两纲，即邪正消长的两纲。虚，是指正气不足；实，是指邪气有余。正如《素问·通评虚实论》所说："邪气盛则实，精气夺则虚。"虚实在临床表现上，固然有全身的、长久的虚实，但不可忽略局部和暂时的虚实。如手指因外伤瘀血，属实，但是局部的实证，并非全身的实证。又如有的青年人素体壮实，而易外感，是暂时的虚，非本身固虚。所以辨虚实，应与气血、脏腑联系起来分析，才能确定虚实之所在。

虚和实在一定条件下可以互相转化。如外感表实证，发汗太多，则可转为表虚证。一般说，临床上虚证转实为向愈；而实证转虚是向恶。如慢性肠炎，若属脾虚，当健脾为主，或佐以固涩剂以治标。治疗一个时期后，出现腹痛，排气则减，是转实向愈的表现。又如虚寒泄泻腹痛，泄泻治愈而腹痛不止，为气机阻滞，当予导滞。而导滞时不能忘记原属虚寒，用药不当，虚寒又会复生。所以治阳当顾阴，治阴当顾阳。

有的病虚实夹杂，辨证困难，要抓主要矛盾。虚实难分者，以治实为主；寒热难分者，以治热为主，称为治疗诊断。正如张介宾所说："探病之法，不可不知。如当局临证，或虚实有难明，寒热有难辨，病在疑似之间，补泻之意未定者，当先用此法……但用探病之法，极以精简，不可杂乱。精简则真伪易辨，杂乱则是非难凭。此疑似中之活法，必不得已而用之可也。"

若五脏皆病者，以调后天（脾胃）为主。

要注意虚实夹杂的情况。如高血压的末期和中期，肝阳上亢，是由于阴虚于下，阴不敛阳，阳盛于上。病理特点是上实下虚。治疗要看虚实以哪一项为主。阴虚为主者，治当可滋阴为主；阳亢为主者，治当以潜阳为主。不能一见高血压就潜降浮阳（降压），这种不讲辨证一味用潜降的疗法是难以收效的。

虚实有真假，辨证应分清。"大实有羸状，至虚有盛候"，"羸状""盛候"即为假象。如人之将亡，元气将绝，忽然呈现亢奋状态，这就是平常所说的"回光返照""残烛复明"。这是元气最后的挣扎，切不可作病情恢复来认识。如干血痨一证，是由于妇女经期，因感外邪而经行骤止，血积胞中，进而食少形羸，实非本虚，决不可单纯补虚，应祛瘀为主，瘀去而新血自生。

4.阴阳

阴阳是八纲的总纲，用来总结前六纲。表、热、实属阳，里、虚、寒属阴。在治病时，必须以其他六纲来分析阴阳。如扬手掷足、面色赤红、口渴引饮、登高而歌、弃衣而走、骂詈不避亲疏、大便秘结、小便黄赤、身热苔黄燥、脉洪数、目赤、呼吸气促、声高气扬，都属阳证，而阴性则相反。阴主静，阳主动。如常见面瘫一症，为风、寒、湿三气侵袭所致，但与内因有密切关系。三气为患，症状不同。风胜于寒湿者，跳动比较明显；寒胜于风、湿者，有疼痛现象，湿重者有沉重麻木感，偏胜不同，治疗亦异。

阴阳，大之可概括病情，小则可分析一个症状。任何疾病都是阴阳偏胜偏衰的结果。但是，一般不能直接用阴阳命名疾病。若病至垂危，或本元受伤，可以用阴阳直接命名，如亡阴、亡阳等。亡阴，是阴虚的进一步发展。多由大吐、大下、高热所致。亡阳，是阳虚的进一步发展，多由汗、吐、下过度所致。此两者变化急速，应及时抢救。临床常见者多为亡阳，故张介宾说："难得者亦阳，易失者亦阳。"亡阳病情多急，好似现在所说的休克，若抢救不及时，则急剧恶化，如张介宾说："阳之将亡其死速。"治疗亡阳应该回阳救逆兼以敛阴，可用四逆汤加龙骨、牡蛎。亡阳首先影响到气，故可以用参附汤益气回阳，酌加敛阴药龙骨、牡蛎之类。亡阴多见于慢性消耗病，与亡阳比较病情较缓，即所谓"阴之将亡其死缓"。治疗亡阴应该益气养阴，可用生脉散加龙骨、牡蛎。

总之，八纲辨证，各纲要联系起来看，辨证不能离开整体观念。

（二）五脏辨证

五脏辨证是根据脏腑病理变化所呈现的证候，以推断疾病的本质，作为决定治疗的依据。它是运用中医基础理论指导临床实践的重要环节，是辨证的核心。所以王清任说："著书不明脏腑，岂不是痴人说梦；治病不明脏腑，何异于盲子夜行。"

脏腑病证，是脏腑功能因某种因素导致失常的见证。所以脏腑辨证首先要了解脏腑的正常生理功能，可以做到知其常，进而可知其变，执简驭繁，不须死记硬背症状。脏腑功能表现在阴、阳、气、血四个方面。具体地说，有的脏腑四个方面都具备，如心，有心阴、心阳、心气、心血。有的脏腑并非四方面都具备，如肺，一般称肺气、肺阴，习惯上无肺血、肺阳之称。脏腑发生病变时，自然要表现出虚实寒热不同的证候。

因此，脏腑辨证必须以八纲为基础，与卫气营血辨证及三焦辨证结合起来进行。

脏腑是一个对立统一的整体，因而在病变过程中每多互相影响。"有一脏为病，而不兼别脏之病者，单治一脏而愈；有一脏为病，而兼别脏之病者，兼治别脏而愈。"（唐宗海《脏腑病机论》）在辨证时，必须注意局部与整体的关系，以及病情的演变和发展，既要掌握某一脏腑的本病，又要注意脏腑之间的影响，不能孤立地看待疾病，必须分清主次先后，抓住主要矛盾。下面谈谈五脏辨证。

1. 心病辨证

心为一身之主，其功能主要是藏神和主血脉。《灵枢·邪客》说："心者，五脏六腑之大主也，精神之所舍也。"即指藏神而言。所谓神，就是神志，即人的精神意识以及思维活动。所谓主血脉，是指脉是血行的隧道，心脏是血行的动力。心脏和血脉互相联系，在一定条件下，共同保持血液的正常运行，心脏是起主要作用的。所以《素问·痿论》说："心主身之血脉。"因此，心的病理反应也主要表现在神志和血脉方面的异常。"心者……其华在面"，就是说心脏的生理功能可以从面色表现出来。心气通于舌，汗为心之液。因此，面色、舌和汗又成为心病辨证的依据。心的病证分阴、阳、气、血四个方面，归纳起来可分血脉和神志两方面。属于血脉方面的证候有心阳虚、心阴虚、心血瘀阻等；属于神志方面的有痰火扰心、痰迷心窍等。

（1）虚证

心的虚证表现在阴阳气血四方面。

①心阳虚：亦称心阳不振（可以波及肾阳虚），包括心气虚和心阳虚脱，是功能不足。主症是心悸，特点是有空旷感；气短，活动时加重，因为动则耗气；自汗，汗为心之液，阳虚不摄故自汗，越出汗，心悸越甚。先生曾治一无汗症病人，除无汗外劳动后兼有烦躁，面赤身红，服养心汤而愈。说明"汗为心液"的理论是具有一定临床指导价值的。

心阳虚除上述症状外，兼有心前区憋闷，心痛，形寒肢冷，脉细弱或结代，这是阳虚影响到血，使血行迟滞。临床上心力衰竭属阳虚的为多。心气虚除心悸外，兼见面色㿠白，喜出长气，舌胖嫩，体倦乏力，脉虚。

临床上，心神经官能症属心气虚的为多。

心阳虚脱是心阳虚的进一步发展。除有心气虚和心阳虚外，兼见大汗淋漓，四肢厥冷，脉微欲绝的特征，及口唇青紫，呼吸微弱，甚至晕厥昏迷。临床上的休克及心衰严重者属心阳虚脱。那么，怎样区分心阳虚与心气虚呢？心阳表示心脏的功能，心气也表示心脏的功能，有共同点。但又有不同，心阳是对心阴而言的；心气是对心血而言的。气虚包括阴阳俱虚。如"金匮肾气丸"内有六味丸和肉桂、附子，六味丸是补肾阴的方子，肉桂、附子是补肾阳的药物。所以肾气丸是在补肾阴的基础上补肾阳的。心气虚是心阴、心阳皆不足出现的功能不足的病变。"阳虚则外寒"，心阳虚有寒象，心气虚没有寒象。心气虚可导致心阳虚。心阳虚衰严重时可造成虚脱。

②心阴虚：包括心血虚。两者之症状是心悸，心烦，易惊，失眠，健忘等。心阴虚除上述症状外，兼有低热，盗汗，口干，舌尖红，苔薄白或无苔，脉细数。心血虚除上述症状外，兼有面色萎黄，舌淡苔薄，脉细弱。心血虚与心阴虚既有联系又有区别。血属阴，但血虚不等于阴虚。阴虚相对地说阳亢，有热象。心血虚多因血的供养不足，无热象。心血虚到一定程度可以导致心阴虚。唐宗海说："火者心之所主，化生血液，以濡周身。火为阳，而生血之阴，即赖阴血以养火。故火不上炎。"说明心失血养可导致虚火上炎。

《难经·十四难》说："损其心者，调其营卫。"《素问·三部九候论》说："虚则补之。"可谓治心病虚证之大纲。气与卫、血与营关系密切。在一定的意义上讲，气以通为补，血以和为补。治疗心病虚证不应脱离这个原则。具体治疗，心气虚宜补心气，安心神，用养心汤。心阳虚宜振奋心阳，安心神，用栝楼薤白桂枝汤。心阳虚脱宜回阳救逆，用四逆汤加人参。心阴虚宜养心阴，安心神，用补心丹。心血虚宜补心血，安心神，用四物汤加阿胶、炙甘草、柏子仁。

（2）实证

心病实证有心火炽盛、痰火扰心、心血瘀阻等，都是由于邪气郁滞，致使心的功能异常所致。

①心火炽盛：戴思恭说："常者为气，变者为火。"所谓火，即是气的异常，也可以说是功能亢奋。火性上炎，故多见于上部症状，如口舌生

疮、口渴、心烦。心与小肠相表里，心移热于小肠，故可见小便黄赤，刺痛，尿血等下部症状。舌尖红，苔黄或白，脉数等。治当清泻心火，方用导赤散加减。

②痰火扰心：属心的神志方面病变。多因情志不遂，以致肝火内炽，火热化痰，或素有痰湿，与热相结，上扰心神，神志受痰火干扰，因而症见神志错乱，狂躁妄动，胡言乱语，哭笑无常，甚至打人骂人。苔黄腻，脉滑数。治以礞石滚痰丸或生铁落饮涤痰泻火开窍。西医学中，精神分裂症、癫病等若见上述症状者，多属于痰火扰心。

③痰迷心窍：本证亦属心神方面的病变，上证属阳，本证偏阴，故虽有神志的异常，但多偏静。本证亦称痰阻心包，表现神志痴呆，意识朦胧，呕吐痰涎，或昏迷不醒，喉有痰声，舌强不语，苔白腻，脉滑；若属热痰，则舌红苔黄，脉滑而数，治以导痰汤加减除痰开窍。临床上脑血管意外昏迷或抑郁性精神病有的属于痰迷心窍。

④心血瘀阻：本证多因平素体胖气虚，心气不宣所形成，但也有因心阴不足导致心气不宣所致者。心脉阻滞，血行障碍，出现心悸、心痛，时作时止，严重时则绞痛不安。由于心血瘀阻，心气不宣，全身血行不畅，故血色暗而不鲜，舌有瘀斑，指甲青紫。心阳不振，肢体失养，故四肢冷，阳气不能卫外固表，故汗出。若属心阴不足所致者，除心痛外，兼有烦躁面赤、身热、舌红、少苔等症。《灵枢·厥病》记载的"真心痛，手足青至节，心痛甚，旦发夕死，夕发旦死"，即属于本证的范畴。治则宣通心阳，活血化瘀。方剂可用栝楼薤白汤加味，严重者可用血府逐瘀汤加减。若属阴虚所致者，当滋心阴，补心气，活血化瘀为治。临床上冠心病及心肌梗死之心血瘀阻，多与心阳不振有关，若兼有气虚证，如气短脉虚，舌胖嫩等，宜兼补气行气。

以上举出了心病辨证的纲要，便于掌握。在临床上要根据疾病的发展变化辨证施治。有的总结出治疗心肌梗死的基本步骤：开始以芳香开窍急救，脱离险境后，用活血化瘀缓图，以上两法为治标而设。继则宣通心阳以治本，最后以扶正养阴善终，可供参考。

2.肝病辨证

肝的生理功能首先是主藏血，即具有调节血量的作用。唐宗海说：

"血液下注，内藏于肝，寄居血海，由冲、任、带三脉行达周身，以温养肢体。"因此，肝有病要影响到血，"设木郁为火，则血不和；火发为怒，则血横决，吐血错经，血病诸证作焉。"（《脏腑病机论》）而血病也可影响到肝，"如或血虚，则肝失所藏，木旺而愈动火"。

肝主疏泄，疏即疏通，泄即宣泄，含有舒发畅达的意思。肝喜条达而恶抑郁。当情志不遂致肝气抑郁时，则疏泄受到影响，因而气血的运行，饮食的消化吸收排泄都会出现异常，如气滞血瘀等。暴怒过甚时，又常常导致气血冲逆于上而出现头目眩晕，甚或猝然昏倒等症。肝的疏泄作用，有助于脾胃的升降和胆汁的分泌，以保持消化和呼吸功能的正常进行。若肝失疏泄而抑郁，则可影响脾胃的升降活动和胆汁的分泌。胃气不降则饮食物不能及时腐熟和传送；脾气不升则饮食物中的精气不能及时吸收和输布，胆汁不能正常分泌，消化功能也受到一定影响。这样，就会出现食欲不振、脘闷腹胀或大便溏泄等症状。

肝的生理功能还表现在主筋和目方面。筋赖肝以滋养，当肝脏的功能失调或肝血不足时，筋脉失养，筋的活动就会发生改变，或表现为疲惫无力，或表现为拘急抽搐。肝开窍于目，肝之能视，须赖肝脏的滋养。若肝血不足，目失所养，就会出现目干涩，视物不清或夜盲等症。《灵枢·天年》说："年五十岁，肝气始衰，肝叶始薄，胆汁始减，目始不明。"若肝火亢盛上炎时，也会出现目赤肿痛的病变。

从脏腑的关系看，肝为风木之脏，主动主升，其性刚暴，故有赖于肾水的滋养，营血的濡润，肺金的制约，脾土的栽培。若四者失一，皆足以变生疾病。肝病包括阴阳气血四个方面，所以肝脏病常较他脏为多。西医学中，消化系统、心血管系统、神经系统、生殖系统、内分泌系统等疾病都可出现肝病症状，因此掌握肝病辨证是非常重要的。

历代医家对肝病的论述很多，其中较全面者当属王旭高。王氏将肝病分为肝气、肝风、肝火三方面，抓住了肝病的要领。肝气证有的是因为郁怒伤肝，有的是因为土不荣木，有的是因为心火气盛，有的是因为金不制木，有的是因为饮食不节，有的是因为冷热失调。王氏制订了疏肝理气、疏肝通络、柔肝、缓肝、培土泄木、泄肝和胃、泄肝、抑肝等八法。肝风一证，多由于阳亢，出现上部的症状。又可由于血虚，出现四肢的症状，如震颤，撮空理线之类。有的是由于脾胃阳气虚弱，外则容易遭受风寒之邪的侵袭，内则容易为肝肾浊阴上犯（李东垣称之为阴火上乘），引起头重眩晕，都属于虚风范围。故立凉肝、滋肝、缓肝、养肝、补中等法，各随虚实寒热而治。肝火为病，火热游行于三焦之间，一身上下内外无所不至，故形证不一。施治大法，清肝（在上在外）、泻肝（在下在里）、清金制木（肺失肃降而致者）、泻子（兼挟心火）、补母（水亏木旺而发者）、化肝（郁怒伤肝者）、温肝（因肝脾虚衰而外现虚火者）等。另外，王氏又立了通用的补肝、镇肝、敛肝、平肝、散肝、搜肝等法，以适应不同的肝病。现将肝病辨证介绍如下。

（1）实证

多为疏泄方面的病变。

①肝气、肝郁：肝郁又称肝气郁结或肝气不舒。临床上二者容易混淆。肝郁症见精神抑郁，善太息，急躁心烦，头晕，两胁胀痛或窜痛，嗳气，食欲不振，口苦或腹痛、腹泻。在妇女则有月经不调、痛经或经前乳房胀痛。或咽部有异物感，舌苔白润，脉弦。治疗原则疏肝理气，解郁和胃。方剂可选用逍遥散、半夏厚朴汤等加减。

顺便谈一下肝气和肝郁的区别与联系。肝气（此处指病名）和肝郁都是肝经常见的疾病。两者既有区别又有联系。肝气称肝气横逆，肝郁称肝气郁结。从病理上说，肝气横逆为疏泄太过，肝气郁结则为疏泄不及。肝气的形成，多由于精神上受到刺激，肝脏气机不和，因而横逆或上逆。它的主要症状，为急躁易怒，胸胁胀满作痛，在妇女则经前乳房胀痛；若上逆则头晕痛而胀，其中以胀为特点。它的发病多从本脏本经开始，以两胁及少腹最为明显，然后循经扩散，上及胸膺头目，下及前阴等处。横逆犯胃，影响胃的和降，出现纳呆、嗳噫、呕恶、吐酸吞酸等症。肝郁是由于情志郁结，导致气机郁滞，它的主要表现为闷闷不乐，意志消沉，胸胁苦满，饮食呆钝。肝气郁结也多影响到胃，引起食少腹满等症。肝郁日久可以化热，郁伏于内则出现性情急躁，忧愤，小便黄赤等症。气郁日久可致血瘀，出现胁肋刺痛，痛处不移。肝气和肝郁都能导致月经不调。

在治疗上，肝气当以疏肝理气为主，方剂可选用柴胡疏肝散。方中柴胡疏肝、清热、升阳。芍药味酸可以敛肝、养肝、柔肝。柴芍疏肝而不劫阴，敛肺而不碍邪。芍药、甘草以调理肝脾，则土木得和而气机舒畅，再加香附更增加理气之功，柴胡与枳壳同用，升清降浊。总之，本方以气药为主。肝气可影响到血分而出现出血证，本着缪仲醇"补肝不宜伐肝""宜降气不宜降火"的原则平肝、柔肝、养肝、理气，气机不逆，血藏于肝，则出血即可治愈。肝郁则以疏肝解郁为主，方剂选用逍遥散。方中归芍养血柔肝；柴胡疏肝解郁，加薄荷以增强其疏散条达之功；茯苓、白术、甘草培补脾土。本方以血分药为主，顺其条达之性，发其郁遏之气，即《内经》"木郁达之"的意思。肝郁病可出现血瘀证，故当加养血活血药物。从应用方剂的不同亦可看出肝气和肝郁的联系及其区别。

②肝经湿热：本证主要为肝热与脾湿下注所形成。主要症状是睾丸肿痛，局部红肿，灼热，小便短赤或浑浊。在妇女则带下色黄腥臭，外阴瘙痒，糜烂等；或小便黄而浑浊，苔黄腻，脉弦数。治当清肝火，利湿热，方剂可用龙胆泻肝汤加减。西医学中，急性睾丸炎、亚急性盆腔炎及阴囊湿疹、外阴炎等多出现肝经湿热证。

③肝火上炎：戴思恭说："常者为气，变者为火。"所以说火即是气的变异。引起肝火的原因，多为肝经蕴热或由于肝气转变而来。既有肝气的症状，又有肝火上炎、火热内炽的症状。故症有急躁易怒，耳暴鸣暴聋，头痛眩晕，面红目赤，胁内灼痛，口干而苦，甚则呕血、衄血；舌边尖红，苔黄干，脉弦数。治当清肝泻火，方剂可用龙胆泻肝汤加减。西医学中之高血压、围绝经期综合征、肝胆系统炎症、上消化道出血及目疾等病，都可出现肝火证。急性充血性青光眼也有属肝火上炎者。

④肝风内动：有虚实两种，这里介绍实证。

肝阳化风，叶天士说："内风，身中阳气变动也。"由于肝热而阳浮动于上，阳热日久化风。风性善动而数变，阳性向上向外。所以其症为头部抽引作痛，头昏眼花，肢麻或震颤，舌强，舌体偏斜抖动，舌红，脉弦。甚则猝然昏倒，手足拘急或抽搐。治当平肝息风，方剂可用天麻钩藤饮加减。西医学中，高血压、脑血管意外及其他神经系统疾患，常见有肝阳化风的症状。

热极生风，多为外邪入里化热而致，温热病中尤为常见。高热生风，风火相煽，筋脉失养，热扰神明，所以出现高热、肢体抽搐、项强、两眼上翻，甚则角弓反张，神志昏迷，舌红，脉弦数。治当清热息风，方可选用羚角钩藤汤加减。假如热极伤阴，特别是肝肾之阴被耗从而出现斑疹昏迷，动风痉厥，宜用吴鞠通大定风珠、三甲复脉汤等大剂"壮水之主，以制阳光",配以"三宝",庶可挽回其濒危之势。

（2）虚证

①肝阳上亢：由于肾阴虚不能滋养肝脏，导致肝阴虚衰，肝阴虚则阴不敛阳，因而肝阳上亢。其症为头痛，眩晕，耳鸣耳聋，口燥咽干，两目干涩，失眠健忘，四肢麻木，肌肉跳动，舌红少津，脉弦而有力。治当滋阴潜阳，养血柔肝。方可选用六味地黄丸以治本，酌加镇潜之品以治标。西医学中，高血压日久，神经衰弱及围绝经期综合征等有上述见症者，可依肝阳上亢进行辨证论治。

②血燥生风：肌肤也要依靠血液的滋养润泽，血热而燥则生风，风则伤卫，卫伤不能润养肌肤，故皮肤干燥、粗糙，风胜则瘙痒、脱屑，毛发脱落，舌红绛，脉细数。治宜养血祛风，方剂可选用滋燥养营汤加减。

③血虚生风：由于大失血后，例如产后大出血，而致筋脉失养，出现麻木，甚或痉厥抽搐等。治当养血息风，方剂可用四物汤加息风解痉之品。

另外，肝病辨证时，还要注意肝血与肝阴，肝阳与肝气的区别。肝主筋，开窍于目，因此无论肝阴和肝血的疾病都可影响到筋和目。血属阴，但肝血虚不等于肝阴虚。肝血虚多由于慢性病消耗，或失血过多等而产生，出现贫血情况，但无热象。肝阴虚是与肝阳相对而言的，可出现热象。肝血虚治以补血为主。一般说，补肝血的药物可以养肝阴，而养肝阴的药物不一定都补肝血。当然也有的药物既可养肝阴又可补肝血，熟地即是一例。肝血虚和肝阴虚有密切联系，肝血虚可以发展到肝阴虚。气属阳，但肝气不等于肝阳。肝气为肝疏泄太过，损阴，阳亦受伤，但以气为主，无热象。肝阳是对肝阴而言，证分虚实，有热象。

古人有"乙癸同源，肝肾同治"的说法。肝属乙木，肾属癸水。"乙癸同源"即肝肾同源。肝阴根于肾阴，肝阴不足，固然可以导致肝阳上亢。肾阴不足，水不涵木，亦可导致肝阳上亢。在治疗上，"东方之木，无虚不可补，补肾即所以补肝；北方之水，无实不可泻，泄肝所以泻肾"，故曰"肝肾同治"。这是治疗上应注意的一个原则。

3.脾病辨证

脾属湿土，性喜燥而恶湿，体阴而用阳，以升为主。脾主运化，包括运化水谷精微和运化水湿。与胃为表里，共同完成饮食物的消化吸收，是升清降浊的枢纽，气血化生的源泉，五脏六腑皆赖以养，故有"后天之本"之称。李东垣提出"内伤脾胃，百病由生"。脾主统血，主肌肉与四肢，开窍于口，其华在唇。脾病表现在运化方面，以虚证为多，实证多为湿邪困脾。

（1）虚证

①脾阳不振：又称脾阳虚，是脾功能低下的病证。由于运化力弱，可见面色苍白，食欲不振，大便稀薄，脘腹胀痛，喜热喜按等症状。脾主肌肉、四肢。脾阳不足，故可见四肢不温，倦怠无力，肌肉消瘦。表现在运化水湿方面，可见小便清长，甚则出现浮肿。舌淡苔白润，脉缓弱。治当温振脾阳，方可选用理中汤加减。临床常见之胃神经官能症、慢性胃炎、溃疡病、胃肠功能紊乱、慢性肠炎、慢性痢疾、营养不良性水肿等都可出现脾阳虚的证候。

②脾气下陷：是脾阳虚的进一步发展。既可出现脾阳虚的证候如倦怠、食少、脘痛喜按、大便稀薄、脉虚等，又可出现下陷的特征，如内脏下垂、子宫脱垂等症。治当补中益气，方可选用补中益气汤加减。中气不足，脾气下陷而致发热的称为"内伤发热"，各家论证不一。李东垣认为，脾胃元气与阴火具有相互制约的关系，他所说的阴火是"相火"，即肝肾之火。相火与元气是相对立的，元气充沛则相火戢敛而发挥正常的生理作用。元气不足则相火妄动而发生病变。内伤发热就是由于"脾胃气虚，则下流于肾，阴火得以乘其土位"形成的。治当以补脾为本，泻阴火以治标。方剂用甘温为主药的补中益气汤。称为"甘温除大热"。临床实践证明，现在所谓原因不明的低热，有一种情况是病人既有脾气不足的症状，又有发热的症状（一般在 37.5℃ 左右），辨证准确，用补中益气汤收效甚显。西医学中胃下垂、脱肛以及子宫下垂和消化性溃疡病等多见有中气不足的证候。

③脾不统血：脾统摄血液，首先表现在脾胃是气血化生之源。《灵枢·决气》说："中焦受气取汁，变化而赤是谓血。"脾有统摄（控制）血液正常运行，使之不逸于脉道之外的作用。若脾气虚弱，则可有失血症的出现。所以脾不统血，既有脾虚血亏的症状，如面色苍白，饮食减少、倦怠无力、舌淡、脉沉细弱，又有出血的症状，如呕血、尿血、便血及皮下

出血等，在妇女则月经过多，或崩漏。应当注意的是，出血不独由于脾也，他脏也可发生。"究其所脱之源，或缘脏气之逆，或缘腑气之乖，皆能致病。"（《张氏医通卷五·诸血门》）治疗时"先审其血气生始出入之源流，分别表里受病之因证，或补或清，以各经所主之药治之，未有不中于窍隙者矣。"（《侣山堂类辨》）脾不统血治当健脾摄血，方可选用归脾汤加减。临床上常见到某些血液病、月经过多、功能性子宫出血等，若出现上述症状，可按脾不统血辨证论治。

（2）实证

①寒湿困脾：脾属湿而恶湿，寒湿之邪最易伤脾。究其原因，有内外之别。寒湿盛而困脾，或脾虚而湿停皆可形成内湿过盛而困脾。外受湿邪常与季节气候有关。湿为阴邪，性黏腻重着。所以湿困于上则头重，口黏不渴；湿阻于中则饮食不香，泛恶欲吐，胀饱不饥；湿浊下流，则大便稀软；湿邪溢于肌表，则身体困重，苔白腻，脉濡弱。治当健脾化湿为主，方可选用胃苓汤加减。临床上常见的慢性胃炎、慢性肠炎、慢性痢疾等病，若见上述症状者，可按寒湿困脾辨证施治。慢性肝炎，浮肿病多见有脾虚不能化湿，为湿邪所困者，亦可按此辨证施治。

②湿热蕴脾：由于湿邪郁久化热，湿热蕴蒸，所以出现湿邪内热为患的证候，如四肢酸重无力，食欲不振，胸闷腹胀，恶心欲吐，口干发苦，大便黏而稀薄，有秽臭，或有低热，小便赤，苔黄腻，脉濡数。若湿热蕴胆，影响肝胆的疏泄，则可发生黄疸。治当清利湿热，方可选用胃苓汤加减。西医学中，某些肠炎、胃炎、溃疡病、胃神经官能症等有上述症状者，可按湿热蕴脾辨证施治。

4. 肺病辨证

肺为五脏六腑之华盖，最易感受外邪，既畏寒，又畏热，素有"娇脏"之称。肺主气，司呼吸，主通调水道，有"肺为水之上源"之说，肺外合皮毛，开窍于鼻。肺脏的生理功能概括起来是宣和降。所谓宣，就是"宣五谷味，熏肤充身泽毛，若雾露之溉"。外感病及肺，主要影响肺气宣发功能，出现肺气失宣的症状。当然肺气失宣也会影响肺的肃降功能。但这是次要的。治疗以宣肺为主，宣发复常，肺卫郁闭得解，症状则很快消失。所谓降，是指肺的肃降功能。内伤病及肺而形成的喘咳，主要是影响肺气肃降功能而产生的。当然也可以影响到肺气宣发，是次要的。治疗时抓住矛盾主要方面，就会迎刃而解。肺病有虚实两方面，由邪气侵袭多为实证，肺本身虚弱不足为虚证。

（1）实证

①风寒束肺：肺合皮毛，风寒之邪最易犯肺。肺气失宣，故咳嗽频而较剧，痰稀白。鼻为肺之外窍，风寒袭肺，故鼻塞流清涕。卫阳被困，故发热恶寒，头身作痛，苔白，脉浮紧，治当宣肺解表，方剂可用杏苏散加减。本证相当于西医学的急性支气管炎初期。

②风热犯肺：风为阳邪，热亦属阳。"风挟温热而燥生，清窍必干，谓水主之气，不能上荣，两阳相劫也。"（《外感温热篇》）风热犯肺，致使肺燥津亏而失宣发，初起咳嗽咽干，继则咳吐黄痰。风邪善开肌腠，风热居表，故自汗，身热，怕风，鼻塞流浊涕。风热结于咽喉则咽喉肿痛。若肺热过甚，痰热内结，肺失宣降，则喘息而鼻翼扇动，口唇青紫。若风热日久不解，痰热交结，热壅血瘀，郁结成痈则咳吐黄脓痰，而有腥臭气，甚则吐脓血，为血败肉腐的表现。苔黄腻，脉滑数。对于风热犯肺，叶桂提出"透风于热外"的原则。这是分化瓦解，各个击破的方法。治当疏风清肺。以热为主者可用银翘散加减。咳嗽明显者可用桑菊饮加减。肺热气喘则清肺定喘，方用麻杏石甘汤加减。肺痈成脓则清热排脓，用苇茎汤加减。西医学中，急慢性支气管炎、支气管哮喘及肺炎初中期、支气管扩张、肺脓疡等病凡见有上述症状的，可按此辨证施治。

③燥邪犯肺：本证由于外邪化燥，或气候干燥，燥气伤肺。肺津被伤，则咳嗽少痰，咽喉干痛，唇燥裂，或鼻出血，舌尖红，脉数。治当清宣润燥，方可选用桑杏汤加减。西医学中，急性支气管炎每多有肺燥证的出现。

④痰湿阻肺：由于肺气长期失宣，咳嗽日久，时愈时发，以致肺津化为痰湿。痰湿阻遏肺气，肺失肃降，则胸闷咳嗽，痰多，气短，苔白腻，脉濡弱。治当燥湿化痰，方用二陈汤加减。西医学中，慢性支气管炎、肺气肿、结核性胸膜炎等病，常可出现上述证候，可按痰湿阻肺辨证施治。

⑤痰饮阻肺：由于脾肺阳虚，水气不化，津液不行，聚而为痰为饮。饮邪过盛，阻遏肺气肃降，则咳嗽喘促，遇冷受凉加甚。肺气虚损，故活动时喘咳加重，苔白滑腻，脉弦紧。治当宣降并用，温肺化痰逐饮。方可

选用小青龙汤加减。西医学中，急慢性支气管炎、支气管哮喘等病，如有上述症状者，可按痰饮阻肺辨证施治。内伤咳嗽若痰多者，前人有"见痰休治痰"之论，这是治病求本之意。脾为生痰之源，肺为贮痰之器。痰湿阻肺或痰饮阻肺，多系肺脾阳虚，复感外邪而发病。因此根据急则治标，缓则治本的原则，发病时以治肺祛邪为主，平素可健脾益气扶正为要，体弱痰盛者则标本兼治。

⑥肺病水肿：肺为水之上源，通调水道。由于外感风邪水湿或疮毒入内，致使肺气不宣，通调水道功能降低，进而影响脾气健运，肾失蒸化。因此水液排泄障碍，潴留肌表，形成水肿。风为阳邪，善行而数变，风水相搏，始则面目浮肿，很快遍及全身。另外，尚见小便短少，恶风发热，或咳嗽气急等症，苔白滑，脉浮滑。治当疏风宣肺利水，方可选用越婢加术汤合五皮饮加减。若兼热证者可用麻黄连翘赤小豆汤加减。唐宗海说："气与水本属一家，治气即是治水，治水即是治气。"因此在治疗水肿的方药中可适当佐以通利三焦气机的药物，加强利水之功。西医学中，急性肾炎，或慢性肾炎急性发作，每多见有肺病水肿的证候。

（2）虚证

虚证系肺的宣降功能不足所致，分阴虚、气虚二证。阴虚有热象；气虚无热象，活动时加重。

①肺阴虚：肺阴不足，津液缺乏，则咳嗽无痰或痰少而黏，津液亏损则生热，肺失润养，肺络受损，使痰中带血。阴虚生内热，故手足心热，口干咽燥。内火扰动，迫津液外泄则盗汗，内扰心神则失眠。舌嫩红，少苔，脉细数或浮大空虚。治当滋阴清肺，方可选用百合固金汤加减。《理虚元鉴》是论述虚证治疗的专书。书中说："阴虚为本者，其治之有统，统于肺也。"把治疗肺阴虚列为治阴虚的关键，取补肺滋源，金水相生的意思，是有道理的。西医学中，慢性支气管炎、肺结核及支气管扩张等病，在一定的过程中都可出现肺阴虚的证候。

②肺气虚：前人说，气通于肺脏，凡脏腑经络之气皆肺气之所宣。肺气虚，则周身之气不足，故出现乏力气短，声音低怯而痰咳；气虚则痰生，故痰多清稀；肺气不足，卫阳不固，故畏寒，自汗；气虚不能上荣，故面色㿠白，舌淡嫩，脉虚弱。治当补益肺气，方剂可用补肺汤加减。西医学中，慢性支气管炎、肺结核、肺气肿等病，有上述见症者，可按肺气虚辨证。

5.肾病辨证

肾为先天之本，主藏精，主水，并主骨生髓，外荣在发，开窍于耳及二阴。肾内藏有元阴元阳，只宜固藏，不宜耗泄。肾是阴精和阳气的根本，与生殖及水液代谢有密切关系。其病理变化多为虚证，一般分为肾阴虚和肾阳虚两大类。不论何种疾病，凡是阳气和阴精耗伤到一定程度，都可影响到肾，故有"久病及肾"之说。

（1）虚证

①肾阳虚：肾阳即元阳，是人身活动的根本动力。肾阳与心、脾、肺关系密切。肾阳虚会影响到心、脾、肺等脏的功能，反之其他脏腑之阳虚会影响肾阳亦虚。"阳虚则寒"，所以肾阳虚腰脊酸痛，两膝有冷感，手足发凉，自汗，畏寒，面色㿠白或暗淡，阳痿、早泄，或周身浮肿，下肢更为明显，尿少或增多，舌质胖嫩，色淡苔白，脉沉细。治当温补肾阳，方可选用金匮肾气丸加减。西医学中，慢性肾上腺功能减退、性神经官能症、慢性肾炎、甲状腺功能减退等可见此证。

②肾气不固：是肾阳虚而无寒象的病证。表现在泌尿方面，可见遗尿，尿频不禁。表现在生殖功能方面，则有阳痿、滑精（无梦自遗叫滑精，病在肾；有梦而遗叫遗精，重点在心）、早泄等症。治当固摄肾气，表现在泌尿方面宜缩泉丸加减。表现在生殖功能方面，宜固精丸加减。西医学中，糖尿病、尿崩症、慢性肾炎、遗尿以及性神经衰弱等多有此证。

③肾不纳气：肾为气之根，肺为气之用。肺主出气，肾主纳气。病在肺多为咳，病在肾多为喘。肾气虚则摄纳无权，下虚上盛，则短气喘促，呼多吸少；活动易耗肾气，故动后喘促尤甚；肾为水之下源，肾气虚不能化水，则面部浮肿，舌淡，脉虚浮。治当温肾纳气，方剂可用都气丸加减。西医学中，肺气肿、支气管哮喘等症，如有上述见症者，可按肾不纳气辨证施治。

④肾虚泄泻：一般说慢性泄泻在病变上着重在脾。《沈氏尊生书》说："泄泻，脾病也。脾受湿而不能渗泄，致伤阑门，元气不能分别水谷，并入大肠而成泻。""风、寒、热虚虽皆能为病，苟脾强无湿，四者均不得而干之，何自成泻？"脾阳虚是慢性泄泻的主要原因。脾阳根于肾阳，大便泄泻，日久不愈，"久病及肾"，肾阳虚衰，不能温脾化湿而致腹泻，故称

肾虚泄泻。特点是晨起则泻，泻下清水或稀软便，泻后寒湿暂去，故泻后则安。又称"鸡鸣泻"或"五更泻"。由于阳虚不能温煦，还可见下肢畏寒，腹部不耐寒冷，舌淡胖嫩，脉沉细无力。治当温肾止泻，方可选用四神丸合理中汤加减。西医学中，慢性肠炎、肠结核、过敏性肠炎每多见此证。

⑤肾阴虚：阴虚有热象，可见五心烦热，傍晚口干。阴虚阳亢，阳性向上，可出现上部症状，如头晕目眩、耳鸣耳聋、失眠等；腰为肾之府，肾主骨，故可出现腰膝酸痛或跟骨痛；齿为骨之余，骨髓不充，故牙齿松动；肾阴虚，精津不固，故见盗汗、遗精；阴虚火旺，故颧红唇赤、性欲亢进、小便短赤、夜半口干甚等，舌绛，脉细数。治当"壮水之主，以制阳光"，滋补肾阴。方可选用六味地黄丸（汤）加减。西医学中，神经衰弱、肺结核、糖尿病、无排卵型功能性子宫出血等病，多表现肾阴虚证候。

（2）虚实夹杂证

主要是阳虚水泛。水液的代谢与肾有密切关系。由于肾阳虚不能蒸化水液，水液排泄失常而停留，形成本虚标实证。水湿停留于肌表，则周身浮肿；水性向下，故下肢为甚；水气凌心，故心悸气短；水湿犯肺，肃降失常，故喘咳，舌淡，苔白，脉沉。治当温肾利水，方可选用济生肾气丸（汤）加减。西医学中，慢性肾炎、营养性水肿、糖尿病浮肿等病可见有阳虚水泛的证候。

6. 五脏兼证

前面分别谈了五脏的辨证，为临床辨证打下了基础。临床上可以单独出现某一脏的病证，同时，五脏兼证也不少见。现就几个方面加以分析。

（1）五脏功能方面

人身的水液代谢主要是靠肺气的宣化、肃降，脾气的升降、转输，肾气的温化、蒸腾共同完成的。如果肺气之宣化、脾气之运化、肾气温化功能失常，或其中一脏或两脏的功能失常，都会导致三焦决渎功能的失职，影响膀胱的气化，造成水湿停留过多而发生水肿。水湿聚集在局部则为痰饮，因此水肿、痰饮病常有三脏中的两脏兼证者。

①肺脾两虚：既见有肺气虚的症状，又有脾气虚的症状，如久咳、痰

多稀薄、食少、腹胀、便溏、气短乏力、浮肿、苔白、舌淡。治当补脾益肺，方可选用六君子汤加减。根据近来报道，肺结核用抗痨药物日久不愈者，应考虑是否肺脾两虚。肺结核空洞久不愈合，宜用补脾益肺药物，结合抗痨药物，往往可提高疗效。

②脾肾阳虚：脾阳根于肾阳，脾阳虚也可以影响到肾阳，肾阳虚也时影响到脾阳。因此脾肾阳虚是脾阳不振的进一步发展，除有脾阳虚的气弱懒言、四肢乏力、肢冷、便溏等症外，又有肾阳虚的精神疲乏、腰冷畏寒等症。脾虚则生痰，肾不纳气则气喘，共同症状为周身浮肿或腹水，苔白润，脉细弱。治当温补脾肾，方可选用真武汤加减。西医学中，肺源性心脏病、心脏性水肿、肾病综合征等见有脾肾阳虚的，可按此辨证施治。

（2）脏腑间的生克关系方面

①心脾两虚：心属火，脾属土，火生土。脾为血液化生提供了物质基础，心是化生和运行血液的动力。两脏可以互相影响。本证既可见心悸、失眠、健忘等心气虚的证候，又有食欲减退、腹胀、大便稀薄、倦怠无力、浮肿等脾虚证候。在妇女则月经不调，色淡量多，面色萎黄等，苔白润，脉细弱。治当温补心脾，方可选用归脾汤加减。

②肺肾阴虚：肺属金，肾属水，金水相生，关系密切。一脏之虚，可影响到另一脏，出现两脏的病证。如既有咳嗽气逆、动则气喘、反复咯血、失音等肺阴虚的见证，又有潮热、盗汗、遗精、腰膝酸软等肾阴虚的证候。治当滋肾补肺，方可选用百合固金汤加减。

③肝脾不和：肝属木，脾属土，肝木克脾土。若肝失疏泄条达，影响脾的运化功能，而致肝脾不和。这是脾胃病的主要成因，脾胃病也可影响到肝。根据临床实践，诊脉对于诊断肝脾（胃）不和病有特别重要的意义。若左手脉大于右手脉，是肝旺累及脾，治当疏肝为主，健脾胃为辅，方用柴胡疏肝散合四君子汤加减。若右手脉大于左手脉，是脾胃虚弱肝乘之，治当以健脾为主，疏肝为辅，方可选用六君子汤合柴胡疏肝汤加减。西医学中，某些慢性肝炎、消化性溃疡、慢性胃炎、胃神经官能症等，可表现为肝脾不和的证候，可按肝脾不和辨证施治。

④肝肾阴虚：肝为木，肾为水。水涵木，肝阴根于肾阴。肝阴虚进一步发展可影响到肾阴，肾阴虚也可影响到肝阴。补肾阴即是补肝阴。肝肾阴亏也常兼见，其症为眩晕、头痛绵绵，耳鸣、耳聋，视蒙夜盲，失眠

多梦，或手足麻木、震颤，腰酸腿软，五心烦热，口燥咽干，或遗精，盗汗，舌红少津，脉细数或弦细。治当滋肾养肝，方可选用杞菊地黄丸加减。西医学中，高血压、慢性肝炎或迁延性肝炎、中心性视网膜炎等，如有上述症状，可按肝肾阴亏辨证施治。

（3）脏腑制约关系方面

心肾不交：心主火，肾主水。在正常情况下，心之阳要下蛰于肾，温养肾阳。肾阴上升至心，涵养心阴。心火和肾水之间升降协调，互相制约，相辅相成，称为"水火相济"或"心肾相交"。若心肾关系失调，则称为"水火不济"或"心肾不交"，出现肾阴不足，心火妄动的证候，如心悸、心烦、头晕、失眠、健忘、耳鸣耳聋、腰膝酸软、舌嫩红、脉细或细数。治当交通心肾。方可选用黄连阿胶汤加减。西医学中，神经官能症若见上述症状者，可按心肾不交辨证施治。

总之，八纲辨证是辨证的基础，五脏辨证是辨证的核心。能充分理解和运用八纲辨证和五脏辨证，可为辨证施治打下良好基础。当然辨证是在四诊的基础上进行的。临证时，首先要通过中医的望、闻、问、切，参考西医学的检查诊断，将取得的材料运用八纲辨证和脏腑辨证进行分析归纳，去粗取精，去伪存真，作出正确判断，理法方药，井然有序。除以上两项辨证外，还要掌握病因辨证、六经辨证、卫气营血及三焦辨证等，把握疾病发生和发展规律，互相结合，相得益彰。做到处常应变，辨证施治，运用自如，提高疗效。

按：本文原载《山东中医学院学报》1977年第1卷第1期、第2期。本文重点讨论了八纲辨证和五脏辨证。文中指出：①辨证就是辨别证候，审明病因、部位，从而抓住基本矛盾，为施治提供依据。②辨证应充分考虑季节气候和地域环境的影响，还要考虑病变发生的部位的差异。③要注意辨证与辨病相结合，不同的病可以出现相同的证，相同的病也往往会出现不同的证。这就是从证中求病，从病中认证。④八纲辨证是辨证的基础，表里说明病变的部位，寒热说明病变的性质，虚实反映邪正消长，阴阳是以上六纲的概括。⑤若里证急当先治里，表证急当先治表，这就是张仲景所说的"急当救表，急当救里"的意思，对"急则治标，缓则治本"原则作了新的解释。⑥六气之所以入里化火，与脏腑的性质有关。⑦心阳是对心阴而言的，心气是对心血而言的，气虚包括阴阳俱虚，心气虚是心阴、心阳皆不足而出现的功能不足的病变。心阳虚有寒象，心气虚没有寒象。血属阴，但血虚不等于阴虚。阴虚相对地说阳亢，有热象。心血虚多因血的供养不足，无热象。⑧肝阴虚是与肝阳相对而言的，可出现热象。补肝血的药物可以养肝阴，而养肝阴的药物不一定都补肝血。气属阳，但肝气不等于肝阳。肝气为肝疏泄太过，无热象。肝阳是对肝阴而言，证分虚实，有热象。⑨中气不足，脾气下陷而致发热的称为"内伤发热"。相火与元气是相对立的，元气充沛则相火戢敛而发挥正常的生理作用，元气不足则相火妄动而发生病变。⑩外感病及肺，主要影响肺气宣发功能，治疗以宣肺为主；内伤病及肺而形成的喘咳，主要是影响肺气肃降功能，治以降气为主。

〔张珍玉（史兰华整理）〕

第五节　治则治法

一、中医基础理论自学重点提要——防治原则中的问题

防治原则是预防和治疗疾病时必须遵循的原则。早在《内经》中就已强调了"治未病"。治未病包括防止疾病的发生和发展两个方面，前者是未病先防，后者是已病防其传变。它是医学上的最高原则，因此预防为主是我国卫生工作的四大方针之一。

治则，即治疗疾病的法则。它是指导临床立法、处方、用药的依据，是在整体观念指导下和辨证论治的理论基础上制定的，它和具体治疗方法不同，治则是指导具体治法的总则。如外邪侵入肌表，当用解表祛邪的原则，但具体治法要分析是风寒还是风热，属风寒者，当用辛温解表；属风热者，当用辛凉解表。这种辛温解表和辛凉解表就是具体治法。由于疾病的发生和发展是极其复杂的，这些复杂的变化与疾病的轻重缓急、时间季节、地域环境以及体质、宿疾等因素都有一定的关系。因此在确定治则时，除分析致病原因外，还要因人、因时、因地制宜，才能更好地指导具体治法，从而获得满意的疗效。

（一）治病必求于本的意义

"治病必求于本"出自《内经》，是中医诊治疾病的根本原则，为历代医家所重视。但对"本"的基本含义，历代医家各有不同的解释：有以阴阳为本者，如吴崑说："天地万物，变化生杀，而神明者，皆本于阴阳，则阴阳为病之本可知，故治病必求其本。或本于阴，或本于阳，必求其故而施治也。"有以病因为本者，如周慎斋说："种种变幻，实似虚，虚似实，外似内，内似外，难以枚举，皆宜细心求其本也。本必有因，或因寒气，或因食气，或因虚实，或兼时令之旺衰。"又说："物必先腐，而后虫生也，病之起也，有所以起因，治之必有其本。"有以脾肾为本者，如李中梓说："经曰治病必求于本，本之为言，根也，源也……故善为医者，必责根本。而本有先天后天之辨，先天之本在肾……后天之本在脾……"有以表里寒热虚实为本者，如张介宾说："万病之本，只此表里寒热虚实六者而已。"此外，还有以肾阴、肾阳为本者，有以元气为本者等。以上所论莫衷一是，甚难理解"本"的基本意义。我们必须明确"治病求本"的真正含义，才能运用于临床。

"治病"是为了解除疾病的痛苦，"求本"是探求致病的各种因素与疾病的关系。就发病学观点来说，疾病的形成，除六淫之外感和七情内伤以及饮食劳倦等因素外，主要以人体正气强弱为依据。病因作用于人体，由于病因的性质及侵入部位的不同，以及体质禀赋差异等，因而其病机也不完全相同，其表现症状也就各异。因此临床上的辨证就是求本，论治就是治本。求本是诊治的目的，治本是诊治的原则。中医学的证包括了病因、病位、病机和病证四个方面，如头痛一症，从病因说就有外感和内伤之别；从病位来说，就有偏正的不同；就病机而论，就包括了邪正消长、阴阳失调、升降出入失常等；就症状来说，就有时痛时止、久痛不休等情况。所以说，诊病必辨其证，论治必以证为本。

那么治病求本之"本"与标本之"本"是否一致呢？治病求本的"本"，已如前述；标本之"本"，系对标而言，它是相对的机动性名词。以标本来说明与疾病有关又有相对性的内容，便于识别疾病的先后和轻重缓急，以进行恰当的治疗。由此可知，标本之本虽属治疗原则，但它存在于求本之本中，所以说治病求本之本，本于辨证；标本之本，本于论治。

因此，辨证论治是求本治本的真正含义。

（二）同病异治与异病同治的意义

同病异治、异病同治是治病必求于本的具体体现，也是辨证论治必须遵循的原则。中医学中的病，有以病因而命名者，有以部位而命名者，有以症状而命名者，但无论对病或对证，都要进行辨证，从证而议病，也就是从证中求病，从病中认证。从这个意义上才能理解所谓同病、异病的病。

所谓"同病异治"，指相同的病，因发病原因、时间和病人的体质等不同而表现出不同的证。即使同一疾病，在不同的阶段，由于邪正斗争有消长盛衰的变化，而反映出不同的证候，也要用不同的方法治疗。同病异治一般有四种类型：①同属一种疾患，由于阶段不同，所用治法也不同。如同一痉病，若邪在表而发痉，则用栝楼桂枝汤；若邪热内结于阳明腑而发痉，则用大承气汤。②病机和症状都相同，但由于个体的体质差异，即所谓"因人制宜"，在治疗上也有所不同。如胸痹证，由于病人的体质虚实不同而治有异：实者，可用枳实薤白桂枝汤；虚者，用人参汤。③病证相同，但由于病因不同，治法也就各异。如同属痉病，但由于病因有风、寒之别而治不同：因寒者治以葛根汤，因风者用栝楼桂枝汤。④疾病相同，病因相同，其表现症状不同，故在治疗上也不能一样对待。如同因风湿为病，有的则为身体烦痛不能转侧，可用桂枝附子汤；有的则为骨节烦痛不得屈伸，汗出，短气，恶风，身微肿，当用甘草附子汤。

所谓"异病同治"，即不同的病证，相同的病因病机，表现相同的证候可用相同的方法治疗。不同的病证，在发展过程中出现了同一性质的证候，也可用相同的方法治疗。异病同治一般也有四种类型：①疾病虽不同，但由于病因、症状相同，而用同一治法。如风湿和水气两种病变，其病因、病机相同，故都可用防己黄芪汤。这是由于风湿在表，表虚邪实；风水在表亦为表虚邪实，其共有症为汗出、恶风、身重等，故在治疗上都可用固表利湿兼和营卫之防己黄芪汤。②疾病不同，症状也不同，但病机相同，也可用同一治法，如便秘内实气滞证和痰饮内停证，两证在病机上都属内积结实，故均可用厚朴、大黄、枳实的厚朴大黄汤（厚朴三物汤）

行气荡积来治疗。③疾病和症状不同而病因相同，亦可用相同治疗方法。如肺痈咳嗽吐痰和痰饮喘息不得卧，这两种疾病与症状皆不相同。但都是由于邪实壅塞为患，因而两病都可用葶苈大枣泻肺汤来泻肺中之邪实。④疾病不同，其主症病机相同亦可同治。如虚劳肾阳不足与妇人妊娠转胞两病证，其主症都是小便不利，其病机都是肾阳衰弱，故都可用肾气丸温补肾阳以生气，气足则转胞自愈，气足则行水，小便自利。

　　按：本文原载《中医杂志》1986 年第 4 期。文中主要讨论了防治原则中的几个问题。①对"治病必求于本"的意义，提出"临床上的辨证就是求本，论治就是治本。求本是诊治的目的，治本是诊治的原则"的新观点，并认为治病求本之本与标本之本的含义是不同的：治病求本之本，本于辨证，标本之本，本于论治。②对同病异治和异病同治，提出了各有 4 种类型，并举例以明其临床应用。

（张珍玉）

二、温法的临床运用与体会

　　温法是一种以温热药治疗寒性病证的方法，发端于"寒者温之"之经旨。温为药性，而任何药物都具有性味两方面，寒证亦有内外虚实的不同。温法用于除表寒证归汗法外的一切寒证。因此应用温法，必须将药物的性味、寒证的部位及虚实综合考虑，方可切实。

（一）性味相合，定其主证

　　不同味的药物主治不同。辛善走窜，能疏理血气，祛除邪气；甘善滋补和中，可填虚缓急；酸性收涩，且能敛阴阳气血；苦能降能燥，善理气逆湿阻；咸能软坚散结，且能通下。另外，还有淡味能渗能利。因此，同样运用温热药，必须结合药物的五味，更重要的是分析药物性味的特点。寒邪外袭，导致经络阻滞，营卫被伤，出现恶寒、背痛、头颈强痛的表寒证，当治以辛温，以辛之散达表，以温祛寒，以散表邪。寒邪入里，凝滞气血，可出现腹痛泻下，日久可导致坚积，气滞血瘀等证，当以辛苦温合而治之。借苦降之功，合辛散之能，可使寒祛，气血通畅，阳气得复，坚积气结消散。如苦辛温之半夏，是消除里寒积滞或痰结常配用的药物，意即此。必须指出，辛苦相合并不局限于一味药，辛温与苦温结合应用，更能体现祛寒散结作用，是方剂配伍基本原则之一。如辛热之巴豆与苦寒之大黄配伍，其意就在于借巴豆之大辛大热以散寒邪，用大苦大寒之大黄防辛热之过盛并取其苦降之能以通滞，而使其下行。此外，同是辛温之品，有的只散寒而不助阳，有的既能助阳且能散寒。前者通过祛寒而护阳，后者则温阳而祛寒。如良姜、荜茇，能祛胃之寒滞，善治寒性胃痛，但没有助脾阳的作用，而脾肾阳虚，亡阳欲脱，脉微欲绝等证，则当以干姜、附子、肉桂之品，大温其阳，消解寒邪。

（二）辨别部位，选择用药

结合寒邪所在和脏腑组织的分布，可将寒证如下分类：①按表里分，有表寒证和里寒证；②按脏腑分，主要为心肺阳虚，脾阳虚和肾阳虚，阳虚寒自内生。

表寒证，治宜辛温解表。里寒证有虚实之别，实证多为寒邪直中，多在胃肠，当温中散寒。若阴寒内盛或阳气暴脱，当回阳救逆；若寒邪阻滞经络，肌肉关节疼痛，或胞宫受寒之月经不调，经行小腹冷痛，或宫寒不孕等证，当温经散寒。虚证多为寒自内生，在上焦者多为心阳虚，中焦者多为脾阳虚，下焦者肾阳虚。《医学心悟》说："纳凉饮冷，暴受寒侵者，宜当温之；体虚夹寒者，温而补之。寒客中焦，理中汤温之；寒客下焦，四逆汤温之。"

古人对药物的作用除重视性味外，对其五色也注意参考，五色也是用药的重要依据。如干姜色黄，善助脾阳以祛寒，但炒黑之后则兼入肾，而青色的吴茱萸则能入肝散寒，桂枝色赤入心通阳，薤白色白入肺能宣通胸中之阳，以散阴寒之结。可见，以温药之色识主症部位，也是用药的一种方法。

总之，温法能助阳散寒，温通血脉，温气通结，往往与其他治法相结合治疗各种虚实不同的夹寒证。如温散法治表寒，温下法治寒结，温补法治疗虚寒，温利法治疗阳虚小便不利之水肿，温涩法治疗虚寒滑脱，升阳法治疗阳虚头痛等，随辨证的需要而运用之。

按：本文原载《中医杂志》1989年第12期。作者在文中指出：①温法用于除表寒证外的一切寒证。应用温法，必须将药物的性味、寒证的部位及虚实综合考虑。②任何药物都具有性味两方面。同样运用温热药，必须结合药物的五味，更重要的是分析药物性味的特点。③同是辛温之品，有的只散寒而不助阳，有的既能助阳且能散寒。前者通过祛寒而护阳，后者则温阳而祛寒。

〔张珍玉（路玉滨整理）〕

三、补法的运用

《素问·五常政大论》曰："虚则补之。"凡人体脏腑阴阳气血不足，均当用补法。补法用药亦当据药物性味而定，《素问·阴阳应象大论》说："形不足者温之以气，精不足者补之以味。"

（一）虚的含义

《内经》指出形、精两方面的不足，所谓形不足即是全身之虚；精不足则指阴阳气血或脏腑局部或暂时之虚。形不足当用温性的药物，精不足主用药物之味。从《内经》的论述看，导致虚有三种情况：①由一时性因素（如过劳、情志过激）造成阴阳气血暂时之虚；②由于局部经脉阻滞血气欠通，造成气血的局部之虚；③由于久病或暴病"精气夺则虚"的全身之虚。形与精是密切相关的，形依精充，精以形存。由此可知，虚的实质为气血阴阳的不足。

（二）补法的运用

虚证的复杂性，决定了治疗的两种情况：一是严重虚损之证，要视阴阳气血为主的虚衰，以补为主；二是暂时、局部之虚，或以祛邪为主，或补泻兼用。药物的运用，以四气五味的规律为依据，如治阴虚的养阴药大多为甘苦咸寒，治阳虚的助阳药多为辛甘咸温。气虚宜用甘温，血虚而有热者宜甘凉，无热者甘平或甘温为宜。若元阳暴脱者，急救其阳，干姜、附子之类。久病阳虚当责之于肾，可选用补骨脂、菟丝子、鹿角胶之类，既能温阳又无伤阴之弊。五脏虚损离不开阴阳气血，但须视五脏之虚损实情而选用药物。五脏之间，关系密切，故其虚实互相影响。如肾阴不足可使肝阳偏亢，肝气横逆可使脾胃受损。

阴阳气血虚损互为影响。阴损及阳，阳损及阴，视其主症，进行阴阳双补。气血亦是如此，血虚切勿忘补气，气虚当以调血，大失血之血虚，常以独参汤、当归补血汤，补气以帅血。而久病造成血虚，则当补血为主，佐以补气之品，以利血药发挥作用，其意就在于此。这是中医学治疗血虚证的特点。

按：本文原载《中医杂志》1989年第8期。文中讨论了虚的含义与补法的运用原则，指出：①虚有形与精两方面的不足。②导致虚的病机有3种情况。③治疗虚证有2种情况：一是全身虚损，以补为主；二是暂时、局部之虚，或以祛邪为主，或补泻兼用。④阴阳气血虚损互为影响。阴损及阳，阳损及阴，视其主症，进行阴阳双补。

〔张珍玉（路玉滨整理）〕

四、通法俚言

通法为常用治疗方法之一，虽然清·程国彭《医学心悟》论"医门八法"中未曾论及，但本法为历代医家所重视。方与法有密切关系，方由法立，方有十剂，通剂为其一种。十剂原为药物功效的一种分类，见于北齐徐之才《药对》，据药物性能而分为宣、通、补、泻、轻、重、滑、涩、燥、湿十类。日人丹波元坚说："乃药之大体，而不是合和之义。"至宋《圣济经》始添一剂字，成无己《伤寒明理论》称为十剂，与七方配成体用关系，阐发了十剂应用的理论，他说："制方之体宣通补泻轻重滑涩燥湿十剂是也；制方之用大小缓急奇偶复七方是也。是以制方之体欲成七方之用者，必本于气味生成而制方成焉。其寒热温凉四气者，生乎天，酸苦辛咸甘淡六味者，成乎地，生成而阴阳造化之机存焉，是以一物之内气味兼有，一药之中理性具矣，主对治疗由是而出，斟酌其宜参合为用。"通法由通剂而体现，徐之才说："通可去滞。"刘完素也说："留而不行为滞，必通剂而行之。"故通剂的含义是疏通积滞为目的的方药，方药的配伍须据病情从而达到通法的要求。

辨证论治是理法方药的临床验证。只有在医学理论指导下，根据病情而定法，从而遣方用药。方又称方剂，它是根据配伍原则所组成，是治法的体现；法是治法，依辨证而定，故方据法成，法以证立。刘完素说：

"方有七，剂有十；故方不七，不足以尽方之变，剂不十，不足以尽剂之用。方不对病，非方也，剂不蠲疾，非剂也。"刘氏将七方与十剂结合应用，体现了方与法的关系，方是剂的目的，剂是方的要求，方与剂是为法服务的。

通可去滞，即用通利之药，去除邪壅气滞之证。就通而言，除治法外，有生理之通，病证之通；前者，为正常之通，后者则为异常之通。生理之通，系指人体气血津液畅行无阻，《灵枢·本脏》说："经脉者，所以行血气而营阴阳……"血在脉中有秩序地循行，须赖气的推动，《素问·平人气象论》说："人一呼脉再动，一吸脉亦再动，呼吸定息，脉五动……命曰平人。"脉的跳动标志血液的循脉流动，故有"气为血帅"之说，唐容川说："其气冲和则气为血之帅，血随之而运行，血为气之守，气得之而静谧；气结则血凝，气虚则血脱。"唐氏不但指出气与血在生理上的关系，同时还强调血病由于气。五脏对气血的生成和运行起着重要作用，其所藏之精气津液亦贵流通。六腑在饮食消化过程中，亦不得停留而不运，《素问·五脏别论》说："六腑者，传化物而不藏，故实而不能满也。""六腑以通为顺"之说，即指此而言。病证之通，由各种因素所致之气机紊乱、血不归经、阴阳失调等，从而出现呕吐、泻利、自汗、盗汗、多尿、遗精、崩漏、带下等，虽然病因不同，病位各异，病机不一，脏腑各别，但都属于病证之通。故"以通为补"之说，是不够全面的。治疗之通，是针对邪气留滞，气血瘀阻而设。应"伏其所主，先其所因"而通之。李时珍说："滞，留滞也。湿热之邪，留于气分而为痛痹，宜淡味之药，上助肺气下降，通其小便，而泻气中之滞，木通、猪苓之类是也；湿热之邪，留于血分，而痹痛肿注，二便不通者，宜苦寒之药下引，通其前后，而泻血中之滞，防己之类是也。经曰，味薄则通，故淡味之药，谓之通剂。"李氏对通法和通剂作了说明，虽不够全面，但还是有一定的参考价值。

通法的运用，是根据病情而定方药，由于病证的不同，因而有温通、寒通、宣通、润通、补通、泻通等的不同。程国彭说："论病之情，则以寒热虚实表里阴阳八字统之，而论治病之方（法），则为汗吐下和温清补消八法尽之。"程氏所谓八法尽之未免过于武断，虽未论及通法，但他认为八法的制定，是以八纲为基础，而八法的运用，同样以八纲辨证为依据，通法也不例外。通法在八纲辨证的基础上运用导滞、祛瘀、活血、理气、催吐、通利大小便等，都属通法范围。此外，在治疗上为了达到正常生理之通，补虚、泻实都具有通的含义。由此可知，通法是利用一定原则配伍的方药，从而达到正常生理之通。

诚然生理上六腑以通为顺，但在病理上有通之太过与通之不及之分。太过者，如泻利、多尿；不及者，如便结、癃闭等。若有积滞而表现通之太过者，如痢疾初起，热结旁流，瘀血崩漏等，当"通因通用"。张子和说："陈莝去而肠胃洁，癥瘕尽而营卫昌，不补之中有真补存焉。"张氏此言含有祛瘀生新之意，针对邪正关系而言。祛邪与扶正虽都有通的含义，在某种意义上说，祛邪是为了扶正，扶正也可祛邪，但祛邪和扶正毕竟不同，由于祛邪之品并非扶正之药，扶正之方也非祛邪之药，"邪气盛则实"当祛邪为务，"精气夺则虚"则补虚为先，补虚泻实截然两途，虽有虚实相兼，亦当遵"无实实，无虚虚"，勿"损不足而益有余"。此为医者切记。

通法是针对邪壅气滞，致使气血津液不得正常运行而设，若因气血津液不足而运行无力者，当补其虚促使其正常运行。因此说，通法虽运用于实证，故补虚亦含有通意。从这个意义上说，通法似有泻通与补通两大类。前者指方药具有通滞功效而言，后者则为扶正作用而论，两者殊途同归，故药物之升降浮沉，寒热温凉在通法中具可用之。方以法立，方与法建立在辨证求因，审因论治的基础上，谨守病机，各司其属，有者求之，无者求之，才能达到理法方药的一致。此外，通法与下法，有时混通，由于下有通意，通未必下，以此别耳。

按：本文原载《中医杂志》1990年第4期。文中论述了通法的应用和适应证。提出的新见解有：①通可去滞，除治法外，尚有生理之通，病证之通。生理之通，系指人体气血津液畅行无阻。②通法有泻通与补通两大类，前者指方药具有通滞功效而言，后者则为扶正作用而论。③通法与下法有别，下有通意，而通未必下。

（张珍玉）

五、下法的临床运用与体会

下法是临床上常用的治疗胃肠积滞、寒热便结或悬饮腹水等的一种方法。在临床上，最常见的是以下法治疗便秘。本文仅就此谈谈个人的看法，不当之处，请指正。

（一）便秘的基本病机是气结津亏

便秘是以大便干结、排出困难为特征的一种病证。虽然其病因有寒热、食积、阴亏、血虚等的不同，但就其基本病机来说，不外乎气结与津亏两方面。因此，大便正常与否，取决于大肠中的津液含量和大肠传导能力的强弱。一般来说，津液含量适中，传导功能正常，则大便正常；若实热搏结，阴虚火旺，或血虚生燥，则往往易使津亏而致便秘。

大肠的传导功能有赖于肺脾气的支持。肺主气，司呼吸；脾主运化，为气血生化之源，与全身气机通畅与否密切相关。尤其肺与大肠传导功能关系更为密切。若痰浊阻肺，实热犯肺或肺气亏虚日久，皆可使大肠气机不利，或气滞或气虚，传导失常而便秘。

正由于便秘的基本病机是气结津亏，所以《内经》才言："大肠主津所生病""肺与大肠相表里。"

（二）通下大便有直接间接之不同

一般认为，下法即当使用泻下之品，如大黄、芒硝、巴豆之类。而实际上，因便秘的病情有虚有实，因而通下大便亦有直接、间接之不同。凡外感六淫，入里化热，结于胃肠者，可根据其具体情况，选择使用通下药物，如《伤寒论》中之三承气汤。但由于这些药物往往可致"积结祛而肠胃竭"，过量可使肠道津液受伤，故运用时要中病即止，不可妄用无度。

内伤便秘，往往缘于气血阴阳的不足或气机异常，如肺脾气虚、肝气郁结等，在治疗上就必须求本而治，不一定非通便泻下为治，如老年性或习惯性便秘，其本为年高体衰，气血不足，或肺气不足，肠道津亏，若用大黄及利气之品，虽收一时之效，终难以达到通便正常之目的，且大黄过用久用不但伤津，同时对气机不利，致使脾肺益虚，贻害无穷。此种情况当以补益肺气为主，可用党参、黄芪等，佐以滋润之品。补益肺气兼生津而助大肠传导，临床用之效果显著，若佐以杏仁通肺气下达大肠，则效果更佳。

肝主疏泄气机，肝气郁结而致便秘者，临床颇为常见，尤其对围绝经期综合征之便秘病人，因其多有烦躁易怒，胁肋疼痛之症，采用疏肝理气或清泄肝火之法，常可事半功倍，并不需要直接使用通下药物。

必须指出的是，内伤便秘病人，因患病日久，正气已虚，除非万不得已，不可速泻，即便是便秘日久，标病甚急，不得不用泻下之品时，也要酌量使用，且要根据病情，配以苁蓉、生地、党参、当归等益气养血滋阴之药。可见治疗便秘，灵活圆机非常重要。若邪实内结而致者，自当以攻邪为主，取邪去正安之效。因正气不足或气机失调而致者，则当以扶正为主，可少佐以泻下之品。

按：本文原载《中医杂志》1990年第5期。文中对下法的适应证作了讨论，指出：①下法主要用于便秘的治疗，而便秘的病机主要是气结和津亏。②通下大便有直接间接之不同：外感邪实所致的便秘，可直接用通下药物；内伤正虚或气机失调所致者，必须求本而治。

（张珍玉）

六、治咳之要在宣降

咳嗽既是许多疾病的一个症状，又是一个病名。凡以咳嗽为主症者，概属咳嗽一病的范畴。治法虽多，但其关键在于善调肺之宣降，宣降二法是治诸咳之法门。把握这两法门，灵活运用治咳之常用方，无不方平药淡而每取良效，这是先生总结多年治咳经验得出的认识。

肺之基本功能，主宣发肃降，调理全身气机升降出入，人皆周知。但肺之宣发，宣中有降；其肃降，降中有宣，人多忽略。观"上焦开发，宣五谷味，熏肤、充身、泽毛，若雾露之溉"，则知宣而后有降。而"通调水道，下输膀胱，水精四布，五经并行"之论，则降中寓宣已明。宣降相因，则气机通畅。因此不论何情，一旦影响到肺之宣降，气机壅滞，外不能达，内不能降，则生咳嗽。故《经》谓："诸气膹郁，皆属于肺。"膹为气逆咳喘，郁为痞闷不通。气逆责之肺气不降，痞闷责之肺失宣发。失宣多由乎外邪所闭，不降则常因内伤、劳倦所为，故咳嗽分为外感与内伤两端。究其治法，亦不外两途：外感重在宣发，佐以肃降；内伤重在肃降，佐以宣散。宣与降的侧重，既注意药味的比例，又须留心宣降剂量的比例，还须依据肺失宣降的程度，酌配升降药对，掺入调理气机的动药，格成一方。看似平淡，然其方其药无不与病机丝丝相扣。或许，这也就是平中寓奇的缘由之一。

咳嗽之因分为两端，然外感中有风寒、风热、燥热之不同；内伤中有肝火、痰湿之异，宜详加分别，下面分述之。

（一）外感宣为先，肺宣咳自平

外感六淫，不管属寒、属热，妨碍了肺气的宣发，气不得宣发，冲逆激荡，即发为咳嗽。故治重在宣，一则以宣驱散外邪，一则借宣助肺之宣发，邪去肺气宣畅而咳嗽自愈。宣散药先生常用麻黄、苏叶、葱白、桑叶、薄荷、豆豉等味。助气机通畅，先生最喜用陈皮一味，先贤虽有去白留白之论，然调气化痰，其性平和，偏寒偏热伍入无不相宜。然外感六淫，其侵入途径不同，即使感受同一病邪，其临床证候亦不一致。邪从皮毛及口鼻而入者，多出现咳嗽为主，兼有寒热表证。若单纯从皮毛而入者，以表证为主而多不咳嗽。

1. 风寒犯肺

胸闷咳嗽，其声重浊，鼻塞流涕，初期或有寒热表证，苔白，脉浮紧。治以辛温宣肺，先生喜用杏苏散加减。该方颇具匠心，即着眼宣肺散寒，以解其外，又注意升降相因，以复肺宣降之常。因内无痰湿，去茯苓；恐碍气运，减大枣；重在于宣，半夏亦多不用。其中关键在于宣散之药味、药量一般应大于肃降之药味、药量。

案　张某，女，12 岁，1974 年 10 月来诊。感冒 3 天，始恶寒头痛，今咳嗽频作，鼻塞流涕，吐白泡沫样痰，苔薄白，脉浮紧。诊为风寒犯肺，用杏苏散加减：炒杏仁 6g、麻黄 3g、前胡 6g、桔梗 6g、枳壳 6g、陈皮 4g、甘草 3g、生姜 3 片。服两剂咳愈涕止。

2. 风热袭肺

胸闷，咳嗽连声，咽干时痛，痰不易咳出，苔微黄，脉浮紧。治以辛凉宣肺，取桑菊饮依法化裁，疗效可靠。无发热头痛，减菊花，加牛蒡子、前胡，以助宣散；佐以枳壳，使宣中有降，且与桔梗组成升降药对。如有发热头痛者，加菊花 6g、银花 12g、大青叶 9g。痰多黄稠者，加浙贝 9g，竹茹 9g 以增强清宣泄热之力。

案 李某，女，26 岁，1972 年 4 月就诊。感冒半个月，咳嗽，咽干时痛，痰不易咯，苔薄白，脉浮数。属风热犯肺，取桑菊饮加减：霜桑叶 9g、炒杏仁 9g、连翘 9g、桔梗 6g、薄荷 6g、芦根 12g、牛蒡子 6g、前胡 6g、枳壳 5g、甘草 3g。水煎服。3 剂后咳嗽大减，痰已咯出，量少色白，仍咽干。前方加生地 9g、丹皮 9g。继服 3 剂而愈。

3. 风燥咳嗽

干咳无痰，喉痒胸闷，苔白而燥，脉同风热。宗叶天士"辛甘凉理上燥"之法，选桑杏汤加减。如热势不甚，不用栀皮，津伤不甚，梨皮亦可不用。加薄荷助桑叶宣散燥邪。为使痰易于咯出，常加一味杭芍，借其酸甘敛阴之性，既养阴防宣散太过，又利痰使之易于咯出。

案 孟某，男，两岁半，1986 年 5 月来诊。感冒 3 天，发热咳嗽有痰，不易咯出，舌红苔黄而干，脉浮数。春暖早来，久旱未雨，感冒风邪，化燥伤津，成肺燥咳嗽。当宣肺润燥，桑杏汤加减：桑叶 6g、杏仁 3g、薄荷 3g、桔梗 4g、北沙参 4g、陈皮 3g、枳壳 3g、川贝 3g、杭芍 3g、甘草 3g。水煎服，3 剂而病愈。

4. 肺热咳嗽

多为感受寒邪，郁而化热所致。以发热、咳嗽胸痛、气粗或喘、痰黄稠、脉数为特点。取清热宣肺，止咳平喘之麻杏石甘汤，常应手取效。但须留心该方剂量比例与加减。如热甚而不恶寒，石膏用量至少大于麻黄量 4 倍以上，如热不甚，尚有轻微恶寒，石膏量为麻黄 3 倍左右为宜，并加银花、连翘轻清宣透之品，助麻石之透热。如气粗而喘，加浙贝 6~9g、桔梗 6g、枳壳 5g，以助肺之宣降。

案 1972 年 3 月，治一 6 岁男孩，感冒发热 5 天，微恶寒，咳嗽吐稠痰，气粗微喘，体温 39.2℃。属外邪入里化热之肺热咳嗽。取麻杏石甘汤加味，以清宣肺热：炒杏仁 6g、麻黄 6g、生石膏 20g、甘草 3g、银花 12g、连翘 9g、桔梗 6g、浙贝 6g、陈皮 4g。水煎服。两剂后热退至 38℃，咳减喘轻，脉仍数。上方去桔梗加桑白皮 6g。3 剂后诸症悉除，惟咽干纳呆，舌红，此为余热未清，胃阴受伤。仿叶氏养胃汤，代茶饮以善其后。

（二）内伤降为主，气降咳自愈

内伤咳嗽主要为脏腑功能失调，五志化火，及痰湿内生，阻于肺中，肺气不得清肃，上逆而为咳嗽。故肺气不得肃降为内伤咳嗽的总病机，治疗当以肃降肺气为基本大法。然内伤咳嗽的病理基础多为脏腑功能失调，故视病情调理脏腑又为不可忽视的治法，惟不管何法，总应注意肃降肺气为基本原则。

《经》曰："肺苦气上逆，急食苦以泄之。"降肺气，以苦味药为主，但应注意两点：一是苦味药有寒热温凉之别，肺为娇脏，不耐寒热，故大寒大热之药，如栀子、黄芩及南星、钟乳石之类，应当慎用；二是肺为阳中之阴脏，虽以宣降为用，但仍以阴津为本，故苦燥伤阴之药不可轻用，以防伤其肺阴。如需用者，宜酌加配伍，方可免诛伐无过之虞。

1. 火热咳嗽

应分虚实二类。实者多为五志化火，炼津成痰，肺不得肃降所致。症见咳嗽连作，咳吐黄痰，昼轻夜重，苔黄，脉数而有力。需清泻肺热，下气止咳。泻白散加味多取捷效。桑白皮，江笔花称其为"泻肺猛将"；地骨皮入肺、肝二经，既清肺中伏热，又泻肝郁之火，且善肃降，配合甘、粳，颇合火热咳嗽的病机。

案　1973 年先生治一马姓小学女教师，产后半个月曾因与其夫吵架，之后出现低热干咳，口干舌燥，动则喘促，时两胁作胀，舌红少苔，脉细数。此为产后伤血，忧怒火郁，犯肺而咳。治以滋阴清热，肃肺止咳，泻白散加味治之：桑白皮 6g、地骨皮 9g、甘草 6g、粳米 9g、沙参 12g、白芍 9g、炒杏仁 9g、桔梗 6g、陈皮 6g。水煎服。3 剂后干咳愈半，低热仍在。原方加柴胡 6g，又 3 剂，咳、胀皆愈，惟时有低热。换滋阴活血的四物汤、生化汤调之而愈。

属虚者，肺肾之阴素亏，虚火内积。症见烦热咳喘，少痰而呛咳，脉数而弱。治当滋阴清热止咳，阿胶补肺汤颇有效验。

2. 痰湿咳嗽

先生常于二陈汤中伍以升降的桔、枳，并视痰湿多少，配三子养亲汤之类。在健脾的基础上，突出一个降字，气降痰自消，肺肃咳自平。

案 1977 年 2 月，治一男性，48 岁。咳嗽吐痰 10 余年。今因天气变化，症状加重，咳嗽胸闷，吐白痰，偶有气喘痰鸣，纳呆便稀，苔腻，脉濡缓。诊为痰湿内阻，肺失肃降，二陈汤合三子养亲汤加减，前后进 12 剂诸症缓解。

总之，治咳之要，外感重宣，宣中有降，内伤重降，降中有宣，主次分明，乃是大法。再举麻杏石甘汤与泻白散为例，以说明之。两者同治肺热咳喘，属外感入里化热，当用前者，重在宣散；属五志化火，则用后方，重在肃降。若当宣反降，当降反宣，每致病重。但若内伤痰湿壅肺，因外感而诱发，则应既宣又降，取宣降并重的小青龙汤。

又 "五脏六腑皆令人咳"，治此则又应视咳所累及的脏腑而定。先生曾治一 50 余岁的老妇，咳则尿出，以补中益气汤而愈。

按：本文原载《山东中医学院学报》1987 年第 11 卷第 4 期，论述了宣降肺气以治疗咳嗽的经验和体会，指出：①咳嗽为肺病，宣降肺气二法是治诸咳之法门：外感宣为先，肺宣咳自平；内伤降为主，气降咳自愈；若内伤兼外感，则应宣降并用。②五脏六腑皆令人咳，治此则又应视咳病所累及的脏腑而定。

〔张珍玉（乔明琦整理）〕

第六节 《内经》研究

一、读《内经》札记（一）

先生曾经在收拾书箧时，翻出过去学习《内经》的笔记，经过一番整理，定名为"读《内经》札记"，写出来以供读者参考。不当之处，请予指正。

（一）关于《内经》的书名问题

《内经》这一书名，在现有的史书中，最早见于西汉末年刘歆所撰的《七略》。本书虽已亡佚，但《汉书·艺文志·方技略》记有："《黄帝内经》

十八卷,《外经》三十七卷。"那么《黄帝内经》这一名称在刘歆以前有没有呢？《史记·扁鹊传》有这样的记载："长桑君……乃悉取其禁方书尽与扁鹊。"由此可知，扁鹊时代（据陆德明《经典释文》卷8《周礼·医师》扁鹊条引《汉书音义》说："扁鹊，魏桓侯时人。"此时为公元前5世纪上半期）只有禁方书而无《黄帝内经》这一名称。一部书为什么要托黄帝之名呢？这是由于当时有崇古思想，为了取信于人，就托出传说中的上古圣贤黄帝的名字来，正如《淮南子·修务训》所说："世俗人多尊古而贱今，故为道者必托之于神农、黄帝而后能入说。"《史记·仓公传》中记载了仓公的老师公乘阳庆所给他的书，虽有《黄帝扁鹊之脉书》，但也无《黄帝内经》这种书。

《内经》与《外经》是对称之名称。战国时代以及秦汉时代的诸子百家的著作，一般都有内、外对称的书，如《庄子》一书就有内篇和外篇，《抱朴子》一书也有内篇和外篇。所谓"经"，具有"常""法""径"的意义，古人常把重要的典籍称作"经"。可见《黄帝内经》这一书名，最早也是在西汉末年，这并不是说《黄帝内经》这一部巨著成书于西汉。许多学者认为《内经》这一书在战国时代已经形成了，只不过在开始时只是一些零散的篇章，后来才被医家编纂起来。成书之后还有人增补修订，到了公元3世纪皇甫士安在其《针灸甲乙经》自序中不但提出了《黄帝内经》这一书名，同时也将《内经》的两个组成部分明确地提出来，他说："按《七略》《艺文志》,《黄帝内经》十八卷。今有《针经》九卷,《素问》九卷，二九十八卷即《内经》也。"嗣后《隋书·经籍志》虽未载有《黄帝内经》这一书名，但有《素问》九卷和《针经》九卷，也就是《汉书·艺文志》所载的《黄帝内经》十八卷。

（二）关于《素问》和《灵枢》的名称问题

《素问》虽然是《内经》的组成部分，但它这一名称最早见于张仲景《伤寒杂病论》序文中："乃勤求古训，博采众方，撰用《素问》《九卷》《八十一难》《阴阳大论》《胎胪药录》并《平脉辨证》为《伤寒杂病论》十六卷。"这里首先提到了《素问》和《九卷》这两部分。《素问》这一书名，目前还沿用着，至于《九卷》是张仲景和王叔和所称之名（王叔和《脉经》卷7"病不可刺证第十二"下面小注说"出《九卷》"）到了晋代皇甫士安则称《针经》，就是《素问》的原文中也称《针经》。如《素问·八正神明论》："法往古者，先知《针经》也。"《灵枢·九针十二原》篇："先立《针经》。"到了唐代王冰整理并次注《素问》时所引《九卷》之文，有时称《针经》，有时称《灵枢》。如《素问·三部九候论》中"血病身有痛者，治其经络"句下所引注文则称《灵枢》，而在《调经论》"神气乃平"句下所引同样的一段文字则称《针经》。由此可知，《针经》是《九卷》的更名，而《针经》与《灵枢》则是一书二名，不过《灵枢》之名是王冰时代才出现的。

另外，还有一个问题，就是从古代医家所引《灵枢》之文为今本《灵枢》所没有或不是同篇，如《难经集注·五十七难》虞庶所引称《灵枢·病总》，而《素问·三部九候论》"中部人，手少阴也"的一句下王冰注引《灵枢·持针从舍论》。虞氏所引之《灵枢·病总》之文见于《素问·生气通天论》仅无"凡五泄者"一句，而王冰所说《灵枢·持针从舍论》的文字，却见于今本《灵枢·邪客》篇中。由此可见，当时之《灵枢》与今本之《灵枢》可能是两种版本，据考证它的内容基本相同，只不过编次不同，里面的文字间有详略，正与宋代王应在其《玉海·艺文黄帝灵枢经》条引《中兴馆阁书目》说："《黄帝灵枢经》九卷，黄帝、岐伯、雷公、少俞、伯高问答之语，隋杨上善序，凡八十一篇。《针经》九卷大抵相同，亦八十一篇。《针经》以'九针十二原'为首，《灵枢》以'精气'为首，又间有详略。王冰以《针经》为《灵枢》，故席延赏云：《灵枢》之名，时最后出。"从这一段文字的记述看，王冰以"针经名为灵枢"，可能即今本以"九针十二原"为首的《灵枢》，而以"精气"为首的《灵枢》则是另一种版本，但今已不见，就是宋高保衡、林亿等所校正之《灵枢》也已失传。我们今天所见到的《灵枢》一般认为是宋哲宗元祐八年（1093年）高丽所献的《针经》，经过南宋史崧由九卷本改编为二十四卷本，并改名为《灵枢》。

《素问》原为9卷，后经王冰编次改为24卷。王冰编注时已缺第9卷，自称将家中"旧藏之卷"纂入，以补7卷之缺。王冰补入7卷的这一部分，"新校正"认为乃《阴阳大论》之文。但日人丹波元胤则不同意"新校正"的看法。现在《素问》中还有《刺法论》和《本病论》两篇遗篇。这两篇在王冰次注《素问》时只有篇名，而无内容。到了北宋高保衡、林亿校正时，发现世上有《素问亡篇》，自称是《刺法论》和《本病论》的遗文，且有王冰的注释。"新校正"对此两篇认为"辞理鄙陋，无足取者"。目前所见到的《素问》，最早的即王冰次注的《重广补注黄帝内经素问》，本书后附加两遗篇为81篇。

（三）上古天真论篇第一

本篇主要讨论上古之人养生的目的是为了保养先天真元之气，从而达到延年益寿。所以本篇特别重视真气与肾气对养生的重要意义。因此有必要将真气和肾气作一探讨。

1. 真气

真气即人身元真之气，它禀受于先天的肾气，而充养于后天之水谷精气及自然界之清气所形成，为生命的动力，同正气。真气充盛，则邪不能侵，故本文说："恬惔虚无，真气从之，精神内守，病安从来。"《老子》说："恬惔为上，胜而不美。"旧时亦称不热衷于名利为恬惔；虚无，即无所爱恶。《吕氏春秋·知度》说："去爱恶之心，用虚无为本。"高琇注："虚无，无所爱恶也。无所爱恶则公正，治之本也。"换句话说，恬惔虚无，即清心寡欲。具有这种心情，才能达到本文所说的那样："美其食，任其服，乐其俗，高下不相慕，其民故曰朴。"这虽然是道家思想，就养生来说有一定的意义。这样真气才能"从之"，所谓"从之"，就是指真气在体内畅通无阻，从而发挥其正常功能，精与神安守于体内，疾病就不会侵袭，生命即可延长。

真气这一词，在《内经》中有多见：一见于本篇；二见于《素问·离合真邪论》："真气者，经气也。"三见于《素问·疟论》："真气得安，邪气乃亡。"四见于《灵枢·刺节真邪》："真气者，所受于天，与谷气并而充身者也。"五见于《灵枢·根结》："真气稽留，邪气居之。"六见于《素问·评热病论》："真气上逆，故口苦咽干。"此六见之真气，说明了它的生成、作用及真气失常所致之病。《离合真邪论》说真气即经气，经气也就是经脉之气。由于经脉内连脏腑，外络肢节，一身上下内外无不有经脉的通行，经气来源于脏腑之精气，与气血并行于经脉之中，以维持生命活动，并有抗御邪气的能力。因此说真气即经气，也就是正气（这里的正气非指《刺节真邪》所说的"正气者，正风也"的正气）。若营卫气血衰弱，正气（真气）也就不足，邪气就会发病，所以《刺节真邪》说："营卫稍衰，则真气去，邪气独留，发为偏枯。"若正气强，"邪气不能胜真气"则病可自愈。明确真气即正气，对防病治病有重要的意义。

2. 肾气

肾气这一名词，在《内经》中有 23 处提到。什么是肾气呢？首先要明确"气"在《内经》中的意义，《素问·气交变大论》说："善言气者，必彰于物。"这是说，"气"虽看不到摸不着，但可附着于物体之上来体现它的作用。肾气，就是由物质的肾所产生的活动，它这种活动包括阴气和阳气两方面。一般地讲，阴代表物质，阳代表功能，为什么阴和阳都加一"气"字呢？这里的气是意味着阴阳本身各自具有的活力。而肾气则是肾的阴活力与阳活力的总称。也可以说，肾阴即肾气之阴，肾阳则是肾气之阳，肾阴又称元阴、真阴、真水，为一身阴气之根本；肾阳又称元阳、真阳、真火，为一身阳气的源泉，两者相互依存，相互制约，相互转化，共同维持着肾在生理上的动态平衡。张景岳认为肾气包括元阴、元阳，他说："阴阳原同一气，火为水之主，水为火之源，水火原不相离也……此水火在人身即元阴、元阳，所谓先天之气也。"这里所说的"先天之气"即肾气。本篇所提示的肾气盛、肾气实就是指肾的阴阳发育达到了一定程度，其表现在男子则"精气溢泻"，女子则"月事以时下"。男女到了一定年龄，肾气就衰退了，表现在女子则"任脉虚，太冲脉衰少，天癸竭，地道不通，故形坏而无子也。"男子则"肾气衰，发堕齿槁"。由于肾气衰，"今五脏皆衰，筋骨懈堕，天癸尽矣。故发鬓白，身体重，行步不正，而无子耳。"

临床上肾气衰的原因较多，归纳起来有三方面：①先天禀赋不足；②久病耗伤肾阴、肾阳；③房劳所伤。由于阴阳双方是互根的，肾阴衰退到一定程度可累及肾阳；肾阳衰退到一定程度也可伤及肾阴。因此，所谓肾气虚，就是指肾的阴阳双方都有衰退。当它处于低水平的平衡状态时，临床表现除有肾虚证外，既无寒象，亦无热象。若阴阳双方虚衰的程度不是等量而有所偏重时，偏于阳虚则可出现寒象，偏于阴虚便可出现热象，此时称为肾阳虚或肾阴虚。但是不管是偏于阳虚还是偏于阴虚，都具有肾气虚的病理基础。肾气虚的症状多见腰膝酸软，疲乏无力，头目昏眩，记忆力减退，生殖功能衰减等，甚则毛发稀疏，牙齿松动。金匮肾气丸既有滋阴之功又有扶阳之效，是肾气虚弱的对症方剂。它不称肾阴丸亦不曰肾阳丸，其意义就在于此。古人所谓肾无实证，也即是这个意义。

真气和肾气都是以精气为基础。精为人身之根本，故本篇重视精气的保养，也就是保养真气与肾气。此外，本篇"醉以入房"一句，注家多以酒醉解之，先生认为除酒醉之意外，尚有陶醉、沉醉之意。

（四）四气调神大论篇第二

本篇指出四时气候的变化规律，即春温、夏热、秋凉、冬寒，而人们只有顺应这种规律来养生，才能保证精神饱满，身体健康。

"四气"即四时的正常气候，"调神"即顺应四时气候变化来调养神气。四时的气候变化规律，促进了生物的生长发育及衰亡。自然界虽然赋予人类生存的条件，但是人类要更好地生存下去就必须适应自然和改造自然。本篇提出了春当养生气，夏当养长气，秋当养收气，冬当养藏气。生长收藏是一年四时生物发展变化的规律。这种规律是由于阴阳的消长转化形成的，本篇概括为"春夏养阳，秋冬养阴"。所谓养阳，即养生、养长，养阴即养收、养藏，这就是调神的基本要求，这样才能防止疾病的发生。就治疗疾病来说，在遣方用药时，春夏季要注意生与长的规律，秋冬季要注意收与藏的规律。也就是说，春夏季少用收敛沉降药物，秋冬季少用升散发泄的药物。但也要考虑到有是病用是药，即所谓"有故无殒，亦无殒也"，这样才能"无伐天和""无致邪，无伤正"。

"春夏养阳，秋冬养阴"是为了调神，那么什么是神呢？《内经》中对神的概念有多种含义，归纳起来主要有三方面：①指自然界物质运动变化的功能和规律。如《素问·天元纪大论》说："物生谓之化，物极谓之变，阴阳不测谓之神。"这说明自然界物质运动变化的功能在于阴阳二气所起的作用，这种作用用肉眼是看不到的，正如《荀子·天论》说："万物各得其和以生，各得养以成，不见其事而见其功，夫是之谓神。"自然界的变化是有一定规律的，春生、夏长、秋收、冬藏就是这个规律的体现。②指人体生理功能和生命活动。如《六节脏象论》说："天食人以五气，地食人以五味。五气入鼻，藏于心肺，上使五色修明，音声能彰。五味入口，藏于肠胃，味有所藏，以养五色，气和而生，津液相成，神乃自生。"这就是说人的生命活动依靠自然界的空气和饮食物的营养，从而产生了神，这个神就代表了生理功能和生命活动。③指人的精神意识。如《素问·灵兰秘典论》说："心者，君主之官也，神明出焉。"这里的"神明"，是指精神意识及思维活动，具有统帅全身生理功能的特殊能力，它像一国君主一样，主宰全身。《内经》的神是在与巫祝鬼神的斗争中产生的，因此它与鬼神的神不能同日而语。《内经》认为世界处于永恒运动之中，把阴阳这种作用称之为神。就人身来说，神依赖于人的肉体，是肉体的产物。因此说，自然界凡是有物有气的地方，就有阴阳，有生化，也就有神，人也不例外。

神的旺盛是建立在形体强健的基础上，神只能依体而生，决不能离体而存。因此说，养形即调神，调神是为了养形，两者相辅相成，相互为用。神寓于形体之中，是生命活动的总体现。它的生成来源于"两精相搏"之新的生命开始。神、精、气有密切关系。精是生命形成和生命活动的基础物质，它来源于先天而充养于后天。神是正常生命活动的必然表现，因而神的物质基础离不开精，故有"精神"之称。气是生命活动的原动力，它有气化、固摄、动力、保卫、温煦等多种功能，以支持和推动生命活动，从而出现了神，因而有"神气"之名。正由于神、精、气有密切关系，所以《内经》中的神有时与精并称为"精神"，如"阴平阳秘，精神乃治"（《生气通天论》），"精神内守，病安从来"（《上古天真论》）；与气并称则曰"神气"，如"神气舍心，魂魄毕具，乃成为人"；若代表思维意识则称"神明"，如"理色脉而通神明"（《移精变气论》），"神明之府也"（《阴阳应象大论》），"神明出焉"（《灵兰秘典论》）；表示生命功能则称"神机"，如"根于中者，命曰神机"（《五常政大论》）。以上这些分析神的称谓，都是有一定意义的。

总之，神是机体生命活动的必然表现。机体充满着气，气生于精，精气的互化产生了神。所以说，机体损伤必然影响气的正常活动，气机障碍，也会损伤机体，神也就会失于常态。所以古人强调精、气、神为人身之"三宝"是有一定意义的。本篇所提之四气调神的方法，虽然不够理想，但它是在"不治已病，治未病"的思想指导下产生的。"故四时阴阳者，万物之终始也，死生之本也，逆之则灾害生，从之则苛疾不起。"四时气候的变化确实对人体有一定的影响，因此，我们必须在饮食起居方面加以调节和锻炼，才能更好地适应和改造自然，从而达到身体健康，延年益寿的目的。

按：本文原载《山东中医学院学报》1983年第7卷第4期。文中除讨论了《内经》书名、《素问》《灵枢》的名称等问题外，重点讨论了《素问》前两篇中的几个重要问题。提出的新见解主要有：①真气即人身元真之气，它禀受于先天的肾气，而充养于后天之水谷精气及自然界之清气所形成，为生命的动力，同正气。②肾气，就是由物质的肾所产生的活动，它这种活动包括阴气和阳气两方面，肾气则是肾的阴活力与阳活力的总称。肾阴即肾气之阴，肾阳则是肾气之阳，肾阴又称元阴、真阴、真水，为一身阴气之根本；肾阳又称元阳、真阳、真火，为一身阳气的源泉。肾阳虚或肾阴虚，都具有肾气虚的病理基础。③真气和肾气都是以精气为基础。④春当养生气，夏当养长气，秋当养收气，冬当养藏气，即"春夏养阳，秋冬养阴"。在遣方用药时，春夏季少用收敛沉降药物，秋冬季少用升散发泄的药物。⑤《内经》中神有多种含义：一指自然界物质运动变化的功能和规律；二指人体生理机能和生命活动；三指人的精神意识。⑥神、精、气有密切关系：精是生命形成和生命活动的基础物质，它来源于先天而充养于后天；神是正常生命活动的必然表现，因而神的物质基础离不开精，故有"精神"之称；气是生命活动的原动力，它有气化、固摄、动力、保卫、温煦等多种功能，以支持和推动生命活动，从而出现了神，因而有"神气"之名。

（张珍玉）

二、读《内经》札记（二）

（一）生气通天论篇第三

本篇主要论述了人的生气与自然界相通。这里所说的生气主要指阳气。因而指出阳气无论在自然界和人体都是重要的。故云："阳气者，若天与日，失其所则折寿而不彰。"所谓"失其所"即不能发挥正常作用。在自然界若日月无光则不成世界，在人体若阳气不能运行于周身，轻则病生，重则短折其寿而不彰著于人世矣。

关于阳气在人体的作用，本文指出："阳气者，精则养神，柔则养筋。"说明阳气必须在清精和柔的情况下，才能养神养筋。精怎样理解呢?《白虎通义·情性》说:"精者，静也，太阳施化之气也。"这就是由于阴气的施化，在正常宁静和柔的情况下，才能有养神的功能。故阳衰则神萎，神足则阳旺。本文虽然强调了阳气的重要性，但从未忽视阴气的重要，如本文所说:"阴者藏精而起亟也，阳者卫外而为固也。"这就是阴阳的相互为用。阳所以能卫外而实表，主要靠阴精的支持，而阴精所以能滋养身体，是靠阳气卫外而固的作用维持的。因此阴阳是不能分离的，同时也应当是平衡协调的。阴阳的平衡协调标志着身体的健康。平衡协调的破坏则意味着疾病的发生。总之疾病的形成，就病机而论，都是阴阳的平衡失调所导致的。正如本文所云:"凡阴阳之要，阳密乃固。两者不和，若春无秋，若冬无夏。因而和之，是为圣度。故阳强不能密，阴气乃绝;阴平阳秘，精神乃治;阴阳离决，精气乃绝。"从这一论述可以看出，阴阳双方，是以阳的一方为主，阴的一方为从。正由于阳气的主导作用，才保证了人体正常旺盛的生理功能。

明·张介宾在《大宝论》一文中指出了阳气的重要性。他从自然界种种现象并联系到人体，认识到"难得者阳，易失者亦阳也"。他认为在疾病过程中，阳亡者其死速，阴竭者其死缓，因此得出了"阳来则生，阳去则死"的结论。他以"阳非有余"的论点，纠正朱丹溪"阳常有余"的偏见。张景岳虽然重视阳气的保养，但并不否定阴精的重要。"阴以阳为主，阳以阴为根。"他所创制的左、右归二方，深得阴阳互根之理，故为临床广泛应用。

(二) 金匮真言论篇第四

本篇论述了藏象学说的部分内容，以四时五行为中心，以援物比类的方法，解释四时和昼夜自然气候的变化，并结合五脏、五色、五味、五音等，阐述阴阳在医学上的应用，阐明人体内外整体统一性。

本篇提出了"精"在人体的作用和藏精的重要性。文中说:"夫精者，身之本也。"只有善于保养真气，生机才能旺盛，身体才能健康。但对"精"的理解，不少医家单从生殖方面去解释，这是不全面的。清·吴塘说的好:"'不藏精'三字须活看，不专主房劳说，一切人事能动摇其精者皆是。"他这一理解是正确的。本文所论的精即真气和肾气;真气也就是正气，正气健旺，则邪不能侵，故本文说:"藏于精者，春不病温。"本文指出的四时多发病："春善病鼽衄，仲夏善病胸胁，长夏善病洞泄寒中，秋善病风疟，冬善病痹厥。"从这一段经文可以体会到，人体要想健康无病，就要注意保养精气，注意适应自然，避免各种"贼风"的侵袭。即使在正常气候环境下，若不知养"精"，也可发生疾病。另外，就是在正气充足的情况下，若因某种因素导致局部和暂时之正气不足，也会发生疾病，这就是"邪之所凑，其气必虚"。因此说，正气不足有全身、局部以及暂时等不同情况。

古人认为，自然界物质运动变化的根源在于阴阳。用阴阳划分事物的属性有其相对性和灵活性。本篇着重说明了这一问题。所以本篇说："故曰阴中有阴，阳中有阳。平旦至日中，天之阳，阳中之阳也；日中至黄昏，天之阳，阳中之阴也。"自然界阴阳表现了可分性，说明阴阳中复有阴阳。而且事物的阴阳变化，也表现为属阳者，当下降；属阴者，当上升。就天地而言，天为阳，地为阴，但天气必须下降，而地气则要上升，这样阴阳交融，天地气相合，万物才能化生。如脾属阴而升，胃属阳而降；肝为阴而升，胆为阳而降等，皆是此意。

人与自然界相通，古人称"人为一小天地"。故本篇指出："故人亦应之……言人身之阴阳，则背为阳，腹为阴。言人身之脏腑中阴阳，则脏者为阴，腑者为阳。肝、心、脾、肺、肾五脏皆为阴；胆、胃、大肠、小肠、膀胱、三焦六腑皆为阳……故背为阳，阳中之阳，心也；背为阳，阳中之阴，肺也。腹为阴，阴中之阴，肾也；腹为阴，阴中之阳，肝也；腹为阴，阴中之至阴，脾也。此皆阴阳表里内外雌雄相输应也，故以应天之阴阳也。"这是说虽然五脏属阴，但由于所居的部位不同而又有阴阳之分，心肺都居胸中（阳位），但由于它们的阴阳特征不同，而心为阳中之阳，肺则为阳中之阴。腹为阴，而肝、脾、肾都居其中，肝在上，故为阴中之阳，肾在下，故为阴中之阴，脾在中为至阴。所谓至阴，至者，极也，就是极阴，这就是说它虽居腹的中部，但它的阴气最多，因而也称太阴。这段经文对临床颇有指导价值。如心为阳中之阳脏，肺为阳中之阴脏，心中有火热之邪可以苦寒直折，而肺中火热则不可过用苦寒之品，因为苦寒易于伤阴。如黄芩，《本草备要》言其泻肺火，先生认为心火移肺之火，始可用黄芩。钱乙之泻白散主泻肺火所致之喘嗽而未用黄芩。凡五志之火灼肺所形成之咳喘用之颇效，其理即在于此。

（三）阴阳应象大论篇第五

本篇指出，阴阳是宇宙间一切事物发展变化的根本规律和法则。即所谓"阴阳者，天地之道也，万物之纲纪，变化之父母，生杀之本始，神明之府也"。并将某些事物的特性、形态、气味等归纳为阴阳两个方面，进一步说明了阴阳之间的相互关系。特别指出了阴阳的性能为"阴静阳躁，阳生阴长，阳杀阴藏"。阴阳之间的性能之所以能发挥作用，主要依靠"阴在内，阳之守也；阳在外，阴之使也"。篇内还运用五行的理论将天、地、人三方面作了归类的联系，同时将阴阳五行结合起来，说明自然界的变化和人体的生理功能，如："天有四时五行，以生长化收藏，以生寒暑燥湿风；人有五脏化五气，以生喜怒悲忧恐。"这样就把中医学术的基本内容用阴阳五行理论归类，成为中医基础理论体系。这就是本篇的基本精神。

本篇名为阴阳应象，正说明了阴阳不是专指一事一物，而是一个机动的代名词，它必须附着于某一具体事物才具有一定意义。所以《内经》说阴阳"有名而无形"。本篇是阐述中医基础理论的一篇重要文章，但其中火与热的关系及区别、药物气味的阴阳属性及功能以及七损八益等问题，需要讨论。

1. 火与热的关系与区别

火与热没有严格的区别。热极为火，火由热生。因此有"热为火之渐，火为热之甚"之说。本文在生理上指出了"少火生气"，在病理上指出"壮火食气"。这里提出了一个问题，就是"少火"与"壮火"都与气有关系。什么是气呢？《内经》认为，气是世界的本原，是构成万物的元素。并将气分为阴阳两大类。即本文所说的"阳化气，阴成形"。气能充形，而形中寓气，这样构成了事物。形、气即阴阳，气属阳，形为阴。阴主静，阳主动，由于阴阳动静相互作用，促进了事物的发展和变化。在人体亦然。但气在人体时具有生命物质的活力和生理功能两种含义。前者如阴气、阳气、精气、营气、卫气；后者如饮食的消化，血液的运行，精微的输布，废物的排泄等，都是气的功能。因此，人体各脏腑组织器官的功能活动，都靠气的推动，同时气又是人体各器官生命活动的动力。那么气是怎样形成的呢？本文说："少火之气壮……少火生气。"这是说气由"少火"而生，火不等于气，但火不能脱离气而存在。人体精微物质的生成，由气化而来，而气化的基础，则是由于火的作用。故本文又说："气食少火。"火主动，性热而炎上，其属性为阳，又为气之动力，由此可知，火、热、气、阳是从不同角度而命名的。"少火"即生理之火，"壮火"则为病理之火，或称"邪火"。本文说"壮火食气"，即亢烈之火可以耗伤正气。《丹溪心法》载："气有余，便是火。"看起来与本文似有矛盾，其实这是指阳气偏胜，功能亢进所表现出来的各种火证。如阴液不足，阳气偏胜所引起的目赤、咽痛、牙龈肿痛等症，或五志七情过激出现之阳亢或气郁化火之肝火、胆火、心火、胃火等。前者称虚火，后者则称实火，另外还有一种是气虚于内，导致气机失常，而邪滞于中者，称曰气虚发热，则可用甘温除热法。唐容川说："火属血分，热属气分。"

2. 事物阴阳属性的反作运动

本篇把阴阳看作是"天地之道""万物之纲纪"，这就是说宇宙间的万事万物都具有阴阳的运动。阴阳的运动推动了事物的生长变化与衰亡。正如本文所说："积阳为天，积阴为地，阳生阴长，阳杀阴藏。"另外自然界四时的变化，云雨的形成等无不是阴阳运动的结果。这种运动表现在阴为阳用，阳为阴用，就是说阴的性质是主静主降，但其中包括着升和动的趋势；阳的性质是主动主升，但其中包括着静和降的趋势。正因为有这种阴阳相互为用的趋势，所以在运动的过程中，属阴必须上升，属阳必须下降，这样才有了事物的形成和发展。若阳不降、阴不升，就会形成离绝之势。何以能"阳生阴长，阳杀阴藏"？

天为阳，地为阴，本篇以云雨为例来说明阴升阳降、阴阳互用的关系。"清阳为天，浊阴为地，地气上为云，天气下为雨，雨出地气，云出天气。"这就是说地面的水气因天空阳气蒸发而上腾为云，而云在天气的作用下成为雨而下降，但它是由地气的上升所致；云虽由地气之升，但还需要天气的蒸发。这一理论在自然界是这样，在人体也是这样。如本文所说的"清气在下，则生飧泄，浊气在上，则生䐜胀"。这是脾胃升降反作的病机说明。脾属阴，阴者当升，所以清气当升，若清气不升，则发生飧泄；胃属阳，主降浊，所以浊气当降，若浊气不降则可出现闷胀。临床上脾胃病的症状就在于胃不降而脾不升。胃属阳当降，若出现下陷的症状，则责之于脾。因此在用药上，治胃药多降，而治脾药上升。或问有时为何以治脾之四君子汤也可以治胃呢？这是因为脾不升则胃不降，升脾正是为了降胃。即本文所说的"阳病治阴"的治法之一。临床辨证明确才能灵活运用。这与本文所说的有天气下降的雨，然后才能有地气上升的云是一个道理。

3. "厚则发热"的理解

本文说："味厚者为阴，薄为阴之阳；气厚者为阳，薄为阳之阴。味厚则泄，薄则通，气薄则发泄，厚则发热。"这段经文所论气味之阴阳厚薄及其作用规律，为后世药物学的理论和实践打下了牢固的基础。但后世医家将此气味认为气即四气，味即五味。李杲说："夫药有温凉寒热之气，辛甘淡酸苦咸之味也。"王好古也说："本草之味有五，气有四。"五味则与经文合，若言四气则与经文不合。宋·寇宗奭认识了这一问题，所以他说："药有酸咸甘苦辛五味，寒热温凉四气，今详之，凡称气者，即是香臭之气，其寒热温凉，则是药之性。气字恐后世误书。"寇氏这一论点有一定的道理，但以香臭作为气来解释这段经文也是说不通的，由于香臭从阴阳厚薄上很难划分。若从寒热温凉的四气解释还可以通下去，惟有"气厚则发热"一句则无法说明，如温热气厚能发热也可讲通，但寒凉之气厚能发热则与理不合。所以李杲强拉上了"味"来解释。他说："气之厚者发热，辛甘温热是也。"辛甘是味，温热属气，怎么能说明是气之厚者呢？

先生认为这段经文所提之气味，是以阴阳来说明的，本文明明指出"阳为气，阴为味"，也就是阴药阳药的代词而已。本文在最后治疗法则中所提出"形不足者，温之以气；精不足者，补之以味"，这是所说的"温之气"就是用阳药之温，以助气（指气血之气非药物之气）充形。"补之以味"即是用阴药之滋以填补其精。诚然，一种药物本身都具备性味两个方面，药的寒热温凉四性是疗效基础，酸苦甘辛咸五味则是协助药性发挥其收、散、缓、急、润、燥、软、坚的作用。如味辛性温的药物可以发表散寒，治表寒证。其所以能发表就是因其味辛而散。再如辛寒药可以治表热，即所谓散漫之热，是由于性寒可以治热，辛能散表。五味可以分阴阳，即本文所说的"辛甘发散为阳，酸苦涌泄为阴"。四性也分阴阳，寒凉属阴，温热属阳。由此可知，本文所说的气味就是阴阳，厚薄即阴阳中复有阴阳之意。所谓厚则发热，就是阳中之阳药，即辛热药，有发热的作用；薄为阳中之阴，即辛寒或甘凉药，有发泄的作用。明乎此，则经文可解矣。

4."七损八益"的含义

对"七损八益"的解释，历代注家各不相同，兹列如下，以作参考。①杨上善将原文之"能知七损八益，则二者可调"的"知"字改为"去"字，"调"下加一"也"字，这样他根据上文把"七损"认为是阴盛七证为虚，"八益"是阳盛八证为实。他改正原文作如此解释是可以通的。②王冰认为，女子生长发育以七为纪，男子以八为纪，七和八代表男女，是根据《上古天真论》论男女肾气盛衰的生理过程，他所指出的"七损"为女子阴血（月经）以时下，"八益"指男子肾精不可妄泄。明·吴崑、清·张志聪皆同此说。③张介宾认为，七为阳数，八为阴数，七损指阳消，八益指阴长。生从乎阳，阳惧其消；死从乎阴，阴惧其长也。七损八益即阴阳消长之机，明乎此，则二者可调。李中梓与此同。④丹波元简根据《上古天真论》男女发育过程立损益说。女子自五七至七七为三损，男子五八至八八为四损，合为七损；女子自一七到四七为四益，男子一八到四八为四益，合为八益。⑤恽铁樵认为七为阳八为阴，阴阳能互为损益，如阳过盛得阴则平，阴不足得阳则生，这就是七能损八，八能益七。有这种互为损益，阴阳始可平调。

此外，还有古代房中术家引用了《内经》"七损八益"之名作为房中术的说教。如《医心方》房内引《玉房秘诀》有"七损八益"之法。马王堆汉墓出土简书《天下至道谈》亦载有"七损八益"之说。

以上各说，总的精神都是以阴阳的义理作为解释的。我们认为"七损八益"从其上下文联系看，是从人生阴阳互为消长过程而说的。《内经》把人生过程分为阴阳盛衰两个阶段，所以下文说："年四十阴气自半也。"阴阳虽各有消长，但互相为用。因此在养生方面，必须依据阴阳消长这一原理进行调摄，以保持阴阳协调平衡。"七损八益"的七、八代表阴阳，损益系指消长，即阴阳消长变化，根据变化情况来调摄阴阳，才能保持身体健康，从而获得长寿。所以本文说："能知七损八益，则二者可调，不知用此，则早衰之节也。"又说："知之则强，不知则老。"因此，我们对"七损八益"中七、八的认识应理解它的精神实质，不应单从字面上去死板地钻研。

按：本文原载《山东中医学院学报》1984 年第 8 卷第 1 期。文中讨论了《素问》第 3、4、5 篇中的几个问题。指出：①在强调阳气重要性的同时，不忽视阴气的重要；阴阳是不能分离的，是平衡协调的，但是阳气起主导作用。②精为"身之本"，精即真气、肾气，真气也就是正气，故"藏于精者，春不病温"。③用阴阳划分事物属性有相对性和灵活性，"阴中有阴，阳中有阳"。④心为阳中之阳脏，肺为阳中之阴脏，心有火热可以苦寒直折，而肺有火热则不可过用苦寒之品。心火移肺之火，始可用黄芩。⑤阴阳的性能是"阴静阳躁，阳生阴长，阳杀阴藏"。阴阳之间的性能所以能发挥作用，主要依靠"阴在内，阳之守也；阳在外，阴之使也"。⑥阴阳不是专指一事一物，而是一个机动的代名词，它必须附着于某一具体事物才具有一定意义。所以说阴阳"有名而无形"。⑦哲学气与医学气的概念：气是世界的本原，是构成万物的元素。气分为阴阳两大类，即"阳化气，阴成形"。气能充形，而形中寓气，这样构成了事物。形、气即阴阳，气属阳，形为阴。阴主静，阳主动，由于阴阳动静相互作用，促进了事物的发展和变化。但气在人体时具有生命物质的活力和生理机能两种含义。⑧气与火之间的关系：气由"少火"而生，火不等于气，但火不能脱离气而存在。人体精微物质的生成，由气化而来，而气化则是由于火的作用。火主动，又为气之动力。"少火"即生理之火，"壮火"则为病理之火，或称"邪火"。"壮火食气"，即亢烈之火可以耗伤正气。⑨阴为阳用，阳为阴用。就是说阴的性质是主静主降，但其中包括着升和动的趋势；阳的性质是主动主升，但其中包括着静和降的趋势。正因为有这种阴阳相互为用的趋势，所以在运动的过程中，属阴必须上升，属阳必须下降，这样才有了事物的形成和发展。⑩本文所说的气味就是阴阳，厚薄即阴阳中复有阴阳之意。所谓厚则发热，就是阳中之阳药，即辛热药，有发热的作用；薄为阳中之阴，即辛寒或甘凉药，有发泄的作用。

（张珍玉）

三、读《内经》札记（三）

（一）阴阳离合论篇第六

本篇是在《阴阳应象大论》的理论基础上进一步阐发阴阳学说的有关理论内容。其以一阴一阳分为三阴三阳的阴阳离合关系为核心，论述了阴阳的无限可分性，说明了阴阳是对自然界相互关联的客观事物的对立双方的性质和运动特点的高度概括和抽象，它至大无外，至小无内，大之可概括整个宇宙，小之可用以分析一个微小的事物。即本篇所谓"阴阳者，数之可十，推之可百，数之可千，推之可万，万之大不可胜数，然其要一也"。就是说，合而言之，则阴阳为一气，分而言之，则无穷无尽，然归根到底，无非是一个阴阳变化的道理。为正确理解这些道理，扼要谈一谈以下几个问题。

1. 阳予之正，阴为之主

阴阳的运动变化，是万物生化之源，阴主生，阳主长。这是说，阴阳的相互作用，促进了事物的生长变化。阴阳的相互作用是有一定的规律的，本篇提出"阳予之正，阴为之主"，这是以"正""主"来说明阴阳在相互作用的运动规律之中的相互关系和其各自的功能特点，阴为阳之主，阳为阴之正。主，就是支持、主持，言阴为阴阳相互运动的物质基础；正，就是防止太过或不及。《管子·法法》云："正者，所以止过而不及也。"即言阳为阴阳运动的主导。

2. 抟而勿浮与抟而勿沉

"浮""沉"是言阴阳各自的性能特点，非脉象之谓也。故本篇云："抟而勿浮，命曰一阳""抟而勿沉，名曰一阴。"浮，标志着阳的性能向上向外；沉，则代表着阴的性能向下向内。所谓"抟"，即聚之意。聚，非一阴一阳之相聚，乃三阳聚而为一阳，三阴聚而为一阴，此亦离合之意，分离则为三阴三阳，聚合则为一阴一阳。这里不是无限可分，而是依人体经络阴气阳气的多少而各分为三。之所以分为三而不分为四或五，其意与《老子》所说的"一生二，二生三，三生万物"及《史记·律书》所说的"数始于一，终于十，成于三"同，这是从阴阳之数而言，即阳之一（－）合阴之二（--）以成三之数。由于阴阳之气各有多少，因而有太、少、明、厥之称。《素问·天元纪大论》云："阴阳之气，各有多少，故曰三阴三阳也。"即指出这是根据阴阳各方在量的方面的多少不同而划分的。

3. 关于开、阖、枢

开阖枢是本篇对三阴三阳离合功能的具体描述。其中之"开"字，《新校正》引《九墟》《甲乙经》文作"关"，《太素》亦作"关"，由此"开"与"关"二字就成为历代医家所争论的内容。先生个人认为，开、阖、枢三字，不能孤立地认识，必须联系起来才能掌握其内容实质。开阖枢是取象比类地说明三阴三阳的经气出入升降的，以开阖枢比作一个门户，门户必须有开有阖，所以能开阖者，全在于枢。虽然《素问·皮部论》有"关枢"之名，《灵枢·根结》有"折关败枢"之说，可作"开"当为"关"的论据，但从门户之意上来说，若经常关闭，就等于无门，就是作"关"字，它的意义也当作"开"解，如《太素》说："门有三种，一者门关比之太阳，二者门扉比之阳明，三者门枢比之少阳。"三阴也是如此。这是说门有三个组成部分，一曰门关，即《说文》所说"以横木持门户也"；二曰门扉，《说文》段注："阖，门扇也"；三曰门枢，《说文》段注："户所以转动开闭之机也。"可见，开阖枢与关阖枢其意义是相同的。

本篇的三阴三阳是指经脉而言的，阴经通脏，阳经通腑，所以开阖枢的理论是建立在经脉和脏腑的基础之上的，脏腑居内，其气的升降出入变化，均以经络为通路。本文言三阴三阳，从其根、结穴位来看，都是以足经为主，这说明足经可以贯通十二经而周行全身，举足经可以概括手经。阴经、阳经俱有开阖枢，就阳经论，则太阳为开，阳明为阖，少阳少枢；以阴经言，则太阴为开，厥阴为阖，少阴为枢。本文言"外为阳，内为阴"，就是说外为三阳经，内为三阴经，内外二层门，各司阴经和阳经的经气升降出入，以维持生命活动的正常进行。所谓"经气"即真气。《素问·离合真邪论》说："真气者，经气也。"太阳为开，即是言太阳经有主持诸阳经气之出入的功能。《素问·热论》云："巨阳者，诸阳之属也，其脉连于风府，故为诸阳主气也。"这是说太阳的经气布散于肌表，司腠理之开阖，主持机体内外气的出入。阳明主阖，即言阳明有使经气（真气）的出入不致太过和留滞的作用。《中华大字典》说："阖，所以操禁固之权也。"正如《太素·阴阳合》所说:"二者开阖,是谓门扉,主关闭者也,胃足阳明脉令真气止息,复无留滞,故名为阖也。"少阳主枢,主要指少阳为三阳经气开阖的转枢。太阳所以能开,阳明所以能阖,全在于少阳之枢,吴崑云:"少阳在表里之间,转输阳气,犹枢轴焉,谓之枢。"枢与开阖的关系至为重要,正如张志聪所说:"舍枢不能开阖,舍开阖不能转枢,是以三经者不得相失也。"三阳主表,三阴为里,三阳通腑,三阴通脏,阳予之正,阴为之主,阳在外为阴之使,阴在内为阳之守,这就是阴阳经开枢阖的关系。太阴的开,可以将经气直达三阳;厥阴的阖,以调整太阴之太过与不及;少阴之枢,以支持开阖的功能。

总之,三阴三阳的开阖枢,是以阴阳离合来说明经气的升降出入,"升降出入,无器不有""器者,生化之宇",饮食的消化,呼吸的出入,气血津液的生成与输布,无不与经气的出入有密切的关系。因此,开阖枢若有异常,则可变生各种相应的疾患,《灵枢·根结》中已有论述,此不复赘。

(二)阴阳别论第七

篇题为阴阳别论,其意就是别论阴阳。前几篇重点从阴阳应象、阴阳离合、阳气的重要性和阴阳的相互关系诸方面以论述阴阳学说的有关理论,本篇则与上珠贯,主以论述阴阳在脉象上的应用和三阴三阳发病及三阴三阳搏结发病,都是值得临床参考的内容。这里仅就以下几个问题谈点看法。

1. 二阳之病,发心脾,有不得隐曲,女子不月

历代医家多以此作为妇科经闭病理的论据之一。"隐曲"二字,注家各有不同的认识,王冰谓"隐蔽委曲之事",张景岳谓"阳道病也",吴崑则谓"俯首谓之隐,鞠躬谓之曲",这些解释均难令人满意。"隐曲"一词,从《素问》中之本篇二见、《风论》一见、《至真要大论》二见以观之,这五见之"隐曲"都是指便泄而言。正如俞樾在其《读书余录·内经之部》(后经上虞人俞鉴泉改为《内经辨言》)中所说:"'二阳'之病发心脾,有不得隐曲,女子不月,王注曰:'隐曲,谓隐蔽委曲之事也,夫肠胃发病,心脾受之,心受之则血不流,脾受之则味不化,血不流故女子不月,味不化则男子少精,是以隐蔽委曲之事不能为也。'樾谨按:王氏此注有四失

焉：本文但言女子不月，不言男子少精，增益其文，其失一也；本文先言不得隐曲，后言女子不月，乃增出男子少精，而以不得隐曲，总承男女而言，使经文倒置，其失二也；女子不月既著其文，又申以不得隐曲之言，而男子少精，必待注家补出，使经文详略失宜，其失三也；《上古天真论》曰'丈夫八岁，肾气实，发长齿更，二八肾气盛，天癸至，精气溢泻'，是男子之精，女子月事，并由肾气，少精与不月应是同病，乃以女子不月属心，而以男子少精属之脾，其失四也。今按下文曰：'三阴三阳俱搏，心腹满，发尽不得隐曲，五日死。'注曰：'隐曲为便泄也。'然则不得隐曲，谓不得便泄，王注前后不照，当以后注为长。便泄谓之隐曲，盖古语如此，襄十五年《左传》'师慧过宋朝，私焉'。杜注曰：'私，小便，便泄，谓之隐曲，犹小便谓之私矣。'不得隐曲为一病，女子不月为一病，二者不得并为一谈。不得隐曲，从下注训为不得便泄，正与脾病相应矣。"俞氏这段论述对于理解原文有一定价值，特录于此，以作学习参考。

2. 阳加于阴，谓之汗

本条经文，好多注家都但以脉象作解，似言未尽意。如马莳注云："阳加于阴者，亦指尺寸而言也。寸主动，尺主静，尺部而见阳脉，乃阳加于阴，则阴虚火盛，其汗自泄，《平人气象论》曰'尺脉涩滑，谓之多汗'者是也。"（经文原系"尺涩脉滑"，即尺肤涩而脉滑。滑涩之脉不能在同一部并见，马氏引文有误）张介宾注曰："阳言脉体，阴言脉位，汗液属阴，而阳加于阴，阴气泄矣，故阴脉多阳者，多汗。"惟张志聪从汗的生理及脉象两方面来说明它的意义，其云："汗乃阴液，由阳气之宣发，而后能充身泽毛，若动脉之阳脉加于尺部，是谓之汗。当知汗乃阳气之加于阴液，而脉亦阳脉之加于阴部也。"先生认为张志聪之说较为切经旨，就是说，对此条经文当从两方面来认识，除以上所说的脉象的意义外，还应认识到"阳加于阴谓之汗"指出了汗是阴液通过阳气的宣发出于肌表而成，"汗为阴液，实为阳气所化"，从而告诉我们病理性的无汗或多汗都是阴液和阳气的异常所致，临床治疗多汗或无汗病证时，亦应从阴和阳两方面辨证施治，正如吴塘《温病条辨·杂说·汗论》所说："汗也者，合阳气阴精蒸化而出者也。《内经》云：'人之汗以天地之雨名之。'盖汗之为物，以阳气为运用，以阴精为材料，阴精有余，阳气不足，则汗不能自出……阳气有余，阴精不足，多能自出，再发则痉……其有阴精有余，阳气不足，又为寒邪肃杀之气所搏，不能自出者，必用辛温味薄急走之药，以运用其阳气……其有阳气有余，阴精不足，又为温热升发之气所铄，而汗自出或不出者，必用辛凉以止其自出之汗，用甘凉甘润培养其阴精为材料，以为正汗之地。"吴氏之论，从汗的生理、病理到治疗，虽难算全面，亦堪谓精辟，于临床是大有裨益的。

（三）六节脏象论第九

本篇主要论述了两方面的内容：一是天以六六为节，地以九九制会；二是阐述脏腑的生理功能、脏腑与体表组织之间的关系及脏腑与四时的关系的藏象学说之理论。故篇名为六节脏象论。前者属运气学说的内容，暂不讨论。脏象，本作"藏象"，意为五脏藏于内，而征象现于外，见外可以知内，这就是藏象学说的基本精神。本文把脏腑与体表组织联系起来，把脏腑活动与外界自然气候联系起来，一方面说明了人体是以脏腑为核心的完整统一体，另一方面体现了人与自然的统一观。如："心者，生之本，神之变也，其华在面，其充在血脉，为阳中之太阳，通于夏气……凡十一脏，取决于胆也。"这里，重点谈两个问题：一为阴阳太少与四脏配属的问题，一为十一脏取决于胆的问题。

阴阳划分太少，在《内经》中主要是从各自在"量"的方面的多少而定的。其有四种情况：一是按四时阴阳气多少及与五脏的关系而定的。一年之中四季的变化就是阴阳的变化，春夏为阳，秋冬为阴，由于春夏（阳）和秋冬（阴）各自在量的方面有多少的不同，春为阳气初生，故为少阳；夏为阳气盛，故为太阳；秋为阳气衰阴气生，故为少阴；冬为阴气盛，故为太阴。本文"心……为阳中之太阳，通于夏气，肺……为阳中之太阴，通于秋气，肾……为阴中之少阴，通于冬气，肝……为阳中之少阳，通于春气"就是根据四时阴阳的多少划分的，但文中太阴与少阴颠倒了，所以《新校正》指出："按太阴《甲乙经》《太素》作少阴，当作少阴。"在肾为阴中之少阴句下也注云："全元起本并《甲乙经》《太素》作太阴，当作太阴。"二是从人体阴阳部位而划分太少。如《灵枢·阴阳系日月》说："腰以上者为阳，腰以下者为阴。其于五脏也，心为阳中之太阳，肺为阳中之少阴，肝为阴中之少阳，脾为阴中之至阴，肾为阴中之太阴。"这与《金匮真言论》所说的"背为阳，腹为阴"是一致的。三是用阴阳的太少以说明经脉的名称。《至真要大论》说："愿闻阴阳之三也何谓？岐伯曰：气有多少，异用也。"《天元纪大论》说："何谓气有多少？鬼臾区曰：阴阳之气各有多少，故曰三阴三阳也。"这是以三阴三阳的理论配手足十二经脉。如《灵枢·经脉》所说的"肺手太阴之脉""心手少阴之脉""脾足太阴之脉""肝足厥阴之脉"之类。四是把四时六气分属太、少、明、厥，属运气学说。这是以天之六气与地之五行相结合来认识的。如厥阴风木属春，少阴君火、少阳相火属夏，太阴湿土属长夏，阳明燥金属秋，太阳寒水属冬，并以此六气分属五行，联系脏腑，如《气交变大论》所说"岁木太过，风气流行，脾土受邪""岁金太过，燥气流行，肝木受邪"等等。

运用于运气学说的阴阳太少的划分，其中有两个问题：①六气之热称之为"火"，如"少阴君火""少阴相火"，这样六气之火与五行之火就容易混淆不清。先生认为六气之火当为热，这样才能与五行之火区分开，《阴阳应象大论》所说的"在天为热，在地为火"就是这个意思。②阳明属燥金，肺也属秋金，二者不同。阳明燥金是运气学说中按一年四季五行相生次序排列的，这种排列是以六气为主，而不是以五脏为主。肺属秋金，这是以四时五脏的分属而说的。在临床应用上凡属六淫之邪为病，其疾病的轻重转化，多以运气学说为根据，如阳明病日晡发潮热即是。若是内伤病，多据肺属金主于秋而论其传变，如《脏气法时论》说："病在肺，愈在冬……甚于夏。"甚于夏，以夏属火，肺属金，火克金故。

"十一脏取决于胆也"，历代注家多从胆为中正之官作解，张介宾则以少阳为半表半里之经，能通达阴阳，故十一脏皆取决于胆为释，似不能令人满意。李东垣云："胆者，少阳春生之气，春气升则万化安，故胆气春升，则余脏从之，所以十一脏皆取决于胆。"先生认为李氏之说颇为可取。要理解这一问题，当上下文联系起来看。本文指出心通于夏气，肺通于秋气，肾通于冬气，肝通于春气，脾通于土气，四时有春生、夏长、秋收、冬藏的规律，无春之生，就没有夏之长，没有夏之长，也就不会有秋之收和冬之藏。五脏与四时相通，然肝主春而不曰十一脏取决于肝却言取决于胆，就是因肝为厥阴而胆为少阳，少阳正属春生之气，故曰"十一脏取决于胆也"。

（四）五脏生成篇第十

生，乃长养之谓也，这与《史记·孟尝君传》"其母窃举生之"的"生"作长养解是一个意思。本文首先指出了五脏与皮肉筋骨脉之外合，进而论述了五味各归其脏，然太过亦可伤及五脏，说明了五脏赖五味以长养，并运用五行学说的理论，以五脏为中心，联系五色、五味等，进一步论证了人体的整体性，故篇名为五脏生成。本篇讨论以下两个问题。

1. "凝于脉者为泣"之"泣"字的争议

"泣"字在《内经》中有三种读音：一是气及切，音器，指眼泪，如《灵枢·口问》："液道开，故泣涕出焉。"一是音、义均同"涩"，如《素问·举痛论》："寒气客于背腧之脉，则脉泣，脉泣则血虚。"一是力入切，音立，意为气血不利，也就是王冰所注本文之泣的意义。后两种读音及释义似可通用，如《汤液醪醴论》中之"荣泣卫除"和《八正神明论》中之"人血凝泣"之"泣"字作后两种解释均可。但俞樾在《内经辨言》中批驳了王冰对本文中"泣"字之注，认为此"泣"当为"沍"字之误，他说："字书泣字并无此义，泣凝沍字之误，《玉篇·水部》：'沍，胡故切，闭塞也。'沍字右旁之互，误而为立，因改立而成泣字矣。"俞氏之校对本句来说有一定的价值，但若就《内经》中有关之"泣"字则似难以定论。

2. 关于"欲知其始，先建其母"

本文曰："诊病之治，五决为纪，欲知其始，先建其母。"意思是说，在诊察疾病时，当以五脏脉为纲纪，要知道疾病的起始情况，必须首先明确疾病的根本原因。这一段很容易理解的经文，由于历代注家对此的认识分歧，使学习增加了一定的困难。如王冰注："建，立也，母，为应时之王气也，先立应时之王气，而后乃求邪正之气也。"马莳注："母者，五脏相乘之母也。"王氏之解，谓母为应时之王气，马氏之解，谓先病之脏为母，均难与"五决为纪"相贯。吴崑则据土为万物之母注为四时应时之胃气脉为母，认为若脉失胃气在春则为肝病，在夏则为心病等，亦难以令人满意。惟张介宾之解于临床甚有裨益，其云："建，立也，母，病之因也，不得其因，则标本弗辨，故当先建其母。"张氏之解，是联系实际，从临床的角度考虑的，我们学习古人，研讨经文，自当惟贤而师，择善而从才是。

按：本文原载于《山东中医学院学报》1984 年第 8 卷第 2 期。文中讨论了《素问》第 6、7、9、10 篇中的重要问题，指出：①阳予之正，阴为之主，阴阳相互作用，而阳为阴阳运动的主导。②开阖枢是对三阴三阳离合功能的具体描述，三阴三阳指经脉而言，阴经通脏，阳经通腑，开阖枢理论是建立在经脉和脏腑的基础上，是以阴阳离合来说明经气的升降出入。③"阳加于阴谓之汗"，除指脉象的意义外，还应认识到是指汗是阴液通过阳气的宣发出于肌表而成的。④阴阳划分太少，在《内经》中主要是从各自在"量"的方面的多少而定的：一是按四时阴阳气多少及与五脏的关系而定；二是从人体阴阳部位而划分太少；三是用阴阳的太少以说明经脉的名称；四是把四时六气分属太、少、明、厥，属运气学说。⑤运气学说的阴阳太少的划分有两个问题：一是六气之热称之为"火"，与五行之火就容易混淆。六气之火当为热，这样才能与五行之火区分开，《阴阳应象大论》所说的"在天为热，在地为火"就是这个意思。二是阳明属燥金，肺也属秋金，二者不同。阳明燥金是运气学说中按一年四季五行相生次序排列的，这种排列是以六气为主，而不是以五脏为主。肺属秋金，这是以四时五脏的分属而说的。⑥五脏与四时相通，然肝主春而不曰十一脏取决于肝却言取决于胆，就是因肝为厥阴而胆为少阳，少阳正属春生之气，故曰"十一脏取决于胆也"。

（张珍玉）

四、读《内经》札记（四）

（一）五脏别论篇第十一

篇名为"五脏别论"，其意即别论五脏。本篇为了澄清当时对脏腑的混乱认识，主要从脏与腑的功能上论述了脏、腑、奇恒之府的区别。这里重点讨论以下两个问题。

1. 魄门亦为五脏使

本文云："魄门亦为五脏使，水谷不得久藏。"魄门指肛门言，已无可争议，然肛门为何又称魄门呢？多数注家都依王冰之说，认为肛门是大肠的下端，大肠与肺为表里，肺主魄，故称魄门。亦有人认为"魄"与

"粕"通，即"粕门"之意。先生认为，肛门虽为糟粕传送的门户，但若没有气的推动，糟粕是不可能排出体外的，因此名为魄门的意义当为以上两说的综合。为什么称其为五脏使呢？"使"即使者之意。就是说，肛门的排泄糟粕，是脏腑完成精气生成的辅助；肛门之所以能排泄糟粕，亦赖脏腑之气的推动。"魄门亦为五脏使"既说明了糟粕的排泄与精华生成的相成关系，又概言了肛门为肾之所主、肺之所用、心之所使、肝之所达、脾之所通。若五脏中任何一脏的功能失调，均可影响肛门的排泄糟粕。故肛门的病变亦必从脏腑的整体来着手辨证。如脱肛一症，虽表现为局部病变，但在治疗时当补中气以升提之。由此"魄门亦为五脏使"的意义可以理解矣。

2. 五气入鼻藏于心肺

五气，吴崑认为："风、暑、湿、燥、寒，天之五气也。"即是指四时自然界之清气。此处之"藏"字，作"深"解，如《韩诗外传》："安知其奥藏之所在。"五气入鼻，藏于心肺，就是说吸入之清气深入于心肺。其先入于肺，再借肺朝百脉的作用而至心，从而到达全身各部以资养各脏腑组织。而张介宾则认为五气是对五味而言，他说："曰味曰气皆出于胃，而达于肺。"张氏之解重点在于"气口脉"，但其将入鼻之清气释为皆出于胃，自然有悖经义，当以吸入鼻之清气与出于胃之谷气在心肺相合而运养于全身作为"变见于气口"的说明才是。

（二）汤液醪醴论篇第十四

历代医学对"汤液醪醴"的解释稍有分歧。王冰云："液谓清液，醪醴谓酒之属也。"张介宾则注曰："汤液醪醴，皆酒之属。韵义云：'醋酒浊酒曰醪。'诗诂云：'酒之甘浊而不沸者曰醴。'然则汤液者，其即清酒之类欤。"先生认为，从原文黄帝的发问"为五谷汤液及醪醴奈何？"来看，此一"及"字，说明一为五谷汤液，一为五谷醪醴，二者是有一定区别的。《说文解字》云："汤，热水也。""液，尽也，尽气液也。"汤液二字水旁，可见其当是指用五谷经加热煮沸等手段而制成的用以治病的液汁。醪，《说文解字》曰："汁滓酒也。"《广韵》曰："浊酒。"醴，《说文解字》曰："酒，一宿熟也。"《玉篇》曰："甜酒也。"《释名》曰："醴，礼也，酿之一宿而成醴，有酒味而已也。"醪醴二字酉旁，故当为酒类。本篇及上篇都提到了上古、中古、今世三个时期，古代学者一般认为自"书契"以前为上古，《易传·系辞下》说："上古结绳而治，后世圣人易之以书契。"此时相当于原始社会；中古稍近于上古之时代，即夏商之际，《易传·系辞下》说："易之兴也，其于中古乎。"近世即《内经》作者之时代。这里重点讨论以下几个问题。

1. 必齐毒药攻其中

《周礼·亨人》云："掌共鼎镬，以给水火之齐。"可见，"齐"可作多少之量解。必齐毒药攻其中，就是说必按其量的多少而运用毒药。所谓"毒药"是古人对凡能治病的药物的统称。对此句经文的认识，其分歧就在"齐"字上。张志聪认为："齐，疾也。"就是说，必病后而速用毒药攻之，而张介宾则解："齐毒药，以毒药为剂也。""齐与剂同。"二张之解各从其意，但都与原文意乖，特录以明之。

2. 神不使也

"神不使"有两种含义：其一言医者不能细心诊察病之所出，乱用针石毒药，以致病家"形弊血尽而功不立"，这是医者不能"动神"的缘故。所谓动神，即是用心诊察病人的色脉，知病所在而治之，方能奏效。若不用神，即医之过，正如《素问·疏五过论》所说："医不能严，不能动神……病不能移，则医事不行，此治之四过也。"其二，为病人神不使，张介宾说："凡治病之道，攻邪在乎针药，行药在乎神气，故治施于外，则神应乎中，使之升则升，使之降则降，是其神之可使也，若以药剂治其内而脏气不应，针艾治其外而经气不应。此其神气已去，而无可使矣。"这里的"神"是指什么呢？《灵枢·小针解》回答了这个问题，其云："神者，正气也。"神不使，即正气不能对治疗作出相应的反应。

实践证明，病人正气内存，应乎针药固然是祛除病邪的决定因素，然医者能否全神贯注以诊，切中病情以治，亦是却病回春的重要条件。不仅如此，医生与病者的紧密配合也是不容忽视的，所以本文指出："病为本，工为标，标本不得，邪气不服。"若病人讳疾忌医或医者误诊误治，皆为"标本不得"，自然不能收到预期的治疗效果。

3. 四极急而动中

四极，即四肢。为什么四肢称"四极"呢？考四极原意，乃指四方极远之处，如《离骚》云："览相观于四极兮，周流于天余乃下。"四肢距脏腑最远，故以四极称之。张介宾注云："四肢者，诸阳之本，阳气不行，故四极多阴而胀急也。胀由阴滞，以胃中阳气不能制水，而肺肾俱病，喘咳继之，故动中也。"张隐庵亦云："四肢为诸阳之本，阳虚于外，是以四极肿急，喘而动中。"可见，四极急而动中的病机是阳衰阴盛。先以脾阳虚衰，不能运化水湿，多首见四肢肿胀而懈惰，腹胀不思食等症；进一步影响到肺，肺主皮毛，故周身浮肿，小便不利，甚则喘满；继则影响到肾，肾阳衰微，肿胀益甚，大便不调，腰膝酸软无力等症亦出。临床水肿之病机虽多为阳衰，但每须辨其脾、肺、肾三脏何者为主而治之，方能奏效。

4. 平治于权衡，去宛陈莝……开鬼门，洁净府

此语是针对其所言水肿的治疗原则和方法。所谓平治，即平调其阴阳气血。但要权衡其主次先后，才能达到平治的目的。本病其本在肾，其末在肺，然肺金生于脾，而肾为肺之子，且肾水制于土，故治水肿必观肺、脾、肾三脏之盛衰主次而治之，方谓权衡之道。去宛陈莝，宛即菀，与郁通；陈，久也；莝，斩草也。言水气之久积，在治疗上当像斩草一样除而去之，亦即后世所谓之逐水法。

鬼门，即气门，也就是玄府，亦称汗孔。关于"鬼门"之称，有两种解释，一说为肺主皮毛而藏魄，肺属阴，故曰鬼门。一说为"鬼""气"二字古代通用，此两种解释与理皆顺。洁，清洁之意，净府即膀胱，洁净府就是通利小便以祛水。可见，开鬼门即发汗法，洁净府即利尿法。此二法之用，当遵张仲景"诸有水者，腰以下肿，当利小便，腰以上肿，当发汗乃愈"的原则。具体选用药物，可如《张氏医通》所说："开鬼门之剂，麻黄、羌活、防风、柴胡及柳枝煎洗；洁净府之剂，泽泻、木通、通草、防己、葶苈、茯苓、猪苓、秋石代盐；去菀陈莝之剂，商陆、大戟、甘遂、芫花、牵牛；宣布五阳之剂，附子、肉桂、干姜、吴茱萸。"张璐将"五阳已布"一语作为治疗方法，可作参考。

（三）玉版论要篇第十五

吴崑云："古之帝王，闻一善道，著之方策，以纪其事，谓之玉版。"可见，篇名为"玉版论要"，乃在于强调其内容之重要。本篇以色脉为例，讨论了《揆度》《奇恒》理论的运用。《揆度》与《奇恒》均为古经名。其理论在《内经》诸篇中多有引用。本篇云："揆度者，度病之浅深也；奇恒者，言奇病也。"《素问·病能论》云："《揆度》者，切度之也；《奇恒》者，言奇病也，所谓奇者，使奇病不得以四时死也，恒者，得以四时死也。所谓揆者，方切求之也，言切求其脉理也。度者，得其病处，以四时度之也。"顾观光《素问校勘记》说："奇恒，谓异于常也，疑《素问·奇病论》即奇恒之仅存者。《史记》述仓公所授书有'奇咳术'，疑奇咳即奇恒。咳应作侅，许氏《说文解字》云：奇侅，非常也。"据以上所论可知，《奇恒》为记述奇病之专书，《揆度》为论述脉理之专书。下面谈谈文中的几个问题。

1. 神转不回，回则不转，乃失其机

此句强调了神在人体的作用，其与《素问·玉机真脏论》所言完全相同。就是说，神在人体的运动是有其规律的，不可返行，若返行（不循常规）则失其生机。这里的神，是指人体生理功能和生命活动的主宰。机者，要也，变也，动之所由作也。张介宾云："神机之用，循环无穷，故在天在人，无不赖之以成化育之功者，皆神转不回也。设其回而不转，则至数逆，生机失矣，故曰神去则机息，又曰失神者亡也。"神赖精以化生，其运转是随气血营卫而进行的。在生命过程中，人体各种功能活动都是在神的主宰下完成的，神的盛衰关系到人之生命寿夭，又通过人之言、动、视、听、色、脉等诸方面反映出来。《灵枢·天年》说："何者为神？岐伯曰：血气已和，营卫已通，五脏已成，神气舍心，魂魄毕具，乃成为人。"说明血气和调，营卫通畅，神也就依附在人体而主宰支配着生命活动。所以张介宾说："形者神之体，神者形之用。无神则形不可活，无形则神无以生。"

2. 阴阳反他，治在权衡相夺

阴阳反他的"他"字，张介宾认为是"作"字之误，先生认为"他"

与"作"在原文的意义上是一致的。阴阳反他就是阴阳相逆，这里是指五色与所现部位的阴阳相逆。本文指出："色见于上下左右，各在其要，上为逆，下为从；女子右为逆，左为从；男子左为逆，右为从。"这是说男子为阳，女子为阴；左为阳，右为阴。男子病色见于右，女子病色见于左，说明虽病尚阴阳相合，为从。若男子病色见于左，女子病色见于右，则属重阳和重阴，说明既病且阴阳相离，为逆。故本文说："重阳死，重阴死。"此阴阳反他虽指病色而言，实质上亦寓脉证相逆、形气相失诸种反常情况在内。故在治疗时当揆度阴阳相逆的实质，权衡阴阳之夺而调之使其平。本文所说的"奇恒事也""揆度事也"，即是言阴阳反他即奇恒之事，治在权衡相夺即揆度之事。

3. 行奇恒之法，从太阴始

本文所言奇恒即奇病。所谓奇病，就是阴阳相反的逆证，诸如阳病见寒象，阴病见热象即是。从病机来说，阳邪侵入阴部或阴邪侵入阳部也属于逆证。人有奇恒之病，当主从脉上去鉴别。一般说来，有是证则有是脉，有是脉未必有是证。这是由于证有真假，而脉较真实。故高士宗说："人有奇恒之病，而揆度其脉，是行奇恒之法也。"从太阴始，言切脉首持寸口。寸口乃脉之大会，五脏六腑之气味皆变见于此，诊此脉即可独为五脏主，因而说"从太阴始"。从太阴始亦并非仅持寸口。言"始"字，即还寓有三部九候之全身诊法，亦当用之作参伍。

（四）脉要精微论篇第十七

本篇论述了诊法的基本原则和望、闻、问、切四诊，并论述了尺肤诊的部位及与内脏的分属。其中以脉诊和望诊为主而尤详于脉诊，因本篇重点讨论的是脉诊之大要，系至精至微之术，故以"脉要精微"命篇。这里重点讨论如下三个问题。

1. 上盛则气高，下盛则气胀

"上""下"二字，历代医家多从尺、寸之意作解，似与文意不合。这段经文系言脉象变化所主之病，故此上、下当指脉的来去变化而言。脉来曰上，脉去曰下。来盛（上盛）则气高，就是气粗；去盛（下盛）则气胀满，正如吴崑所说："脉之升者为上，上盛则病气高；高者，粗也。脉之降者为下，下盛则病气胀。"这个"上下"也可作人迎、气口之脉解。人迎在上，人迎脉盛，则病气高；气口在下，气口脉盛，则病气胀。病气高为阳邪盛，病气胀则为阴邪盛，这是临床常见的现象。

2. 五脏者，中之守也……得守者生，失守者死；五府者，身之强也……得强则生，失强则死

这两段经文指出了五脏和五府的重要性，"五脏者，中之守也"，即五脏精气内守之意。中，内也，里也。五脏位于身体之里，其功能是"藏精气而不泻"，故称"中之守"。若五脏失去藏精之职，则可出现诸如"声如从室中言，是中气之湿也""言而微，终日乃复言者，此夺气也""衣被不敛，言语善恶不避亲疏者，此神明之乱也""仓廪不藏者，是门户不要也""水泉不止者，是膀胱不藏也"之类的所谓五脏失守的病证。中气之湿是脾气之衰，言微复言乃肺气之夺，言语善恶不避亲疏为心神之乱（与肝亦密切相关），仓廪不藏与水泉不止虽是六腑之病，但仓廪属胃，肾者胃之关；水泉不止，虽病归膀胱，实肾阳之不足，故此二者皆属肾气失守。凡此皆说明了五脏乃生命之本，五脏内守，就是精气充盛、精神内守，精神内守则"真气从之"而"病安从来"？这就是"得守者生，失守者死"的基本意义。

"五府者，身之强也"，原作"五脏者，身之强也"，据吴崑注改脏为府。吴注云："下文所言五府者，乃人身恃之以强健。"先生认为吴氏之说是符合原意的。《经》云："头者，精明之府，头倾视深，精神将夺矣；背者，胸中之府，背曲肩随，府将坏矣；腰者，肾之府，转摇不能，肾将惫矣；膝者，筋之府，屈伸不能，行则偻附，筋将惫矣；骨者，髓之府，不能久立，行则振掉，骨将惫矣。得强则生，失强则死。"其将头、背、腰、膝、骨五者称之为"府"，府者，库府之意也。头为精气神明充会之处，若头歪斜低垂而目陷无光，则示精气已竭，神气被夺。背为五脏所系，心肺居胸中，为气血之脏，故背为胸中（心肺）之府，若弯背垂肩，则说明心肺精气已衰。腰为肾之府，腰部转侧不能，是肾病的表现。膝肘是筋分布较多的地方，筋是连缀、运动关节的，若筋病则关节屈伸不能，附物而行，此虽为筋病，实乃肝虚使然。骨赖髓以充养，髓不足则骨惫而不能久立，行则身体摇摆震颤，此又是肾虚所为。此五府既是内脏的外廓，又是身体的支架，其强健与否，反映了内脏精气的盛衰，所以本文说："得强则生，失强则死。"另外，保护内脏、支持身体、主司运动的头、腰、背、膝、骨五府实际上是以骨为主的。《灵枢·经脉》云："骨为干。"而骨之运动又赖筋以主司。然肝主筋、肾主骨。故五府之强健与肾、肝两脏的关系至为密切。亦可说肝肾强则五府强。

3. 知内者按而纪之，知外者终而始之

此二句乃持脉之大法，"内"系指脏腑而言；"外"系指经脉肌表而言，正如张介宾所说："内言脏气，脏象有位，故可按而纪之；外言经气，经脉有序，故可终而始之。"张氏之解虽明确了知内、知外的意义，但切脉部位及"按而纪之""终而始之"的切脉方法却未详明。先生认为切脉部位当在寸口。寸口脉包括寸、关、尺三部，《内经》中虽无关脉的记载，但有尺、寸之名，然关乃寸、尺之分界，《难经·二难》曰："脉有尺寸，何谓也？然：尺寸者，脉之大要会也。从关至尺是尺内，阴之所治也；从关至鱼际是寸口内，阳之所治也。"言寸口包括寸、关、尺三部脉，《难经》和《内经》的观点当是一致的。正如《素问·五脏别论》所说"气口亦太阴也"及《难经·一难》所说"寸口者，脉之大会，手太阴之脉动也"一样。关于"按而纪之"和"终而始之"的方法如何，览历家之注，惟吴崑与高士宗的解释最为明了，吴崑云："切脉之道，有终有始，始则浮取之，终则沉取之，浮取以候外，沉取以候内；终而始之，谓既取其沉，复察其浮，浮沉相较。"高氏则谓："重手按脉，纪其至数，则知在内之脉，故曰知内者按而纪之；轻按为始，重按为终，由重而轻，则知在外之脉，故知外者终而始之。此内外按纪终始六者，乃持脉之大法。"吴、高之论，堪谓切中经旨。

（五）平人气象论篇第十八

平人，即无病之正常人；气，指经脉之气；象，指脉的形象，本篇从"平人之常气禀于胃"的道理出发，首论平人之脉象，强调脉以胃气为本，进而对四时五脏的平脉、病脉、死脉予以对比分析。因本篇是以平人之脉体气象来对比分析病人之脉体之象，故以"平人气象论"名篇。统观全论可以看出，中医学在诊脉时把脉中有无胃气作为判断机体正常

与否及病变吉凶逆顺的标志。胃气的多少和有无是鉴别平脉、病脉和死脉的关键。以肝脉为例，胃而微弦为平脉，弦多胃少为病脉，但弦无胃为死脉。何谓脉有胃气呢？《素问·玉机真脏论》云："脉弱以滑，是有胃气。"《灵枢·终始》曰："邪气来也紧而疾，谷气来也徐而和。"就是说，脉来从容和缓，节律一致，便是有胃气。这里的胃气，实际上就是人体的真气，即正气。正如张介宾所说："胃气者，正气也。"所以称胃气者，乃在于强调脾胃在人体的重要性。脾胃为后天之本，脏腑精气皆由之化生，脾胃健则精微化足，真气得充，脏腑得养；脾胃衰则精微化少，真气亦衰，脏腑失养。可见，脾胃的衰旺主宰着脏腑功能的强弱和人体真气的盛衰，决定了人之生命的寿夭，故《经》云："胃者，平人之常气也，人无胃气曰逆，逆者死。"

按：本文原载《山东中医学院学报》1984年第8卷第3期。文中讨论了《素问》第11、14、15、17、18篇中的一些问题，指出：①魄门的排泄糟粕，是脏腑完成精气生成的辅助；魄门之所以能排泄糟粕，亦赖脏腑之气的推动。"魄门亦为五脏使"既说明了糟粕的排泄与精华生成的相成关系，又概言了魄门为肾之所主、肺之所用、心之所使、肝之所达、脾之所通。②"神不使"有两种含义：其一言医者不能细心诊察病之所由，乱用针石毒药，是医者不能"动神"；其二，为病人神不使，即正气不能对治疗作出相应的反应。③神转不回，回则不转，乃失其机：这里的神，是指人体生理功能和生命活动的主宰。神赖精以化生，其运转是随气血营卫而进行的。④有是证则有是脉，有是脉未必有是证。这是由于证有真假，而脉较真实。⑤"五脏者，中之守也"，即五脏"藏精气而不泻"，故称"中之守"。"五府者，身之强也"，五府（原作五脏）既是内脏的外廓，又是身体的支架，其强健与否，反映了内脏精气的盛衰，所以本文说："得强则生，失强则死。"⑥中医学在诊脉时把脉中有无胃气作为判断机体正常与否及病变吉凶逆顺的标志。胃气的多少和有无是鉴别平脉、病脉和死脉的关键。脉来从容和缓，节律一致，便是有胃气。这里的胃气，实际上就是人体的真气，即正气。所以称胃气者，乃在于强调脾胃在人体的重要性。

（张珍玉）

五、读《内经》札记（五）

（一）玉机真脏论篇第十九

本篇是上篇的补充，突出论述了四时五脏脉象的不同，是因自然气候的影响所致。肝弦、心钩、肺浮、肾营（石）、脾代，有胃气的则为四时正常脉象，若出现太过不及之脉则为病态。所谓太过不及，系指邪正而言，邪气盛者其脉则太过，如肝脉弦数弦紧、心脉洪大洪数之类即是；脏气衰者其脉则不及，如肝脉弦弱弦微、心脉洪弱洪细之类即是。无论太过或不及，都是少胃气之脉。若脉无胃气，则属其寿不久的真脏脉了。本文指出："五脏者，皆禀气于胃。胃者，五脏之本也。脏气者，不能自致于手太阴，必因于胃气，乃至于手太阴也。故五脏各以其时，自为而至于手太阴也。"说明了五脏功能赖胃气以支持，胃气与脏气相结合从而发挥其各脏的生理功能。若胃气败绝，则脏气亦继之而绝，故真脏脉见者多于较短的时间内病亡。本篇所说的"故病甚者，胃气不能与之俱至于手太阴，故真脏之气独见，独见者，病胜脏也，故曰死"，就充分说明了胃气乃脏腑之本、脉动之根的重要意义。李东垣重视脾胃，其道理亦在于此。

本篇以五行理论来阐述四时五脏的脉变道理，这与《素问·阴阳应象大论》中以五行理论论述五脏生理与自然气候的关系的意义是完全一致的，充分体现了中医学的理论体系以阴阳五行为说理工具，以整体观念为主导思想的基本精神。这里仅谈谈先生对"别于阳者，知病从来，别于阴者知死生之期"的认识。

"别于阳者知病从来，别于阴者知死生之期。"此原文在词句上与《素问·阴阳别论》中基本相同，但从意义上来说，本篇是从表里言阴阳，《别论》则是从脉象言阴阳，这是两者不同之处。《素问·生气通天论》云："阴者藏精而起亟也，阳者卫外而为固也。"指出阳者主表，阴者主里。阴主藏精，阴精支持阳气而卫外；阳主固卫，保护阴精以养内，抗御外邪以防外，两者不可分离。外邪侵入人体，必先客于肌表，察其外症，即可知病属何邪，故本文所言"风寒客于人，使人毫毛毕直，皮肤闭而为热。当是之时，可汗而发也"。若单纯风邪侵入则症见多汗恶风，治当和营解肌。这就是"别于阳者，知病从来"的意义。若内伤七情，则既伤五脏气机，又损五脏阴精，且古人认为五脏受病是以五行次序相传，多是受病气于己所生之脏，传病气于己所克之脏，至于克己之脏乃死，即所谓"五脏受气于其所生，传之于其所胜，气舍于其所生，死于其所不胜，病之且死，必先传行，至其所不胜，病乃死"。故言"别于阴者知死生之期"。但疾病是复杂多变的，临床上病传绝非都是机械的五行模式。五脏之间在生理上都是相互为用、相互制约的，在病理上又都是相互影响的，其关系仅用五行理论是根本不能全面解释的。如肝的营养赖脾化生气血以供给，心血与肺气的相互为用和病理的互为影响等，用五行的生克乘侮规律就无法说明。由此可知，五行理论运用于中医学，尽管规范地说明了内脏之间的关系及其与体表组织之间的关系，体现了中医学的整体观，但仍有其很大的局限性，若死搬硬套，机械理解，就失掉了它的指导意义。

（二）三部九候论篇第二十

本篇主要论述了"以决死生，以处百病，以调虚实，而除邪疾"的三部九候诊法，故名为《三部九候论》。全元起《训解》及吴崑注之《素问》均将此篇改为"决生死论"，足见古人对此篇的重视。三部九候的全身诊脉方法，为当时医者所沿用，对后世也影响颇深，如张仲景就认为若不进行全身的三部九候诊法，就难以明诊正治。其云："按寸不及尺，握手不及足，人迎、趺阳三部不参……九候曾无仿佛，明堂阙庭，尽不见察，所谓窥管而已。夫欲视死别生，实为难矣。"然自越人《难经》以降，三部九候就另有一意了，《难经·十八难》云："三部者，寸关尺也，九候者，浮中沉也。"其以寸关尺分三部，以三部中各部之浮中沉而定九候。元·滑寿《诊家枢要》所说的"持脉之要有三：曰举，曰按，曰寻。轻手循之曰举，重手取之曰按，不轻不重，委曲求之曰寻"，就是根据《难经》的精神而提出的。此种方法，后世医家无不采用，亦是《内经》脉法理论的一大进步。这里讨论以下两个问题。

1. 七诊

"七诊"之分歧有二：王冰视"察九候独小者病，独大者病，独疾者病，独迟者病，独热者病，独寒者病，独陷下者病"为"七诊"，从脉而解。其注云："诊凡有七，此之谓也。然脉见七诊，谓三五不调，随其独异以言其病尔。"张介宾、李念莪、马莳等皆遵此说，此其一。然张志聪则从病而释："七诊者，谓沉细弦绝、盛躁喘数、寒热、热中、病风、病水、土绝于四季也。"此其二。先生认为有病证必有病脉，因此，七诊作脉解是比较符合实际的。张介宾云："此言九候之中，而复有七诊之法，谓脉失其常而独大者、独小者、独疾者、独迟者、独寒者、独热者、独陷下者，皆病之所在也。此虽三部九候为言，而于气口部位，类推为用，亦惟此法。"张氏之解，不仅说明了三部九候之脉中当用七诊之法以断病情，就是目前运用的寸口脉诊亦当类推而用之。《景岳全书·传忠录·脉神》之"独论"就是在这个基础上提出的。他认为"独"分部位之独，"谓诸部无恙，惟此稍乖，乖处藏奸。"就是说，寸关尺左右六部，不一定在哪一部位脉象变异，变异之处即是疾病的脏腑所在。"脏气之独不得以部位为拘也，如诸见洪者，皆是心脉，诸见弦者，皆是肝脉，肺之浮，脾之缓，肾之石。五脏之中各有五脉，五脉互见，独乖者病，乖而强者，即本脏之有余，乖而弱者，即本脏之不足。此脏气之独也。"就是说，六部脉俱见何脏之脉象，便是何脏之病，从其有力和无力辨其有余和不足，这就是"脏气之独"。"脉体之独者，如经所云：独小者病，独大者病，独疾者病，独迟者病，独热者病，独寒者病，独陷下者病，此脉体之独也……而不知三者之独，亦总归于独小、独大、独疾、独迟之类，但得其一而即见病之本矣。"毋庸讳言，张氏之论，基《内经》之本，更补《内经》之欠，对临床脉诊具有普遍的指导意义。

2. 留瘦不移

本句之"瘦"字，历代注家多作"消瘦"解，如王冰云："病气淹留，形容减瘦也。不移，不迁动也。"惟滑寿将"瘦"改为"廋"，并引《论语》"人焉廋哉"为证，解"瘦"为隐匿之意，言病邪留匿而小移。观《素问·通评虚实》中"不从内外中风之病，故瘦留著也"之意，滑氏之解较王、张氏之言更近经义。先生认为，"留瘦不移"当包括两层含义：一指病邪久留不移而使形肉消瘦；一指病邪隐匿于四支八溪之间久而不去。

（三）血气形志篇第二十四

《素问·调经论》云："人之所有者，血与气耳。"血属阴，气属阳，志即神。血气充形以养志，形神毕俱，乃成为有生命之人。由于本篇重点论述了六经气血多少和形志苦乐与发病的关系，故以"血气形志"名篇，又以文章自始至终无问答之辞，系平述之体，故曰"篇"而不名"论"。这里着重谈谈形志苦乐与发病的关系。

形指形体，志言精神。中医学认为，形神合一，疾病的发生与人的精神状态密切相关。不仅七情过激可内伤脏腑气机而致病，且异常的精神状态也往往成为外感或其他内伤疾病的诱因。从病理上来看，无论是外感六淫、内伤七情还是饮食劳倦，其致病特点虽各有不同，然总不外伤形和伤神两方面，舍此则无法认识疾病。《素问·阴阳应象大论》云："寒暑伤形。"举寒暑以概言六淫，指出六淫致病，邪从外来，伤人形体；又说："天之邪气，感则伤人五脏。"说明外感邪气不独伤形，且能伤神，亦体现了形、神可分不可离的关系。本文举"形乐志苦，病生于脉""形乐志乐，病生于肉""形苦志乐，病生于筋""形苦志苦，病生于咽嗌"为例，论证了形志苦乐不同的发病特点，说明形有苦乐，志也有苦乐，"苦"即异常，"乐"即正常，如过劳、负重、久立、久行等属形苦，情志过激或不遂为志苦，形神是合一的，形之苦乐必然影响到神，志之苦乐也一定波及形。在某种情况下，神的苦乐往往对发病起主导作用，若精神乐观，虽有过劳于形体，也不一定致发疾病。《素问·上古天真论》所说的"精神内守，病安从来"就充分说明了神能驾驭形体，抗御外邪，在祛病养生中占主导地位。具有防病、却病、健身、延年作用的气功，实际上是调神以养精气，更说明了这一点。所以，作为临床工作者，只做到诊断正确、用药适当还嫌不够，对病人晓之以理，动之以情，帮助其树立战胜疾病的信心，放下思想包袱，保持乐观的精神状态，亦是治愈疾病必不可少的先决条件。正如《素问·汤液醪醴论》所说："病为本，工为标，标本不得，邪气不服，此之谓也。"

（四）宝命全形论篇第二十五

宝，保也。宝命即保养生命。全形，就是使形体健全。马莳云："盖非保惜天命，其形难以全耳。"人生于自然界中，时刻受自然的影响，因此，要保惜天命，就必须顺应天地四时的阴阳变化规律以养生，考虑到人与自然的关系而治病。所以本文说："天覆地载，万物悉备，莫贵于人。人以天地之气生，四时之法成。"又说："人能应四时者，天地为之父母。""人生有形，不离阴阳。"并在举例论证了人与天地相应之后，提出了"一曰治神，二曰知养身，三曰知毒药为真，四曰制砭石之大小，五曰知腑脏血气之诊"的防治疾病的五种方法。前二法为防病而设。所谓治神，即"四气调神"之意，神与形（身）是不可分离的，神必寓于形中，故调神即可养身，养身即可治神（治，安而不乱也）。只有形神相依，乃命曰人。后三法为治病而立，言既病之后，当及时根据病情之宜和针、药的性用特点合理选用针药而治之。当用药治者，若妄用针刺，必为其害，如《灵枢·邪气脏腑病形》说："诸小者，阴阳形气俱不足，勿取以针，而调以甘药也。"正以篇中尽论"宝命全形"之理法，故以之名篇。这里谨谈谈"虚实哙吟"的意义。

"虚实"指"证"而言。疾病不外虚实，邪气盛则实，精气夺则虚，邪正均有阴阳之分。阴邪盛与阳邪盛皆为实证，但阴邪盛者其证寒，阳邪盛者其证热；阴气虚与阳气虚都是虚证，但阴虚则热，阳虚则寒。张介宾云："阴阳不可见，寒热见之。"寒热必辨虚实，才能立法处方。"哙吟"指"征"言。《通雅》云："吟，即噤，闭口也。"古吟、唫、噤通用。《吕览·重言篇》有"君哙而不吟"句，高琇注："哙开，唫闭。"可见，哙吟，即开闭之意，也就是指张口闭口之轻微动作。虚实哙吟，就是说欲达虚实之数，必须全面诊视，细心体察，不放过任何细小的征象，才能确诊无误，即所谓"哙吟至微，秋毫在目"。

（五）太阴阳明论篇第二十九

本篇论述太阴与阳明的表里关系，指出它们在生理上是阴阳异名，燥湿异性，升降相因，相互合作，共同完成饮食的消化、吸收与输布。由于脾胃功能不同，经脉循行有别，四时阴阳逆从各异，所以受病亦必因之而异，其特点就是"阳道实，阴道虚"。这一理论的提出，为脾胃病的辨证指出了方向。后世所说的"入阳明则燥化，入太阴则湿化"就是在这一理论指导下总结出来的。朱丹溪之"阳常有余，阴常不足"的论点，亦不能不说受这一理论的影响。此外，文中还论述了阴阳邪气感人有同气相求的特点，指出"阳受风气，阴受湿气""伤于风者，上先受之，伤于湿者，下先受之"，以阴阳的理论对六淫感人致病的易侵部位作了具体的说明。

临床上头面红肿多为风热所侵，下肢肿胀多因寒湿所为，足证这种提法确系经验的总结。当然，寒湿亦可侵上，风热也能犯下，故本文又说："阳病者上行极而下，阴病者下行极而上。"这种既言一般又不忘特殊的饱含辩证法思想的理论对指导临床辨证是十分重要的。

1. 脾"不得独主于时也"的讨论

《内经》对五脏配四时有两种提法：一是《素问·脏气法时论》所说的"脾主长夏"，将四时分五时，即春、夏、秋、冬而加长夏，春属肝，夏属心，长夏属脾，秋属肺，冬属肾。长夏即农历六月，此时万物生长至极，故称长夏，以脾位中焦，主长养，故属之。二是本篇所说的"脾者土也，治中央，常以四时长四脏，各十八日寄治，不得主于时也"，将脾归属于四时之末，每时寄主 18 天。以每时 90 天计算，除脾所主 18 日外，余 72 天即是每脏所主之时。这样将 1 年分为五个 72 天而分属于五脏，共 360 天。这两种配属方法都是以脾在五行属土，在人体内主运化水谷而长养四旁为基点的。为什么会有这么两种配属呢？先生认为，这两种配属虽然都体现了脾属土而长四脏的生理特点，但二者又各有一定的含义。以四时分五时而言脾主长夏，主要是从五行的角度说明五脏与三阴三阳六气的相互关系，如厥阴风木、少阴君火、少阳相火、太阴湿土、阳明燥金、太阳寒水。言脾寄旺于四时，是以土在四季中的作用而比喻脾在人体中作为后天之本的地位。就脉象而言，肝脉弦、心脉钩（洪）、肺脉毛、肾脉石、脾脉代，张介宾云："代，更也。脾脉和软，分王四季，如春当和软而兼弦，夏当和软而兼钩（洪），秋当和软而兼毛，冬当和软而兼石，随时相代，故曰代，此非中止之谓。"这是说四时的常脉必有和缓之象的脾脉在其中，四季脉的转变也是由脾来担任，充分体现了四脏赖脾以长的精神，脾不主时的道理亦就在于此。故本文说："脾脏者，常著胃土之精也，生万物而法天地，故上下至头足，不得主时也。"

2. 对"为之行气于三阴""亦为之行气于王阳"的理解

张介宾认为："为之者，为胃也。脾脉贯胃属脾，足太阴也，故为之行气于三阴。三阴者，五脏之谓……阳明者，太阳之表也，主受水谷以溉脏腑，故为五脏六腑之海，虽阳明行气于三阳，然亦赖脾气而后行，故曰亦也。三阳者，即六腑。"而吴崑则认为："脾为胃行气于三阴，运阳明之气，入于诸阴也。""行气于三阳，运太阴之气，入于诸阳也。"如此解释，令人费解。我们知道，经脉的循行，是始于手太阴而终于足厥阴，阴经通脏络腑，阳经通腑络脏，一经接一经，如环无端，如何能形成太阴行气于三阴而阳明行气于三阳呢？先生认为，这二句原文是进一步说明脾与胃虽然阴阳异位，但它们之间又是以膜相连，经络相通，共同完成水谷的消化、吸收和输布，故经脉的循行起于中焦（脾胃），上膈属肺，脾胃之精就是自肺经始运行全身的，故曰"为胃行其津液"。此二句经文当结合《素问·经脉别论》中饮食入胃的内容来理解，方可进一步明确其意义。

按：本文原载《山东中医学院学报》1984 年第 8 卷第 4 期。文中讨论了《素问》第 19、20、24、25、29 篇中的疑难问题。指出：①胃气乃脏腑之本、脉动之根的重要意义：五脏功能赖胃气以支持，胃气与脏气相结合从而发挥其各脏的生理功能。若胃气败绝，则脏气亦继之而绝，故真脏脉见者多于较短的时间内病亡。②《玉机真藏论》"别于阳者知病从来，别于阴者知死生之期"，与《阴阳别论》基本相同，但从意义上来说，本篇是从表里言阴阳，《别论》则是从脉象言阴阳，这是两者不同之处。③《三部九候论》"七诊"是指脉象而言，《景岳全书》之"独论"就是在此基础上提出的；"留瘦不移"当包括两层含义：一指病邪久留不移而使形肉消瘦，二指病邪隐匿于四支八溪之间久而不去。④形神合一，疾病的发生与人的精神状态密切相关。不仅七情过激可内伤脏腑气机而致病，且异常的精神状态也往往成为外感或其他内伤疾病的诱因。无论是外感六淫、内伤七情还是饮食劳倦，其致病特点虽各有不同，然总不外伤形和伤神两方面。⑤所谓治神，即"四气调神"之意，神与形是不可分离的，神必寓于形中，故调神即可养身，养身即可治神。只有形神相依，乃命曰人。⑥"虚实呿吟"，是说欲明病之虚实，必须全面诊视，细心体察，不放过任何细小的征象，才能确诊无误。⑦脾胃功能不同，经脉循行有别，四时阴阳逆从各异，所以受病亦必因之而异，其特点就是"阳道实，阴道虚"。此理论为脾胃病的辨证指出了方向。⑧脾与四时有两种配属：一是脾主长夏，一是各十八日寄治，虽各含一定的意义，但都体现了脾属土而长养四脏的生理特点。

（张珍玉）

六、读《内经》札记（六）

（一）阳明脉解篇第三十

本篇主要论述阳明经脉之病证。吴崑说："解，释也。释阳明为病之义。"上篇论述了太阴与阳明是阴阳异位，生病各异。故后世医家认为："邪入阳明则燥化，入太阴则湿化。"本篇特别指出阳明病这一特点，燥化为阳热实证。本病的成因，一由外感之邪，一为内伤七情。前者，如伤寒阳明腑实证之发狂，后者即本文所说："恶人与火""病甚则弃衣而走，登高而歌，或妄言骂詈，不避亲疏。"这些症状为七情内伤，痰火内结之实证，呈现痰火扰心之狂证。与西医学某些精神病极为相似。胃络上通于心，痰热积阳明，上扰则心神瞀乱。本文可与《灵枢·经脉》篇中之阳明病候及《脉解》篇中有关内容参读，更可加深理解。本篇的基本理论是在"阳道实""阳明之上，燥气治之"的思想指导下认识的。至于阳明病的病机，也有寒热虚实，当从临床症状的表现来区别它。

1. 闻木音则惕然而惊，钟鼓不为动

狂病在临床上确有上述症状，惟"闻木音则惕然而惊，钟鼓不为动"，注家从五行生克理论做了解释，先生对本病经验较少，没有得出结论。但总想古人不是凭空想出来的，请同道加以研究。

2. 四肢者，诸阳之本也

历代注家对本句的解释，多引证《灵枢·终始》篇"阳受气于四末"作根据。四末，即四肢。王冰注："阳受气于四肢，故四肢为诸阳之本。"张介宾说："阳受气于四末，故四肢为诸阳之本。"而张志聪则引《终始》篇中一段原文作解。他们都是以经解经，没有将它的基本意义表达出来。本来这句原文是从生理而言，以生理解释病理，故本文说："阳盛则四肢实，实则能登高也。"从这二句原文的病理解释，可以明确四肢的阳气是从体内诸阳而来，就是"四肢本诸阳"的倒装句。阴阳是互根的，没有阴就无所谓阳。《太阴阳明论》指出四肢不能活动，是由于脾不能为胃行其津液之故。"今脾病不能为胃行其津液，四肢不得禀水谷气，气日以衰，脉道不利，筋骨肌肉，皆无气以生，故不用焉。"这里的"气"即是阳气。

由此可知，四肢的阳气是从脾的转输而来的。因此说，阳气本于四肢是没有根据的。从经脉在四肢交接看，阴经接阳经，阳经接阴经，四肢为阴经与阳经交会之处。《灵枢·动输》篇说："夫四末阴阳之会者，此气之大络也。"这就更加说明了四肢是禀诸阳，而不是诸阳起于四肢。

（二）热论篇第三十一

本篇是一篇系统而又全面论述热病之专论。它将本病的原因、症状、传变及预后、禁忌、治疗等都作了阐述。文字虽然不多，但它对后世热病学说的发展起了很大的作用。热病的范围比较广泛，本文说："今夫热病者，皆伤寒之类也。"热病属伤寒之类，因而《难经·五十八难》将伤寒分为五种，它说："伤寒有五，有中风，有伤寒，有湿温，有热病，有温病。"本文热病的病因指出为寒邪，故曰："人之伤于寒也，则为病热。"这是指广义伤寒而言。

本篇较系统地指出了六经传变规律及病证。所谓传变，就是病情的发展，传必有变，变就意味着传。伤寒的传变有一定规律，是以六经作为纲领，外邪入侵，首犯太阳，其经脉"上额交巅，入络脑，还出别下项，循肩髆内，夹脊抵腰中"，故"伤寒一日巨阳受之，故头项痛，腰脊强；二日阳明受之……故身热目痛而鼻干，不得卧也；三日少阳受之……故胸胁痛而耳聋"。这是三阳经的病证。在治疗上本文指出："各通其脏脉，病日衰已矣。"这里的"通其脏脉"，就是分清病证所在的脏腑、经脉予以治疗。怎样治疗呢？"其未满三日者，可汗而已。"就是说病在三阳经，可用发汗的方法。由于寒邪在表，"热虽甚不死"，正如《生气通天论》所说："体若燔炭，汗出而散。"若病情再深入发展，而至三阴，如"四日太阴受之，太阴脉布胃中，终于嗌，故腹满而嗌干；五日少阴受之……故口燥舌干而渴；六日厥阴受之……故烦满而囊缩。"邪入三阴，在治疗上"其满三日者，可泄而已"。泄，即清热利便。以上三阳三阴六经病证，都依该经脉、脏腑、气血为基础，并非单纯的六个症候群。因此六经分证不但是辨证纲领，同时也是脏腑经脉的病理说明。明确了这一点，这就是六经分证的意义所在。至于本文所列之一日、二日、三日等传变数字，切不可认定一日一经之传变，它不过是代表其传变次序而已。

仲景《伤寒论》的六经，是在本论六经的基础上，结合临床经验，发展了六经辨证。他的六经辨证实际上也是以脏腑经脉为依据，贯穿着阴阳表里寒热虚实八纲辨证的内容，并运用了汗、吐、下、和、温、清、补、消八法治疗。因此说，仲景的《伤寒论》是在明确六经分证的前提下，还必须了解脏腑经脉与六经的关系及八纲辨证的意义。它是六经和八纲相互结合，进行辨证的。而本论之六经病证都是热证，治疗上只提出了"各通其脏脉"及"其未满三日者，可汗而已；其满三日者，可泄而已"。所以柯琴说："《热论》之六经，专主经脉为病，但有表里之实热，并无表里之虚寒，但有可汗可泄之法，并无可温可补之例。仲景之六经，是分六区之地面，所谈者广……自表及里，有寒有热，或虚或实，无乎不包。"柯氏之论说明本篇与仲景《伤寒论》的异同，可为研究本篇的参考。

总之，仲景《伤寒论》之六经辨证，导源于《热论》，又发展了热论之六经。所以学习和研究本篇当与仲景《伤寒论》及温病学说结合起来，才能得出正确的结论。

（三）刺热篇第三十二

本篇主要论述针刺治疗热病的方法。它与上篇有密切关系，张介宾说："此篇名刺热者，盖即所以治伤寒，但上篇分伤寒之六经，此篇详伤寒之五脏，正彼此相为发明耳。"故其篇名虽为刺热，实为刺五脏热病。

五脏热病在发病之前必有先兆，这种先兆的表现，已经标志着内在疾病的形成。如本文指出："肝热病者，小便先黄……心热病者，先不乐……脾热病者，先头重颊痛……肺热病者，先淅然厥起毫毛，恶风寒……肾热病者，先腰痛骺酸……"每脏热病除有上述先兆外，还有赤色见于面部的表现，过几日后便可出现其他症状。掌握先兆症状，是辨证的关键。它不但提示了早期发现的线索，同时也是早期治疗的根据，故本文说："病虽未发，见赤色而刺之，名曰治未病。"

"见外知内"，是在藏象学说理论指导下得出的结论。下面分析一下五脏热病的机制，以便更有效地指导临床。①肝热病，小便先黄。小便黄表示肝已有热，由于肝脉络阴器，主疏泄，故肝热小便先黄。临床上小便的黄与不黄，是鉴别表证、里证的标志。如《伤寒论》第 56 条："伤寒不大便六七日，头痛有热者，与承气汤。其小便清者，知不在里，仍在表也，当须发汗。"这里说里热的不大便，必小便黄赤，如果小便不黄赤，就不属里热，虽有头痛身热，仍属表证。②心热病，先不乐。心主神明，在志为喜。故热邪在心，则先有不乐之兆。③脾热者，先头重颊痛。脾主湿，脾病必及于胃，胃脉上行循颊至头，湿热相结，故头重颊痛。④肺热者，先淅然厥起毫毛，恶风寒。肺主卫，外合皮毛，肺热则营卫不调，故肌表恶风寒。⑤肾热者，先腰痛胻酸。肾主骨，腰为肾之府，故肾热先有腰痛胻酸。

五脏热病，除上述先见症外，本文还指出有赤色见于面部的表现，如本文说："肝热病者，左颊先赤；心热病者，颜先赤；脾热病者，鼻先赤；肺热病者，右颊先赤；肾热病者，颐先赤。"这是面部望诊。临床上有一定的参考价值。

若五脏热病形成，可采用适当的治疗。本文对五脏热病选穴刺治是有一定原则的，归纳起来有两大类：一是循经取穴，包括三种：①本经病证取本经穴，如热病始于头首者，病在太阳经，当刺项部经穴；②若病及他经者，可选表里两经穴，如手臂痛，可刺手阳明及手太阴经穴；③以五行生克理论选穴，如热病先胸胁痛，刺足少阳，补足太阴。木强土弱，泻足少阳之实，补足太阴之虚，扶土抑木。二是部位取穴，包括两种：①刺热病五十九穴，病甚者用之；②取背俞穴，如本文"三椎下间主胸中热，四椎下间主膈中热，五椎下间主肝热，六椎下间主脾热"等。对这些取穴方法目前虽然很少应用，但就其选穴部位及某些穴位来看，是有临床价值的，应当加以验证，使之更有效地为健康服务。

（四）评热病论篇第三十三

篇名评热病，就其论述，虽不全在热病，但指出了热病的变证，并举几种变证与热病作比较，从而加深对热病的认识。高士宗说："《热论》论热病在脉，《刺热》论热病之先见，《评热》论热病之变证。风厥、劳风、肾风、风水皆热病之变，举而评之，故曰《评热病论》。"

篇内对热病及几种变证，从病因、病机、治则及预后等项，作了论述。其中阐明了一个问题，就是正胜邪则生，邪胜正则死。因而扶正祛邪的治疗原则，给后世治疗学奠定了基础。另外，在发病上提出了"邪之所凑，其气必虚"的论点，它的意义一方面指出了人体发病机制，要从人体内部去找，不能单纯从人体外部去找原因；另一方面指出了"其气虚"，这里的气就是真气（正气）。真气虚有整体和暂时、局部的不同，这些不同的虚，都可招邪气的侵袭。明确了这一点，就可灵活地运用于临床。下面就本篇所列之4种病证加以讨论。

1. 阴阳交

（1）病名意义

"有病温者，汗出而辄复热，而脉躁疾，不为汗衰，狂言不能食，病名为何？病名阴阳交，交者死。"温热病汗出而热不退，脉躁疾，发狂言且不能食，这种情况就叫阴阳交。交者死，为什么呢？温热病为阳邪入阴分而伤阴，交结不解，汗出更伤阴，热盛阴伤，故死。张介宾说："以阳邪交于阴分，则阴气不守，故曰阴阳交。"

（2）病证分析

病温汗后复热：温热之邪极易伤阴，汗为阴液，汗出而阴更伤，故本文说："汗者精气也，今汗出而辄复热者，是邪胜也。"不能食：热胜伤及胃阴，故不能食。本文说："不能食者，精无俾也。"俾，《说文解字》说：益也。汪机说："愚谓谷气化为精，今不能食，则精无所俾益。"脉躁疾：热病得汗当脉静身凉，若脉反躁盛，为邪盛阴竭之候。故《灵枢·热病》说："热病已得汗，而脉尚躁盛，此阴脉之极也，死。"狂言、高热：邪犯包络而神错谵语，为失志。

（3）预后

"今见三死，不见一生，虽愈必死。"所谓三死，一为汗后复热不能食；二为汗后脉躁疾；三为汗后狂言失志。有此三症虽有暂时缓解，终不免于死。本证所以为死证，由于温热本伤阴，复加汗出而阴液外泄，阴竭而死。本证临床颇为常见，与温病的气血两燔相似，可选用清瘟败毒饮加减。

2. 风厥

（1）病名意义

风厥这一名称，在《内经》各篇中各有不同含义。如《阴阳别论》："二阳一阴发病，名曰风厥。"《灵枢·五变》："人之善病风厥漉汗者，何以候之？少俞答曰：肉不坚，腠理疏，则善病风厥。"本文"有病身热汗出，烦满不为汗解，此为何病？汗出而身热者，风也。汗出而烦满不解者，厥也。病名风厥。"《阴阳别论》之风厥，是胃与肝病；胃主燥，肝主风，风燥合而厥。《五变》之风厥，感风而气逆。本文之风厥，由于风邪在表，气逆于内所致。

（2）病证分析

根据本文所述之症状及解释，本病为太阳感受风邪，风邪留之则身热，热不为汗解，邪由表入里伤及少阴，少阴受邪则上逆，故烦满。从厥而论当属阳厥。虽有汗出身热之症，而与阴阳交证截然不同。

（3）治疗

本文说："治之奈何？表里刺之，饮之服汤。"表里者，太阳与少阴也。刺表，即刺太阳经穴，以散风热之邪；刺里，即刺少阴经穴，以制其逆；同时兼服汤药。用何汤药，据《增补内经拾遗方论》当用小柴胡合小陷胸汤，认为小柴胡清肌热，小陷胸除烦满而降逆。先生认为"汗出身热烦满"之症，似可用桂枝汤合栀豉汤较为合证。

3. 劳风

（1）病名意义

劳风，历代注家解说不一，致使后学很难掌握。如王冰认为："从劳生风，故曰劳风。劳谓肾劳也。"骆龙吉则同意王说。张介宾说："因劳伤风也。"马莳则认为："似为医经中之劳证。"张路玉说："夫人劳力，则肺气胀满，俞穴大开而汗泄，斯时感冒风邪。"综观上述各家之说，张路玉之说颇合原意，因劳而汗出感邪，日久不愈所致。

（2）病证及病机

"劳风法在肺下，其为病也，使人强上冥视，唾出若涕，恶风而振寒，此为劳风之病……咳出青黄涕，其状如脓，大如弹丸，从口中若鼻中出，不出则伤肺，伤肺则死也"。劳风的病机"法在肺下"，而历代注家对此解释不一，但多数注家则认为肺下即肾，其本在肾，其末在肺。而张路玉则认为："斯时感冒风邪，乘其俞穴之开，直入肺下，少顷俞穴仍闭，其邪有入无出，郁闭不通，而生痰聚饮，流入胸膺肩背，经络窍隧之中，故使人强上冥视。强上者，身半以上为风所中，而背胸强戾……冥视者，邪害空窍，所以目睛反戾，半开不动，不能视物也。唾出若涕者，痰饮上逆之微也。恶风振寒者，肺气受困，木邪反肆为虐也。风寒之邪，必由巨阳而寻出路，今邪在肺下，逼近胃口，既不能从表而解，又非实热燥结可攻下而除，势必借资膀胱阳气，上吸胸中，使阴霾郁闭之邪，庶得从上解散……故涕从口鼻而出，其色青黄，其状如脓者，风邪挟肝胆，而乘脾胃之候也。大如弹丸者，乃久已支塞肺窍之结痰，见蓄邪之盛也。设不急治，则伤肺而死矣。"张路玉从病证联系病机作解，颇合原文之意。肺下即肺中，肺中痰热交结不解所致。

（3）治疗及预后

本文指出："以救俯仰。"吴崑说："肺下有风热，膜胀，俯与仰皆不利，故必救其俯仰。"吴氏只谈了"俯仰"的病机，没有指出治法。尤怡则提出了"救俯仰者，即利肺气散邪气之谓乎？"也没指出具体方药，先生认为此证似可予千金苇茎汤加减。至于预后，本文指出："巨阳引精者，三日，中年者五日，不精者七日。咳出青黄涕，其状如脓，大如弹丸，从口中若鼻中出，不出则伤肺，伤肺则死也。"这段原文说明了本病的预后。但其中的文字实难理解，张介宾对此作了比较切合原意的解释，他说："风邪之病肺者，必由足太阳膀胱经……内入于脏。太阳者水之府，三阳之表也，故当引精上行，则风从咳散，若巨阳气盛引精速者，应在三日，中年精衰者，应在五日，衰年不精者，应在七日……当咳出青黄痰涕而愈……咳涕不出，即今人所谓干咳嗽也，甚至金水枯竭，虚劳之候，故死。"张氏对此证的预后认为在初起时，治疗得当借巨阳引精之气三五七日可愈。若病情日久肺肾俱伤，则成虚劳，预后多不良。

4. 肾风

（1）病名意义

本文所说之肾风，从其症状看，似为风水。风水除本篇外，还见于《水热穴论》《奇病论》《灵枢·论疾诊尺》等篇。为什么肾风为风水呢？《水热穴论》说明了它的意义："肾汗出，逢于风，内不得入于脏腑，外不得越于皮肤，客于玄府，行于皮里，传为胕肿，本之于肾，名曰风水。"肾汗出而受风邪，以致水郁于皮肤而成水肿。肿因于风，故称风水。什么样的汗为肾汗呢？《水热穴论》说："勇而劳甚，则肾汗出。"

（2）病证与病机

肾风的症状：面肿，语言重浊不清。本文说："有病肾风者，面胕瘾然，壅害于言。"胕，浮肿也。《山海经·西山经》说："曰竹山……有草焉……浴之已疥，又可以已胕。"郭璞注曰："治胕肿也。胕音符。"瘾然，即庞然，肿大貌。壅害于言，即面部肿大，语言气短而重浊不清，它的病机，由于"邪之所凑，其气必虚"。劳而肾汗出，风邪乘汗出表虚而入，风与汗湿相搏结而为浮肿。

（3）治疗

本文未指治法。惟提出误治可导致全身肿的严重病变。如："虚不当刺，不当刺而刺，后五日其气必至。至必少气时热，时热从胸背上至头，汗出手热，口干苦渴，小便黄，目下肿，腹中鸣，身重难以行，月事不来，烦而不能食，不能正偃，正偃则咳甚，病名风水。"本病本为虚证，虚不当用刺法。若误用刺法，"阴虚者，阳必凑之，故少气时热而汗出也；小便黄者，少腹中有热也，不能正偃者，胃中不和也。正偃则咳甚，上迫肺也。诸有水气者，微肿先见于目下也……水者阴也，目下亦阴也。腹者至阴之所居，故水在腹者，必使目下肿也……腹中鸣者，病本于胃也，薄脾则烦不能食；食不下者，胃脘膈也。身重难以行者，胃脉在足也。月事不来者，胞脉闭也。胞脉者，属心而络于胞中；今气上迫肺，心气不得下通，故月事不来也。"本文虽未指出治法，但就其病机而论，初起可参考《内经拾遗方论》所引《卫生宝鉴》之香苏散。若日久可采用八味肾气丸。

总之，本篇所举之四种病证，虽都有汗出身热，但由于病因不同，病机与病位各异。仅有相同之一症，不能认为是一种病证，因此，本文列四证而评之，以示鉴别，从而说明了辨证论治的重要性。

按：本文原载《山东中医学院学报》1985年第9卷第1期。文中讨论了《素问》第30、31、32、33篇中的疑难问题，提出：①"四肢者，诸阳之本也"，是指四肢禀受于诸阳，而不是诸阳起于四肢。②三阳三阴六经病证，都依其该经脉、脏腑、气血为基础，并非单纯的六个症候群。六经分证不但是辨证纲领，同时也是脏腑经脉的病理说明。仲景《伤寒论》的六经辨证，是在本论六经的基础上，结合临床经验发展而成。③在发病上提出了"邪之所凑，其气必虚"的论点，一方面指出了人体发病机制，要从人体内部去找，不能单纯从人体外部去找原因；另一方面指出了

263

"其气虚"，这里的气就是真气（正气）。真气虚有整体和暂时、局部的不同，这些不同的虚，都可招致邪气的侵袭。④对阴阳交、风厥、劳风、肾风等热病变证的病名、病证、病机治疗和预后作了分析，并补上了各病适用的治法和方药，对指导临床相类病证的辨证治疗有一定意义。

（张珍玉）

七、读《内经》札记（七）

（一）逆调论篇第三十四

本篇举例论述了寒热、水火、营卫、脏气等相互失调所发生的病证，故名《逆调论》。逆调，即失调。高士宗说："调，调和也。逆调，逆其寒热水火营卫之气，不调和也。寒热逆调，则为烦为痹；水火逆调，则为肉烁，为挛节；营卫逆调，则为肉苛；脏气逆调，则为息喘也。"本篇提示我们：疾病无论外感还是内伤，其发病的根本因素，皆在于机体内部的阴阳失调，其治疗，亦皆在于调整阴阳的偏盛偏衰。

1. 痹气

此"痹气"当作病名来认识。痹者，闭也，不通之意。本文所论的痹气，是指由于阳衰而阴盛，阳气不得运行，寒从中生的病证而言。中生之寒的特点是"身寒如从水中生"，即所谓畏寒是也。与恶寒不同，畏寒为阳衰，得衣被而可缓解，恶寒为阴盛，虽得衣被而仍不解，前者为虚，后者为实。《圣济总录》云："其阳虚生外寒，阴盛生内寒，人身阴阳偏盛，则自生寒热，不必外伤于邪气也。痹气内寒者，以气痹而血不能运，阳虚而阴自胜也。"痹气之名，目前虽已不用，但其证却临床常见，当温经助阳为治，可选用桂枝附子汤。

2. 肉苛

骆龙吉云："肉，肌肉；苛，谓瘤重，痛痒不知。"瘤与顽同音。《广韵》："瘤，瘤痹"。可见，肉苛就是肌肉顽麻之意。经文所说的"虽近衣被，犹尚苛也""肉如故也""人身与志不相有"，乃是指出了肌肉顽麻，虽着棉絮厚衣，仍麻木，然其皮肉不变常态。病情发展就会出现四肢不能为意志所支配的肉苛证的具体表现。"营气虚，卫气实，荣气虚则不仁，卫气虚则不用，营卫俱虚，则不仁且不用"，则是肉苛的病机。营卫失调，营气虚不共卫气谐和，则卫气实。其实为相对而言，非邪气之实。然营卫之气，同源于水谷，分则为二，合则为一，在脉中者为营，在脉外者为卫，营出脉外则为卫，卫入脉中则为营，两者互相渗透，相互资助，以完成循行周身，营养全身的作用。故营虚日久，相继卫气亦虚，营虚则肌肉失养，故顽麻不仁；卫气虚则不得充皮肤，养筋脉，故四肢不能自主活动，即所谓"人身与志不相有"。本文只指出了病证和病机，没有谈及原因和治疗，从临床来看，其病因主要有二：一为感受湿邪，一为内耗过度，二者皆可导致营卫通行不利而出现麻木不仁的症状。前者可采用桂枝汤加苍术，后者可用黄芪当归五物汤。

（二）咳论篇第三十八

本篇专题论述了咳嗽的病因、病机、分类、转归和治疗，提出了"五脏六腑皆令人咳，非独肺也"的论点。咳，原为欬，《说文解字》说："逆气也。"就是肺气上逆而出现的症状。故《脏气法时论》云："肺苦气上逆。"《至真要大论》云："诸气膹郁，皆属于肺。"咳与嗽在《内经》中并没有区分，在许多篇中都是咳与嗽并提，如《阴阳应象大论》云："秋伤于湿，冬生咳嗽。"《五脏生成篇》说："咳嗽上气。"可见，本篇虽只言咳未言嗽，但实已包括嗽在内，故张子和说："嗽与欬一证也。"《中华大字典》亦云："嗽，本亦作欬，欬者，含气也，含气之欲下，而气乃逆上，是曰欬。"

咳嗽之症，由肺气上逆而然，故咳嗽不离于肺，然五脏六腑感受邪气都可影响于肺致肺气上逆而为咳，故咳嗽又不止乎肺，这是临床辨证所不能忽视的。咳嗽一症，临床有外感、内伤之分。外感有风寒、风热、风燥之别；内伤多由于脾湿痰生上射于肺，或肺气虚衰，湿痰内阻，或情志郁结，肝火犯肺而致。然无论外感还是内伤，都是伤及肺之宣降致肺气上逆而为咳，故治当从宣、降两方面着手。一般而言，外感多影响肺宣之功，治当以宣为主；内伤多影响肺降之能，治当以降为主。

（三）举痛论篇第三十九

本篇主要论述了五脏卒痛的病因病机及"百病生于气也"和九气为病

的特征。这里主要讨论以下两个问题。

1. 医者应有的态度

本文首先指出："余闻善言天者，必有验于人；善言古者，必有合于今；善言人者，必有厌于己。如此则道不惑而要数极，所谓明也。"强调了对医学理论，不能教条地去接受，而必须要理论与实践相结合，特别提出了"善言古者，必有合于今"的古为今用原则。这些内容启示我们：人类生存在天地之间，大自然与人类都是相互影响、相互制约的，人类不应该只是消极地接受自然界的作用和影响，而应积极地去认识自然、适应自然、改造自然，即所谓"善言天者，必有验于人"。古往今来，社会的变迁，对于发病来说也是有一定影响的，因此对于古代的医学理论和经验，必须结合现代的医疗实践来认识和吸收。即所谓"有合于今"。要解除病人的疾苦，研究人的生长规律，就必须对自己、对人体有一个足够的认识，即所谓"善言人者，必有厌于己"。这样才能真正明确和掌握医学之道，以之服务于人类。

2. 百病皆生于气也

百，举成数以言其多，百病即多种疾病之意。生，《正字通》云："凡事由因以致果者，皆谓之生。"气，此是指脏腑的功能活动表现，即所谓气机。"百病皆生于气也"就是说，各种疾病，虽其原因不同，但都是影响了脏腑的气机而失常所发生的。本文所说的"怒则气上，喜则气缓，悲则气消，恐则气下，寒则气收，炅则气泄，惊则气乱，劳则气耗，思则气结"，就是对"百病皆生于气也"的举例说明。

怒为肝志，肝主疏泄，怒则肝气逆，逆有上逆和横逆之不同，肝气上逆，则可出现头胀、头晕、头痛；若横逆犯脾，则可出现腹胀飧泄。喜为心志，正常之喜则意志调达，气机和调，营卫通利，若过喜则伤心，可出现狂妄不精。悲为肺志，肺主气，悲哀过甚则动心而心系急，心系通于肺，心肺气壅则上之气不通，心主之营与肺主之卫不能散行全身，气滞于中而化热，热则伤气，故悲则气消。恐为肾志，肾藏精，恐则肾气不得升而精却于下，下焦之气不得升则上焦之气不能降，如此则上下之气不得交通。临床上常常见到受惊恐之人，脐腹下坠而大便泄，即其明证，故云恐则气下。寒性收引，寒侵肌表，则卫气示得散越，故称气收。外寒侵入肌表之发热恶寒，即是卫气不得散越的病机表现。炅，热也，热则腠理开，汗大泄，卫阳亦随之外泄，临床上汗多亡阳即是此意。故云："炅则气泄"。惊气入心，致使心神无所归附，心之气机紊乱，从而出现心悸不安，手足无措，思虑不安等，即所谓"惊则气乱"。劳动本为人类的天职，但过劳则伤气，内则喘息，外则汗出，即所谓"劳则气耗"。思为脾之志，然所以任物者谓之心，故思虑过度则心气内结，正气郁而不行，故云"思则气结"。从以上对"九气为病"的论述可以看出，《内经》不仅强调了七情对气机的影响，而且以"寒""炅""劳"概言六淫、劳逸失度，无不是影响了脏腑气机而致病，即"百病皆生于气"。这对指导临床辨证，是具有深远意义的。

（四）风论篇第四十二

本篇论述了风邪侵入人体后的各种病理变化特征及其诊察方法，指出了风邪致病的特点。试从以下几个方面作一讨论。

1. 风的含义

风为六气之一，在正常情况下称六气，变化异常则为六淫，正如张仲景所说"风能生万物，亦能害万物"。风有内外之别，外感风邪者为外风，如《金匮真言论》中之四时风病，《玉机真脏论》中之"风痹""风瘅"，《疟论》《岁露》中之"疟生于风"，《痹论》中之"行痹"，《评热病论》中之"风厥"，《九宫八风》中之"虚风""实风"，《骨空论》中之"大风"等，以及本篇所论之风，均属外风。风自内生者则为内风。《阴阳应象大论》云："天有四时五行，以生长收藏，以生寒暑燥湿风，人有五脏化五气，以生喜怒悲忧恐。"这是说，五脏应四时，天有六气，人体五脏也有六气的属性。然何谓风从内生呢？《至真要大论》云："诸暴强直，皆属于风""诸风掉眩，皆属于肝。"《阴阳应象大论》云："风胜则动。"就是说，不论是感受外邪，还是内伤情志，或是劳倦耗伤，只要是影响到肝而出现振掉、抽搐等症则称内风，亦称肝风，或称肝风内动。可见，风的含义，既可代表病因，又可代表病证。

2. 风的特性

本文指出："风者，善行而数变。""故风者，百病之长也。"为什么言风为百病之长呢？长者，多也，首也。意即风邪为病较多，外可侵及肌表，内可犯及五脏，上可及头目，下可达足胫。且风性善动，变化无常，发无定处。不仅伤人"或为寒热，或为热中，或为寒中，或为厉风，或为偏枯，其病各异，其名不同"，且风能兼五气而致病，兼寒则称风寒，兼湿则称风湿，兼热则称风热，兼火则称风火，兼暑则称暑风，可见，病之由风而起者甚多也。在症状上，外感风邪的特点是"多汗恶风"。而内风的特征则当从"风性善动"来认识。风从内生，主要病变在肝，故称肝为风木之脏。肝风内生主要有两种情况：一为热极而生风，一为阴血虚而生风，前者为实证，后者为虚证，前者属阳盛，热邪在阳明或在包络，木气鼓之，则动内风。后者属阴虚，多由肝阴不足，血燥生热，热则风阳上升，窍络阻塞，或由肾阴不足，水不涵木而致风阳上升。也有热盛伤阴而风从内生者，为实中夹虚之证。总之，内风以动为特点，以头目不清、眩晕，甚则瘈疭痉厥或肢体麻木为主症。

3. 风证的病机及本篇内风的意义

本篇论风的病证较多，如寒热、热中、寒中、厉风、偏枯等，其中除厉风（麻风病）、偏枯（半身不遂）外，都属于外风侵入肌表所致。肌表开合，卫阳主司，风邪内入，则伤卫气，卫气伤则开合失司，故除多汗恶风外，还有时开时合的寒热表现。故曰："风气藏于皮肤之间，内不得通，外不得泄，风者善行而数变，腠理开则洒然寒，闭则热而闷。"若风气入于分肉之间，致使卫气郁滞，营热肉腐，可使肌肉膹胀而为痈疡，临床痈疡初起亦有寒热之证，就是营卫被伤之故。风气入于肌腠，还可致卫气不得温分肉而见肌肉麻木。风邪侵入，与人体正气的盛衰密切相关，《灵枢·五变》篇云："肉不坚，腠理疏，则善病风。"故表虚之人，最易为风邪所侵。另外注意，本篇所言的"内风"与后世之内风的概念不同，本篇"内风"之"内"字，乃"使内"之意，"内风"专指入房汗出感受风邪而言。

4. 治疗

风证的治疗，当结合病位、兼邪、病机等辨证以确定原则和方法。一般说来，外风无论其病邪在表还是在里，均当以祛风为主；内风无论其属实属虚，皆当以息风为先。

（五）痿论篇第四十四

痿者，四肢痿废不用之意也。本文首先提出"五脏因肺热叶焦发为痿躄"，后又提出"治痿独取阳明"，致使后世医家颇多争论。如李中梓《医宗必读》云："夫既曰肺伤，则治之亦宜在肺矣，而岐伯独取阳明又何也？《灵枢》所谓真气所受于天，与谷气并而充身，阳明虚则五脏无所禀，不能行血气，濡筋骨，利关节，故百体中随其不得受水谷，不用而为痿，不独取阳明而何取哉！所以丹溪云：'泻南方则肺金清而东方不实，何胃伤之有？补北方则心火降而西方不虚，何肺热之有？'斯言当矣！若胃虚减食者，当以芳香辛温之剂治之，若拘于泻南之说，则胃愈伤矣，诚能本此施治，其于痿者，思过半矣。至于七情六淫，挟有多端，临床制方，非笔舌所能罄耳。"而孙一奎《赤水玄珠》则说："《内经》皮、肉、筋、骨、脉五痿，现分五脏，然则独取阳明，只可治脾、肺、皮、肉之痿，若肝之筋痿，心之脉痿，肾之骨痿，受病不同，岂可独取阳明而已乎？故筋痿宜养其肝，脉痿宜益其心，骨痿宜滋其肾，未可执一而论。经云各补其荥而通其俞，调其虚实云云，可见治痿之法，不专于阳明也。"

先生认为，痿证的根本病机在于肌肉不得气血之养，言"五脏因肺热叶焦发为痿躄"，是从气血赖肺的宣发而能布散全身立论，言"治痿独取阳明"，乃在于强调阳明主胃，五脏六腑皆禀气于胃，四肢肌肉皆赖其化生气血以得养，二者并不矛盾。从临床来看，痿证之因，有内有外，痿证病机，有虚有实，有寒有热，治疗当审证求因，勿泥于肺胃，正如叶天士《临证指南》所说："治痿无一定之法，用方无独执之见，如冲任虚寒而成痿者，用通阳摄阴兼实奇脉为主；湿热沉着下焦而成痿者，用苦辛寒燥为主；肾阳、奇脉兼虚而成痿者，用通纳八脉，收拾散越之阴阳；下焦阴虚及肝肾虚而成痿者，用河间饮子、虎潜诸法，填纳下焦，和肝息风；阳明脉空，厥阴风动而成痿者，用通摄为主；肝肾虚兼湿热蒸灼筋骨而成痿者，益下佐以流通脉络，兼清热利湿；胃虚窒塞，筋骨不利而成痿者，流通胃气及通利小肠火腑；胃阳、肾督皆虚而成痿者，治以两固中下；阳明虚、营络热及内风动而成痿者，治以清营热、息内风；肺热叶焦而成痿者，治以甘寒清上热；邪风入络而成痿者，治以解毒宣行；精血内夺、奇脉少气而成痿者，治以填精补髓。"叶氏对痿证之治，议论堪谓精详，特录以证之。

（六）刺禁论篇第五十二

1. 关于"肝生于左，肺藏于右"

"肝生于左，肺藏于右"，不能以现代的解剖观点来认识，这是中医学从天人相应、脏腑阴阳的角度对肝、肺生理功能特点的说明。《阴阳应象大论》云："左右者，阴阳之道路也。"阴阳的升降运动不仅在自然界是以左右为道路，在人体也是如此。古人面南而立，左为东方，右为西方。肝属木，位于东，东为阳生之处，其气通春，而肝木之气主于升发，左为阳，右为阴，阳升于左，故称"肝生于左"。肺属金，位西方，西为阴降之处，其气通秋，而肺金之气主于敛降，降则由右，故曰"肺藏于右"。临床上肝病两胁胀痛以左为甚，肺病喘闷以右为甚，就是反映了"肝生于左，肺藏于右"的肝肺气机升降的特点。

2. 心部于表，肾治于里

此处表里是指阴阳而言，乃阴阳的代名词，以表为阳，里为阴也。心为阳脏属火，肾为阴脏属水，心统阳，肾统阴，心火下降，肾水上腾，构成了人体水火既济的阴阳升降关系，故王冰云："阳气主外，心象火也，阴气主内，肾象水也。"同时，心为五脏之主，各脏腑的功能活动均赖心神以主宰，肾为元气之根，先天之本，受五脏六腑之精而藏之，为脏腑之本，心肾功能协调乃脏腑生理功能正常的关键，故经以"心部于表，肾治于里"强调心肾之间阴阳既济关系的重要性。

3. 脾为之使，胃为之市

这里是用使、市二字来形容脾胃在饮食物的消化过程中各自的功能特点及相互关系。胃主受纳水谷，犹如集市；脾主运化吸收胃中之水谷精微而输布全身，如同使者一样。正如张志聪所说："脾主为胃行其津液，以灌四旁，故为之使。"

按：本文原载《山东中医学院学报》1985 年第 9 卷第 4 期。文中讨论了《素问》第 34、38、39、42、44、52 篇的某些疑难问题，提出以下新见解：①畏寒与恶寒不同：畏寒为阳衰，得衣被而可缓解；恶寒为阴盛，虽得衣被而仍不解。前者为虚，后者为实。②营卫之气，同源于水谷，分则为二，合则为一，在脉中者为营，在脉外者为卫，营出脉外则为卫，卫入脉中则为营，两者互相渗透，相互资助，以完成循行周身，营养全身的作用。故营虚日久，相继卫气亦虚，肌肉失养，故顽麻不仁；卫气虚则不得充皮肤，养筋脉，故四肢不能自主活动，即所谓"人身与志不相有"，发为"肉苛"③咳嗽之症，由肺气上逆而然，故咳嗽不离于肺，然五脏六腑感受邪气都可影响于肺致肺气上逆而为咳，故咳嗽又不止乎肺。④百病生于气，是说无论外感六淫，还是内伤七情、劳逸失度，无不是影响脏腑气机而致病。⑤风病有内外之分，治疗有祛风和息风之别。⑥痿证有虚有实，有寒有热，治疗当审证求因，勿泥于肺胃。⑦"肝生于左，肺藏于右"是以其气机升降于左右而言的；"心布于表，肾治于里"是以阴阳言表里，强调心肾水火既济的重要性；"脾为之使，胃为之市"是比喻脾胃在饮食物的消化过程中各自的功能特点及其相互关系。

（张珍玉）

八、读《内经》札记（八）

（一）刺志论篇第五十三

志者，记也。刺志，在针刺时当记不忘。本文专论"虚实之要"，从常、变两方面阐述虚实情况。对气与形，血与脉，饮食的多少与气的关系等，指出其相应者为常，不相应者为变，常则健，变则为病。

虚实的概念，在《通评虚实论》中已明确指出"邪气盛则实，精气夺则虚"。本文所指"虚实之要"的关键，在于观察分析形与气，血与脉，谷与气等的内外表现是否相应。凡是"气实形实，气虚形虚"和"谷盛气盛，谷虚气虚""脉实血实，脉虚血虚"等情况都属相应。反之，则为不相应。由此可知，这里所指的虚实，特别是实的概念，就不一定属邪气盛，而是气血倾移的结果。《离合真邪论》说："此皆营卫之倾移，虚实所生，非邪气从外入于经也。"这是说没有邪气侵入也可导致虚实的存在。虚实虽是疾病的归宿，但要辨识虚实必须与脏腑阴阳气血津液等结合起来，才能掌握虚实病证。

本文所指的气，乃是气血之气。"气为血帅，血为气母""气行则血行，气滞则血瘀"。这是气血之间的关系，强调了气的作用。的确，血到之处，气一定到；但气到之处，而血未必到。气血不但是人体脏腑器官活动的基础物质，又是脏腑组织器官功能表现。故气的虚实，关系到人体生命的安危。临床上所谓气实，多指气机郁滞，气虚多指肺、脾衰弱。本文所谓气盛、气多，并非说气多于正常，而是指形气相称为"气盛"，肺胃气上逆为"气多"。故本文说："谷入少而气多者，邪在胃及与肺也。"形气相称，《内经》又称相得。《玉机真脏论》说："形气相得，谓之可治……形气相失，谓之难治。"

针刺补泻的机制，在于"夫实者，气入也；虚者，气出也。"即是说，虚者当实，必须使正气入内；实者当虚，必须使邪气外出。怎样才能知道正气入内和邪气外出呢？本文说："气实者，热也；气虚者，寒也。"就是说，针下病者有热感者，则达到补虚的目的；有寒感者，则达到泻实的要求。

总之，本文从不同的角度，论述了虚实的概念及其临床意义。篇名刺志，言"虚实之要"及补虚泻实之法，当记不忘。吴崐将本篇改为"虚实要论"，是有一定道理的。

（二）针解篇第五十四

本篇主要论述了针刺手法、针刺应注意的问题、针具的种类和适应证等，这些都是针刺家应掌握的基本知识。

针刺补泻，是针对疾病虚实而定的。"实则泻之，虚则补之"，这是原则。那么怎样才能达到补泻的目的呢？本文指出了两种补泻方法：一是徐疾补泻。本文说："徐而疾则实者，徐出针而疾按之；疾而徐则虚者，疾出针而徐按之。"所谓徐而疾，是说得气后，则慢慢出针，针已出穴，当快按压针孔，使真气不得外泄，引谓补法。疾而徐，则是说得气后，快出其针，针已出穴，当慢压按针孔，使邪气外出，此谓泻法。二是开阖补泻。本文说："补泻之时者，与气开阖相合也。"马莳认为开阖补泻，虽以气至之时而定，但在运用时可按迎随补泻之法，他说："其针入之后，若当其气来，谓之开，可以迎而泻之；气过谓之阖，可以随而补之。针与气开阖相合也。"所谓迎随补泻，即进针时将针尖迎着经脉循行方向斜刺，为补法；将针尖随着经脉循行方向斜刺，为泻法。

除本篇提出的两种补泻方法外，《素问·离合真邪论》还有呼吸补泻，说："吸则内针，无令气忤，静以久留，无令邪布，吸则转针，以得气为故，候呼引针，呼尽乃去，大气皆出，故命曰泻。""呼尽内针，静以久留，以气至为故……候吸引针，气不得出，各在其处，推阖其门，令神气存，大气留止，故命曰补。"意即在呼气时针入，吸气时针出为补；吸气时针入，呼气时针出为泻。《灵枢·官能》篇中有方员补泻法，这种方员补泻似有捻转补泻的意义。如该篇说："泻必用员切而转之，其气乃行，疾入徐出，邪气乃出……补必用方，外引其皮，令当其门，左引其枢，右推其肤，微旋而徐推之……气下而疾出之，推其皮，盖其外门，真气乃存。"后世医家将此法进一步发展，为临床所习用。

针刺补泻，必须"得气"。故本篇又进一步指出，补泻时针下感应是取得疗效的标志。即本篇所说："刺虚则实之者，针下热也……满而泻之者，针下寒也。"为什么有针下寒热的感应呢？本篇解释说："刺实须其虚者，留针，阴气隆至（针下寒），乃去针也。刺虚须其实者，阳气隆至，针下热，乃去针也。"但是目前我们对这一问题还注意不够，应当引起重视。

此外，还须注意进针的深浅和角度，"义无邪（斜）下者，欲端以正也"。医者要思想集中，严肃认真，小心谨慎，"如临深渊""手如握虎"。本篇最后123字，文义难解，历代医家都觉辞义不属。王冰注曰："此一百二十四字（今本脱一字）蠹简烂文，义理残缺，莫可寻究。"待考。

（三）皮部论篇第五十六

皮部是人体的屏障，通过经络与脏腑直接联系，是藏象经络学说的重要内容之一。高士宗说："皮部，皮之十二部也……百病之始生，先于皮毛，由皮毛而腠理，腠理而络脉，络脉而经脉，经脉而脏腑。"意即皮部居表，但都分属于十二经脉。十二经脉之络脉在肌表所通过的地方，即属该经之皮部。皮部通过经络内连脏腑，因而脏气可通过经络达于皮部，外邪也可由皮部传入内脏。这不但说明了皮部是外邪侵入的途径，同时也提示了"善治者治皮毛"的意义。本论最后指出："故皮者有分部，不与而生大病也。"与，《甲乙经》作"愈"。张介宾认为与、预同，说："若不预为之治，则邪将日深，而变生大病也。""凡十二经络脉者，皮之部也"。十二经之络脉在皮部的生理功能不同，名称各异。太阳之阳在经气出入上称曰"关枢"。吴崑注曰："关，固卫也。少阳为枢，转布阳气，太阳则约束而固卫其转布之阳，故曰关枢。"少阳之阳在经气出入上称曰"枢持"。吴崑注曰："枢，枢轴也。所谓少阳为枢是也。持，把持也，盖少阳居于表里之间，犹持枢轴也。"阳明之阳在经气出入上称"害蜚"。丹波元简注曰："盖害、盍、阖，古通用。《尔雅》释官：'阖，谓之扉。疏'阖'扇也'。《说文》曰：'阖，门扇也，一曰闭也。'蜚，音扉。害蜚即是阖扉，门扇之谓。《离合真邪论》云：'阳明为阖。'义相通。"太阴之阴在经气出入上称曰"关蛰"。张介宾注曰："关者固于外，蛰者伏于中，阴主藏而太阴卫之，故曰关蛰，此亦太阴为开之义。"心主（厥阴）之阴在经气出入上称曰"害肩"。害，即阖也。高士宗注："心主之阴起于胸中而主阖，阖则不能外任，故名曰害肩。肩，犹任也。"少阴之阴在经气上称曰"枢儒"。张介宾注曰："儒，《说文》柔也，王氏曰顺也。少阴为三阴开阖之枢，而阴气柔顺，故名曰枢儒。"

总之，本篇名为"皮部论"，但提出了三阴三阳经气的出入离合，其内容与"阴阳离合论"基本一致。说明三阴三阳经的经气出入离合保证了脏腑经气生理活动的正常进行。

（四）经络论篇第五十七

本篇并非论述经络之循行，而是主要讨论经之络脉的五色变化。"有诸内必形诸外"，"心赤、肺白、肝青、脾黄、肾黑皆亦应其经脉之色也"是中医诊断的理论根据。吴崑将篇题改为"经络色诊论"的理由也就在于此。

本文主要说明"阴络之色应其经，阳络之色变无常，随四时而行也"，"寒多则凝泣，凝泣则青黑，热多则淖泽，淖泽则黄赤，此皆常色，谓之无病"。张介宾注曰："合经络而言，则经在里为阴，络在外为阳，若单以络脉为言……深而在内是为阴络，阴络近经，色则应之，故分五行以配五脏，而色有常也。浅而在外者是为阳络，阳络浮显，色不应经，故随四时之气，以为进退，而变无常也。"这是生理上络脉随四时气候变化的情况。

若为病色，即《皮部论》所说："其色多青则痛，多黑则痹，黄赤为热，多白则寒，五色皆见则寒热也。"所谓五色皆见，高士宗说："五色俱见者，乃浮络之色，乍青乍黑，乍黄乍赤。"张仲景据此结合临床提出："鼻头色青腹中痛，苦冷者死；鼻头色微黑者，有水气；色黄者，胸上有寒；色白者，亡血也。"本篇所论简单，但从理论上说明了脉色变化之因，在临床上仍有一定的参考价值。

（五）骨空论篇第六十

本篇所论疾病、治疗取穴，每在骨孔之中，故名"骨空论"。其内容可分为四个方面：①提出"风者百病之始也，以针治之奈何？"指出了感受风邪所致病证的针灸治疗，所选穴位及根据骨骼标志定位的取穴方法。②论述了任、冲、督三脉的循行部位及主病和针灸治疗的方法，并特别指出"督脉生病治督脉，治在骨上，甚者在齐下营"的取穴原则。③论述了四肢骨孔的部位及取穴法。④举出水病、寒热、犬咬、伤食等病的灸治方法。

奇经八脉在《难经·二十七难》有系统论述。《内经》对奇经八脉的描述散见于《灵枢·五音五味》《逆顺肥瘦》《动腧》《海论》等篇，除冲、任、督三脉外，余者皆不详尽。就本篇论述之督脉循行，不但包括了任脉，且与冲脉相关联。如论中说："督脉者，起于少腹以下骨中央，女子入系廷孔，其孔，溺孔之端也，其络循阴器合篡间，绕篡后，别绕臀，至少阴与巨阳中络者，合少阴上股内后廉，贯脊属肾；与太阳起于目内眦，上额交巅上，入络脑，还出别下项，循肩髆内，夹脊抵腰中，入循膂络肾；其男子循茎下至篡，与女子等；其少腹直上者，贯脐中央，上贯心入喉，上颐环唇，上系两目之下中央。"由此可以看出，督脉循行：①起于少腹胞中，耻骨中央，在女子则向内系尿孔，下抵阴器至会阴部绕臀，与足少阴、足太阳经的中络会合，贯脊属肾；②与足太阳经同起于目内眦，上额交巅，下络脑，复别出下项，循脊抵腰中，络肾；③从胞中直上，贯脐中央，上行贯心入喉，上颐环口唇，上系两目之下中央。从而将任、督、冲三脉密切联系起来。《灵枢·五音五味》篇说："冲脉、任脉皆起于胞中。"王冰据此提出了冲、任、督一源三歧之说。

最后指出，针刺与灸治必须根据病情需要而用之，如"伤食灸之，不已者，必视其经之过于阳者，数刺其俞而药之"。

（六）调经论篇第六十二

经脉内连脏腑，外络肢节，通行血气，以保证人体生命活动的正常进行。《灵枢·经脉》说："经脉者，所以决死生，处百病，调虚实，不可不通。"本篇也指出："五脏之道，皆出于经隧，以行血气，血气不和，百病乃变化而生，是故守经隧焉。"血气不和，阴阳失调，影响经脉脏腑，便可出现虚实病变，必随其所在之经而调之，故曰"调经论"。下面就本篇所述内容提出几点认识。

1. 百病之生，皆有虚实

本篇开始提出了"有余有五，不足亦有五"。所谓五，即神、气、血、形、志，代表五脏。脏腑功能活动赖气血支持，所谓"人之所有者，血与气耳"。血为阴，气为阳，二者相互依存，相互资生，保持机体的正常活动，若气血不和，阴阳失调，则"百病乃变化而生"。

"邪气盛则实，精气夺则虚"，这是虚实的基本概念。临床上以邪盛为主者称为实证，以正虚为主者称为虚证。本篇所指虚实，乃气血相并，阴阳相倾所致。如"血气以并，阴阳相倾，气乱于卫，血逆于经，血气离居，一实一虚"。高士宗注曰："并，交并也。倾，欹也，不平也。气血交并，虚实乃生，故气血以并，则阴阳相倾。阴阳相倾，不得其平，有气乱于卫而为气实者，有血逆于经而为血实者，有气血离居而为血虚气虚者。乱卫逆经，实也，离居，虚也。故曰一虚一实，此血气虚实之大概也。"这里的并和倾，可作偏盛理解。其原因多由七情内伤所致，结果是一方偏胜，导致另一方偏虚，所以说："有者为实，无者为虚，故气并则无血，血并则无气，今气与血相失，故为虚焉。络之与孙脉，俱输于经，血与气并，则为实焉。"所谓"有"，指有余，有余为实，为所并入的一方。"无"，指不足，不足为虚，为并去的一方。气并于血，则血实气虚，血并入气，则气实血虚。血与气相失，而有气虚、血虚。若络与孙脉之血都输入大经，气血相并则为实证。譬如"大厥"，即由血之与气并走于上，气复返引血下行则生，不返则死。

总之，不论外感、内伤，都可导致气血不和产生虚实病变。所以说：

"百病之生，皆有虚实。"

2. 阴阳盛衰是辨证根据

人体阴阳是协调平衡的，若由于某些致病因素的影响致失调，即可形成阴阳偏盛偏衰的病理状态。阴阳有名无形，阴阳失调，实际就是脏腑、经络、营卫、气血等关系的失调，它既可说明病理，又可概括症状。

（1）阴阳偏盛

阴阳偏盛，是指"邪气盛则实"的实证。阳邪侵入人体可使阳偏胜，阴邪侵入人体可使阴偏盛。阴阳双方相互制约，相互为用。阳盛损阴，阴盛损阳，是阴阳偏盛的必然趋势。因此，临床辨证，关键要抓住邪盛的一面。

"阳盛则外热，阴盛则内寒"。阳盛，系指在疾病过程中所出现的一种阳气偏盛、功能亢进、热量过剩的病理状态。多由于感受温热之邪，或感寒邪但从阳化热，或七情内伤，五志化火，或气滞、血瘀、食积等郁结化热所致。由于阳以热、动、躁为特点，所以阳盛可出现热及躁动之象，特以外表为甚。其病机由于外邪侵袭，卫阳充盛于肌表与邪抗争。故曰："上焦不通利，则皮肤致密，腠理闭塞，玄府不通，卫气不得泄越，故外热。"阴盛，系指在疾病过程中所出现的一种阴气偏盛、功能减退、产热不足的病理状态。多由于感受寒湿之邪，或过食生冷，寒湿中阻，阳不制阴而致阴寒内盛。由于阴以寒、静为特点，所以阴盛可出现寒、静、痛之象，特以内里为甚。其病机，由于寒邪内侵，阳气被遏。故见肢冷、形寒、腹痛、便泻等症。故曰："厥气上逆，寒气积于胸中而不泻，不泻则温气去，寒独留，则血凝泣，凝则脉不通，其脉盛大以涩，故中寒。"

（2）阴阳偏衰

阴阳偏衰，是指"精气夺则虚"的虚证，这是由邪气侵入日久，致使人体精气被伤所致，它包括了精、气、血、津液等基本物质的不足和脏腑功能的减退。阴和阳任何一方的偏衰，必然导致另一方的相对偏盛。因此临床辨证关键要抓住精虚的一面。

"阳虚则外寒，阴虚则内热"。阳虚，系指体内阳气虚损而致的功能减退或衰弱，热量不足的病理状态。多由于先天不足，或后天失养，劳倦内伤，或久病阳损所致。阳主外，阳虚相对阴盛，故外寒。其病机由于内伤虚损，元阳衰微，卫阳不足，不能温煦肌表，故曰："阳受气于上焦，以温皮肤分肉之间，今寒气在外，则上焦不通，上焦不通，则寒气独留于外，故寒栗。"本论阳虚外寒的病机，是指寒邪侵袭，阳气不达于表。与后世所说阳虚畏寒不同。阴虚，系指精、血、津、液等物质消耗而致的阴液不足、滋养濡润功能减退的病理状态。由阳邪伤阴，或五志过极化火伤阴，或久病耗阴所致。阴主内，阴虚则相对阳盛，故内热。阴虚生内热的原因，本文认为是"有所劳倦，形气衰少，谷气不盛，上焦不行，下脘不通，胃气热，热气熏胸中，故内热"。李东垣的甘温除热理论即本于此。盖劳倦则伤脾，脾气伤则不能为胃行其津液，积滞郁而化热。此为脾气虚而生内热，与阴虚内热本质不同。

总之，本篇所论"阳虚则外寒，阴虚则内热，阳盛则外热，阴盛则内寒"的病理与后世有所不同。特别是阳虚和阴虚两方面更明显。阳虚生外寒，系寒邪在表，上焦不通，阳气不能外达肌表以温煦，寒气独留于表，属实证。阴虚生内热，系劳倦伤脾。其阴虚乃指脾虚，即李东垣所说的"气虚发热"，与后世阴虚发热不同。阳盛生外热，系外寒侵表，腠理密闭，卫气不得外泄，郁而发热，与后世所说阳热亢盛之发热也有不同。阴盛生内寒，系因寒厥之气上逆，寒气积于胸中而为内寒，与后世之寒邪直中有相似之处。

此外，《内经》中关于虚实二字的概念，也并非全代表疾病的虚实。有的指邪气而言，如"虚风""实风"；有的指饮食物在肠胃的充盈状况而言，如"胃实肠虚""肠实胃虚"；有的指针刺补泻手法，如"徐而疾则实，疾而徐则虚"。学习时应当注意。

按：本文原载《山东中医学院学报》1986年第10卷第2期。本文讨论了《素问》第53、54、56、57、60、62篇中的某些疑难问题。提出的新见解有：①《刺志》所指"虚实之要"的关键，在于观察分析形与气，血与脉，谷与气等的内外表现是否相应。这里所指的虚实，特别是实的概念，就不一定属邪气盛，而是气血倾移的结果。②针刺补泻的原则：虚者当实，必须使正气入内；实者当虚，必须使邪气外出。针下病者有热感者，则达到补虚的目的；有寒感者，则达到泻实的要求。③十二经脉之络脉在肌表所通过的地方，即属该经之皮部。皮部通过经络内连脏腑，因而脏气可通过经络达于皮部，外邪也可由皮部传入内脏。④《骨空》所论督脉循行，包括任脉，并与冲脉相连。⑤百病之生，皆有虚实。气血交并，虚实乃生，气血以并，阴阳相倾。⑥阴阳盛衰是疾病的基本病机："阳盛则外热，阴盛则内寒，阳虚则外寒，阴虚则内热"，与后世所说的"阳胜则热，阴胜则寒，阳虚则寒，阴虚则热"的内涵有所不同。⑦《内经》中"虚实"的含义，并非全指病证的虚实，有时是指病邪，如"虚风""实风"；有时是指饮食物在胃肠道的充盈状况，如"胃实肠虚""肠实胃虚"；有时是指针刺补泻手法，如"徐而疾则实，疾而徐则虚"。

（张珍玉）

九、《内经》的五郁及其临床意义

（一）概论

在正常情况下，人体保持着阴阳的动态平衡，脏腑气机谐调。五脏藏精气而不泻，六腑传化物而不藏，升清降浊，津液布达，营卫通行，气煦血濡，经脉和畅。如果因内伤七情，外感六淫，造成脏腑的气机失常，壅滞不通，或郁结不舒，就会形成郁证。张介宾说："凡气血一有不调而致病者，皆得谓之郁证。"戴思恭更明确地说："郁者，结聚而不得发越也。当升者不得升，当降者不得降，当变化者不得变化也。"可见郁证是脏腑功能失调所引起的多种疾病的病理状态。非一病之专名，亦非一证之专词。所以朱丹溪说："气血冲和，万病不生，一有怫郁，诸病生焉。故一身诸病，多生于郁。"郑守谦则更具体地指出："郁非一病之专名，乃百病之所由起也。"可见郁证在中医学中占有重要的地位。形成郁证的病因，有内伤七情，外感六淫。

首先说内伤七情。七情（喜、怒、忧、思、悲、惊、恐）是精神冲动的不同情态反映。在正常情况下，并不致病。但如太过或不及，可导致气机的失常，即可致病。《素问·举痛论》说："怒则气上，喜则气缓，悲则气消，恐则气下……惊则气乱，劳则气耗，思则气结。"这里所说的气，就是一身之气机。"气上""气缓""气消""气下"……不正是戴思恭所说的"当升者不升，当降者不降，气变化不得变化"吗？郁证主要是气机郁滞，进而影响到血。气机的升降出入是人体生命活动的根本。《素问·六微旨大论》说："非出入，则无以生长壮老已；非升降，则无以生长化收藏。"气机的升降出入是否正常，关系到人体的正常活动，而每一脏腑的气机升降出入发生异常，都会影响到全身，造成疾病。《素问·六微旨大论》说："出入废则神机化灭，升降息则气立孤危。"又说："升降出入无器不有。故器者，生化之宇，器散则分之，生化息矣。故无不出入，无不升降。"

六淫的病变是否会影响气机的升降出入呢？当然会。《素问·举痛论》就明确地说："寒则气收，炅则气泄。"六淫之邪的侵袭，主要影响的是气机的出入。如外感风寒，首先犯卫，致卫气开合失司，出入异常，故有"风伤营，寒伤卫"之说。但营卫是密不可分的，伤卫即可伤营，伤营也能伤卫。所以外感风寒，出现发热恶寒、无汗的症状，这是卫气被伤的主要表现。卫气具有温养皮肤的作用，风寒束表，卫阳失于温养，故恶寒。但卫阳趋于肌表抗邪，被郁于肌表则发热。寒性收引，玄府被阻，故无汗。暑热之邪伤人，亦可使肌腠开发，营卫失常而为病。

历代医家从不同的方面来研究郁证，所以有不同的名称。《素问·六元正纪大论》从五运的角度进行分类，有"五郁"之称。朱丹溪、戴思恭以气郁为纲，进而论及湿郁、热郁、痰郁、血郁、食郁等，称为"六郁"。张介宾有"情志三郁"之论："一曰怒郁、二曰思郁、三曰忧郁。"其实质是一样的，是互相联系的。

（二）对《内经》中五郁的认识

"五郁"始见于《内经》。《素问·六元正纪大论》主要论及气运的乖和，影响人体而发生的郁病。正如张介宾所说："经言五郁者，言五行之化也。气运有乖和，则五郁之病生矣。"《内经》中的五郁，以五行为代表，提出了木郁、火郁、土郁、金郁、水郁，为运气学说的一个方面。五运之气郁极乃发，有太过不及之殊。太过者其发暴，不及者其发徐。从对人体的影响来说，其暴发者病甚，其徐发者病微。自然气候的变异，必然会影响到人体，所以后世医家根据脏腑与五行的配属关系，把五郁作为五脏病加以论述。故马莳说："此言五郁，人体之郁也。或有天时之郁而成之者，或以五脏之郁而自成者。木郁者，肝病也……火郁者，心病也……土郁者，脾病也……金郁者，肺病也……水郁者，肾病也……"张介宾认为五郁是五脏的气机变化，他说："其在于人，则凡气血一有不调而致病者，皆得谓之郁证，亦无非五气之化耳。"所谓五气之化，即五志的冲激所变化的疾病。他指出，五气之郁，诸病皆有，但有因郁而病者，或因病而郁者两个方面。

人体的生理活动，是以五脏为基础进行的，因此以五脏为纲讨论郁证，自然就执简驭繁、纲举目张了。在讨论五脏之郁证时，首先明了引起郁证的病因有内伤七情、外感六淫。还必须指出，五脏各有其生理特点和功能。五脏之郁也就是五脏生理功能失常出现的病理状态，是各不相同的。但人体是一个整体，五脏之间是互相联系不可分割的，因此五脏之郁是互相影响的。

七情致病，对内脏有不同的影响。一般认为，怒伤肝，喜伤心，思伤脾，悲忧伤肺，惊恐伤肾。但心主神志，故七情的变化，首先影响心脏，进而影响其他脏腑出现脏腑功能失调的征象。如前所述，情志变化还易引起气血功能紊乱，气机升降失常，一般是怒则气上，喜则气缓，悲则气消，恐则气下，惊则气乱，思则气结。七情病虽可影响五脏，但关系最密切的为心，其次为肝、脾二脏。张介宾说："至若情志之郁，则总归乎心。"因为心主神志，肝主疏泄，脾主运化为气机升降之枢纽。所以三脏发病最为多见。

六淫为病，则多与季节、气候、居处环境有关。五脏各有所恶，发病也各自不同。

1. 木郁

即肝郁。肝为刚脏，喜条达而恶抑郁，主藏血，主疏泄。怒为肝志，若暴怒则易伤肝，从而影响到肝的疏泄功能。疏泄太过则为肝气逆，疏泄不及则为肝气郁。疏泄太过与不及都可影响到脾胃。若疏泄太过，气逆于上则头目眩晕；若横逆于胃，则出现食不下、呕吐、吞酸等症。但无论是气逆于上或横逆于胃，都有肝气逆的症状，如两胁胀痛不舒，或窜痛，急躁易怒。若疏泄不及，则气机郁滞，两胁间胀而痛，精神抑郁，闷闷不乐，咽干口燥。若影响到胃，则纳呆，嗳气不舒。气病可以及血，在妇女则出现月经不调，或经前两乳胀痛，少腹胀等症。至于其变化，肝气郁，久郁可化火，肝气犯脾，脾失健运郁而生痰，可形成痰气郁结。肝气郁结，气机不利，营血渐耗，心神失养，可见郁而伤神的症状。这也是应该了解的。六郁中的气郁、血郁、痰郁与五郁中的木郁关系极为密切。

2. 火郁

即心郁。心主神志，主血脉。心郁则气血凝滞。《素问·举痛论》说："心有所存，神有所归，正气留而不行，则气结矣。"气结，血必凝。心气结，则气机失调就会出现心悸、心烦、胸闷等症。若血凝，则出现心前区疼痛等症。六郁中的热郁与此处说的火郁关系非常密切。

3. 土郁

即脾郁。脾主运化（运化水湿和水谷），为气机升降之枢纽。脾郁则出现水湿、水谷运化失常，升降失职的症状。如水湿停留为痰为饮，甚则水肿；饮食不消，胀满。"清气在下则生飧泄，浊气在上则生䐜胀。"脾郁则转枢不利，上则影响心肺，下则波及肝肾。六郁中的湿郁、食郁与此处说的土郁关系甚为密切。

4. 金郁

即肺郁。肺主气，主宣降，通调水道，肺气失于宣或失于降，肺气郁则为喘为咳，甚则水肿。肺气郁则宣降失常，气机必然出现异常。《素问·至真要大论》说："诸气膹郁，皆属于肺。"六郁中的痰郁与此处说的金郁关系密切。

5. 水郁

即肾郁。肾主藏精，主水，肾脏之元阴元阳为一身之原动力。肾郁，则精不化，精不化，则身衰弱；肾气不能升腾则水不化而为水肿；腰为肾之府，肾主骨而生髓，髓通于脑，精虚则脑转耳鸣，腰腿酸软等。

肾为全身活动的动力，所以肾郁与全身的其他脏腑关系密切。

（三）《内经》五郁与丹溪六郁的关系

丹溪临床经验丰富，在杂病方面提出"故人身诸病，多生于郁"的理论，阐明了郁证的病理机制。他的弟子戴思恭结合临床经验，做了更深刻的叙述，总结了六郁的病证。他说："气郁者，胸胁痛，脉沉涩。湿郁者，周身走痛，或关节痛，遇阴寒则发，脉沉细。痰郁者，动则喘，寸口脉沉滑。热郁者，瞀闷，小便赤，脉沉数。血郁者，四肢无力，能食、便红、脉沉。食郁者，嗳酸，腹饱不能食，人迎脉平和，气口脉紧盛者是也。"但戴氏并没有把郁的病变部位与内脏联系起来，他认为六郁发病多在中焦。中焦为脾胃所属，脾胃为气机上下升降的枢纽。若因六淫七情，或饥饱劳逸等，内脏出现了虚实克胜的变化，必然会影响到中焦脾胃。这样，就会造成四脏一有不平，中气必为先郁。丹溪创制越鞠丸，统治六郁，其治亦重在中焦，升降兼施。

越鞠丸方中有苍术、香附、川芎、六曲、炒栀子。苍术是阳明药，气味雄壮辛烈，强胃健脾开发水谷之气，燥湿，治湿郁胸痞痰多。香附是阴血中快气药，下气最速，行气开郁，治气郁胸腹胀满。两者配合，一升一降，即足以散其郁。川芎，手足厥阴药，直达三焦，使生发之气上至头目下抵血海，疏通阴阳，调和气血，不仅开发中焦，并能使胃行气于三阳，脾行气于三阴治血郁刺痛。六曲消食和胃，治食郁不思饮食。栀子清热泻火，治火郁嘈杂吞酸。

戴思恭说："治郁之法，有中外四气之异。在表者汗之，在内者下之，兼风者散之。微热者寒以和之，热甚者泻阳救火，养液润燥，补其已衰之阴。兼湿者审其湿之太过不及，犹土之旱涝也。寒湿之胜，则以苦燥之，以辛温之；不及而燥热者，则以辛温之，以寒调之。"戴氏虽然对郁病辨证施治的推求较详，在病因上不仅包括七情，也兼赅六淫，但未能从郁证的病机加以阐发。

六郁之间有什么关系呢？有无主次之分呢？如上所述，郁证影响的主要是气机。当然气郁也就是六郁的中心了。什么是气机呢？物质和能量相互转化是谓之气化，气化过程及生理活动所表现的形式，则称气机。古人非常重视气和气机。《素问·调经论》说："人之所有者，血与气耳。"二者相比，气又最活跃，是动力又是基础。杨仁斋说："人以气为主，一息不运则机缄穷，一毫不续则穿壤判。阴阳之所以升降者气也，血脉之所以流行者亦气也；营卫之所以转运者气也，五脏六腑之所以相养相生者亦此气也。盛则盈，衰则虚，顺则平，逆则病，气也者，独非人身之根本乎？"《素问·举痛论》所说"气上""气下""气缓"等，皆气机失常的病变。所以越鞠丸以调理脾胃气机为主，张路玉说："郁证多缘于思虑不伸，而气先受病，故越鞠四七始立也。"在病理演变上，由气郁可导致血郁、热（火）郁、痰郁、食郁、湿郁等情况发生。虞抟对六郁的关系作了发挥，他说："气郁而湿滞，湿滞而成热，热郁而成痰，痰滞而血不行，血滞而食不消化，此六者，皆相因而为病也。"此论颇中肯、平妥。六郁重点在中焦脾胃。《内经》五郁系指五脏气机之郁滞。由此可知六郁实际上就是五郁中之土郁。朱丹溪通过临床实践发挥了土郁的内容，其所谓湿郁就是六郁的基本病机，逐步影响到气血痰火食等方面，从而对脾胃升降转枢功能发生障碍，进一步影响到其他脏腑而发生病变。

（四）《内经》五郁治法的临床意义

对五郁的治疗，《素问·六元正纪大论》说："帝曰：郁之甚者治之奈何？岐伯曰：木郁达之，火郁发之，土郁夺之，金郁泄之，水郁折之。升调其气，过者折之以畏也，所谓泄之。"后世医家对此论述很多。

1. 木郁达之

肝胆属木，性喜条达，而恶抑郁。达，就是畅达的意思。达之之法，各家认识不同。王冰说："木郁达之，谓吐之令其条达也。"以吐训达。王氏之说，受到王安道的辩驳，王安道在《五郁论》中说："木郁达之，达者，通畅之也。如肝性急，怒气逆，肤胁或胀，火时上炎，治以苦寒辛散而不愈者，则用升散之药，加以厥阴报使而从治之。又如外风入中之飧泄及不因外风之清气在下为飧泄，则以轻扬之剂举而散之，凡此之类，皆达之之法也……木郁固有吐之之理，今以吐字总赅达字，则是凡木郁，皆当用吐矣，其可乎哉？"王安道的说法是对的。张介宾说："木主风邪，畏其滞抑，故宜达之，或表或里，但使经络通行，则木郁自散，是即谓之达也。"指出达之的不同途径。

如上所述，肝主疏泄而藏血，喜条达而恶抑郁，在志为怒，怒则易伤肝。临床上有暴怒和郁怒之不同，两者都能影响肝气的疏泄。一般地说，暴怒多致肝气逆，郁怒多致肝气郁。气逆、气郁是疏泄失常的病机，气逆为疏泄太过，气郁为疏泄不及。气逆有上逆和横逆的区别。治疗都可用柴胡疏肝汤。上逆加镇潜之品，如石决明、生龙牡等。横逆则酌加和胃之品，如陈皮、佛手、香橼等。气郁为肝气自郁而致疏泄不及，可以影响到脾胃，出现消化异常的症状。治疗以开郁为主，以逍遥散为主方，可酌如郁金、香附。在妇女，若肝郁久，气病及血，影响到肝藏血的功能，出现月经不调，可用丹栀逍遥散为主方。可酌加香附、郁金。若经前乳房胀痛，酌加王不留行。如果肝气犯脾，脾失健运，郁而生痰，痰气郁结不解，阻塞咽部，觉咽中如有物梗阻似梅核，吐之不出，咽之不下，每因情志刺激而加重，一般称为梅核气。本方可加半夏、陈皮，其中薄荷的剂量要加重。

以上这些治法还是属于木郁达之之法。所谓达之，就是使肝木得到条达，气机升降自如。

2. 火郁发之

后世医家对五郁的治法加以扩充发挥，以五行代表五脏，但惟火郁多解释为病因，等同六淫之火。所以王冰说："火郁发之，谓汗之令其疏散也。"王安道虽然做了进一步的发挥，但仍然未脱离治六淫之火的巢穴。他说："火郁发之。发者，汗之也，升举之也。如腠理外闭，邪热怫郁，则解表取汗以散之。"这样就使人费解，难以指导临床应用了。

我们认为，火郁即心郁。心主血脉，主神志，为一身之主宰。心的郁滞，多表现在血液循环方面，分局部与全身两个方面。局部的瘀血多在心的血络。其病因有二：一是由于心阳不足，痰湿生于胸中，或由胸阳不振，痰湿过盛，导致血络阻滞。一是由于心阴不足，局部血行迟滞，日久阻滞。治疗前者用栝楼薤白半夏桂枝汤加郁金、丹参等。后者以生脉散合失笑散治之。这两种情况都是以心痛为主，兼有心悸、胸闷等症。若出现心前区绞痛，冷汗淋漓，可用苏合香丸治之。

全身血郁，多属痒疮一类的病，《素问·至真要大论》说："诸痛痒疮，皆属于心。"疮疡的形成多由于外邪侵袭，入里化热，"营热肉腐"所致，其他的血郁要看郁滞的部位，就不一定属心了。皮肤瘙痒，多为风热伏营，营卫通行受阻所致。疮疡属阳证者多，初起可用五味消毒饮。

此外，外邪侵袭可引起血脉凝滞，通行不畅。《素问·五脏生成》说："凝于脉则泣。"可出现疼痛、麻木或有凉感。根据《难经·十四难》"损其心者，调其营卫"的说法，治宜调和营卫，祛除外风。可用黄芪桂枝五物汤加减治之。临床上所说的"心肾不交"，也是气机升降失常的一种病变，亦属心郁的范围，治疗通常用交泰丸。若不效，可从治脾着手以调其转枢之机。

心郁的另一方面，属气的病变。"气有余便是火"。李梴说："散火之法，必先破气，气降则火自降矣。"五志的任何一志都可影响到心，使心气有余而成火证，出现心热、烦躁、失眠、口舌生疮等症。若移热于小肠，可出现尿赤、涩痛、尿急等症，可用导赤散加味治之。

以上所属火郁之证，治疗都应用"发之"的方法。对"发之"的解释，历代医家大都以"火郁"的"火"解释为六淫之火，或五志之火，总之认为火是病因，这就违反了五行代表五脏的意义。就运气来说，木属风，火属热，土属湿，金属燥，水属寒，这是从发病方面来认识的。我们认为，"发"有两方面的意义，一是发越病邪，一是发通气血，使其恢复正常活动。上述治疗火郁的方法，如通阳、活血、祛痰、清热泻火、交通心肾等都属于"发"的意义。

3. 土郁夺之

土郁即脾郁（包括胃）。脾主运化并主统血，胃主受纳，是气机升降出入的枢纽。脾主运化包括两个方面，一是运化水谷，一是运化水湿，通过气机的升降出入，上则心肺，下则肝肾，达到运化的目的。而在运化中，又为气机的升降出入提供了物质基础，保持着人体正常的生理活动。运化功能失常，气机的升降出入就会郁滞；而升降出入障碍，又会使运化功能迟滞。因此临床上运化水谷功能失常的病变，首先出现气机郁滞的现象，所谓"气无补法"即指此而言。

运化失常的原因，多由于思虑过度，或饮食失节，因此在治疗时要分清虚实，随证治之。属虚者当补气，可用四君子汤，加香附砂仁以调理气机。若因气机郁滞，导致运化失常，应当首先调理气机，可用四七汤、四磨饮子或六磨饮子等方，调畅气机。气滞得伸，运化即可正常。

在治疗气病时，要注意到气和血的关系。二者在生理上关系密切，在病理上也是互相影响的。治疗时，治气要考虑到治血。故张三锡说："《难经》云：'血主濡之，气主煦之。'一切气病，用气药不效，少佐芎归血药，血气流通而愈。"临床上治疗气病往往选用香附、郁金、川芎之类的药物，其道理亦在于此。

若脾运化水湿功能失常，轻则湿浊内停，重则水肿。此种水肿从四肢开始，因脾主脐腹，可出现食少腹胀或大便不实等症。治当培土以制水，用四君子汤和四苓散以治之。水肿的形成与气有密切关系。余幼白说："始则为气，终则为水，小便不利，水液游行，脾莫能制而为水肿。"故在治疗时治水兼以治气，气行水则行。杨仁斋说："顺气和脾，俱不可缓耳。"

脾气主升。若脾虚不升，则不能统血。可出现崩中漏下，或便血，或身见紫斑等症。且兼有其他脾虚的症状。治宜补脾摄血，方用归脾汤加减。

脾郁之治，应用利气、健脾、制水、统血之法，都是夺得脾胃正常活动，使气机升降出入恢复正常。因此说，土郁夺之。

4. 金郁泄之

金郁即肺郁。肺主气，司呼吸，通调水道。肺的这些功能归纳起来就是宣降两方面。外感内伤都可影响肺的宣降功能，出现喘咳。《素问·至真要大论》说："诸气膹郁，皆属于肺。"外感之邪，多影响肺的宣发功能；内伤之邪，多影响肺的肃降功能。外邪，有风寒、风热、风燥的不同。属风寒者，其症为发热恶寒、咳嗽、声重、鼻塞、流清涕、咳吐白色泡沫痰。治当辛温宣肺解表，方用杏苏散加减。属风热者，其症为发热、咳嗽、痰不易咯出、自汗等。治当辛凉宣肺解表，方用桑菊饮加减。若咳嗽轻而发热重者，可用银翘散加减。属风燥者，其症为干咳无痰、口舌干燥、烦热等。宜清润宣肺，桑杏汤加减治之。

风寒入肺化热，或风热日久入肺，导致肺热喘咳、咳出黄痰、不能平卧等。治当清宣肺热，方用麻杏石甘汤。

属于内伤喘咳有虚实两方面，虚证有肺肾之虚，亦应区分以肺为主，还是以肾为主。以肺为主者，多为虚中夹实，其症为咳嗽、痰多、气喘、活动则加甚。若因外感而发者，治当宣降并施，用小青龙汤。无外邪者可用苏子降气汤和三子养亲汤，酌加人参、白术，肃降化痰为主。若痰多、咳嗽、气短、胸闷，可用二陈汤加减，化痰降气为治。以肾为主者，当温肾纳气。

总之，肺郁导致气机上逆，而不能宣降，均当泄其邪。属外感者，当宣泄；属内伤者当降泄。故曰：金郁泄之。

5. 水郁折之

水郁即肾郁。肾主藏精而主水，包括元阴元阳，为人身之根本。肾无实证。临床上多为肾阴虚和肾阳虚两方面。肾阴虚多为精不足，由于操劳过度，或先天禀赋不足所致。其症为腰膝酸软无力，头昏脑涨，健忘失眠，梦遗精泄，在女子则月经闭止。治当用六味地黄汤或左归饮等。若肾阳不足，可出现二便不固，肾不纳气，或阳虚水泛等症，应分别针对病情加以适当治疗。

肾阳不固可出现大便泄泻或小便失禁。大便泄泻，一般称为五更泻，以四神丸为主方，酌加健脾燥湿之品，如山药、白术、人参、焦楂等。小便失禁或遗尿，由于肾阳固摄失权所致，治当以右归饮和缩泉丸为主方。肾不纳气属气机升降无力，呼吸升降失常的病变。其症为气喘，动则喘甚，呼多吸少。治当补肾纳气，方剂可用都气丸合蛤蚧散。阳虚水泛，周身浮肿，按之陷凹，下肢为甚，系阳虚不能化水所致，当用真武汤加减治之。

水郁折之。折，挫也，就是挫其病势，因而补精填髓，助阳消水，都是挫其病势的方法。对这些病变都不能求速效，不是一两剂药可以根除的。因此在治疗时先挫其病势，制止发展，然后加以适当处理。

（五）小结

所谓郁证就是内伤七情，外感六淫造成的脏腑气机失常、壅滞不通或郁结不舒的病理状态。它影响的主要为气机的升降出入，非一病之专名，可引起多种病变。

心主神志，主血，肝主疏泄，脾为气机升降之枢纽。所以郁证与五脏中关系最密切的是心，其次为肝、脾。治疗时一定要以恢复气机正常为重点，气血关系密切，治疗也应适当配合。

《内经》中的五郁本来是说明五运六气对人体影响的，而后世医家对五郁的治法加以发挥，以五郁来代表五脏，来论述五脏之郁。我们也是以五郁作为五脏的代表进行探讨的。后世所谓的六郁，是指以气郁为主，进而由气郁导致的痰、食、血、火、湿等郁。其与《内经》中的五郁（五脏之郁）是相辅相成的，是从不同的方面来论述郁证，临床上可结合进行辨证施治。

五郁在临床上，有虚有实，治疗时既要掌握大法，又要辨证施治，有的放矢。治疗郁证不仅要用药治疗，而且要调养精神，解除思想负担，使心情开朗，保持乐观主义精神。

按：本文原载《山东中医学院学报》1978年第4期。对郁证的概念、病因病机、《内经》五郁、丹溪六郁及两者之间的关系作了论述。认为：①郁证是脏腑功能失调所引起的多种疾病的病理状态；郁证的形成病因，主要有外感六淫和内伤七情。②《内经》中的五郁，即木郁、火郁、土郁、金郁、水郁，为运气学说的一个方面。自然气候的变异，必然会影响到人体，所以后世医家根据脏腑与五行的配属关系，把五郁作为五脏病加以论述，五郁系指五脏气机之郁滞之病。③丹溪六郁，即气、血、痰、湿、食、热郁，病发中焦脾胃，以气郁为主导，六郁实际上就是《内经》五郁中之土郁。④木郁达之，即肝郁当疏泄开郁，使肝气条达；火郁发之，即心郁当发通气血，一说为发越火热之邪；土郁夺之，即脾（胃）郁当以利气、健脾等法，使脾胃恢复正常功能；金郁泄之，即肺郁以宣降之法宣泄或降泄其邪；水郁折之，即肾郁当挫其病势，助阳消水。⑤郁证与五脏中关系最密切的是心，其次为肝、脾。治疗时一定要以调畅气机为着眼点；不仅要用药治疗，而且要调养精神，解除思想负担，使心情开朗。